Die große GU Nährwert Kalorien Tabelle

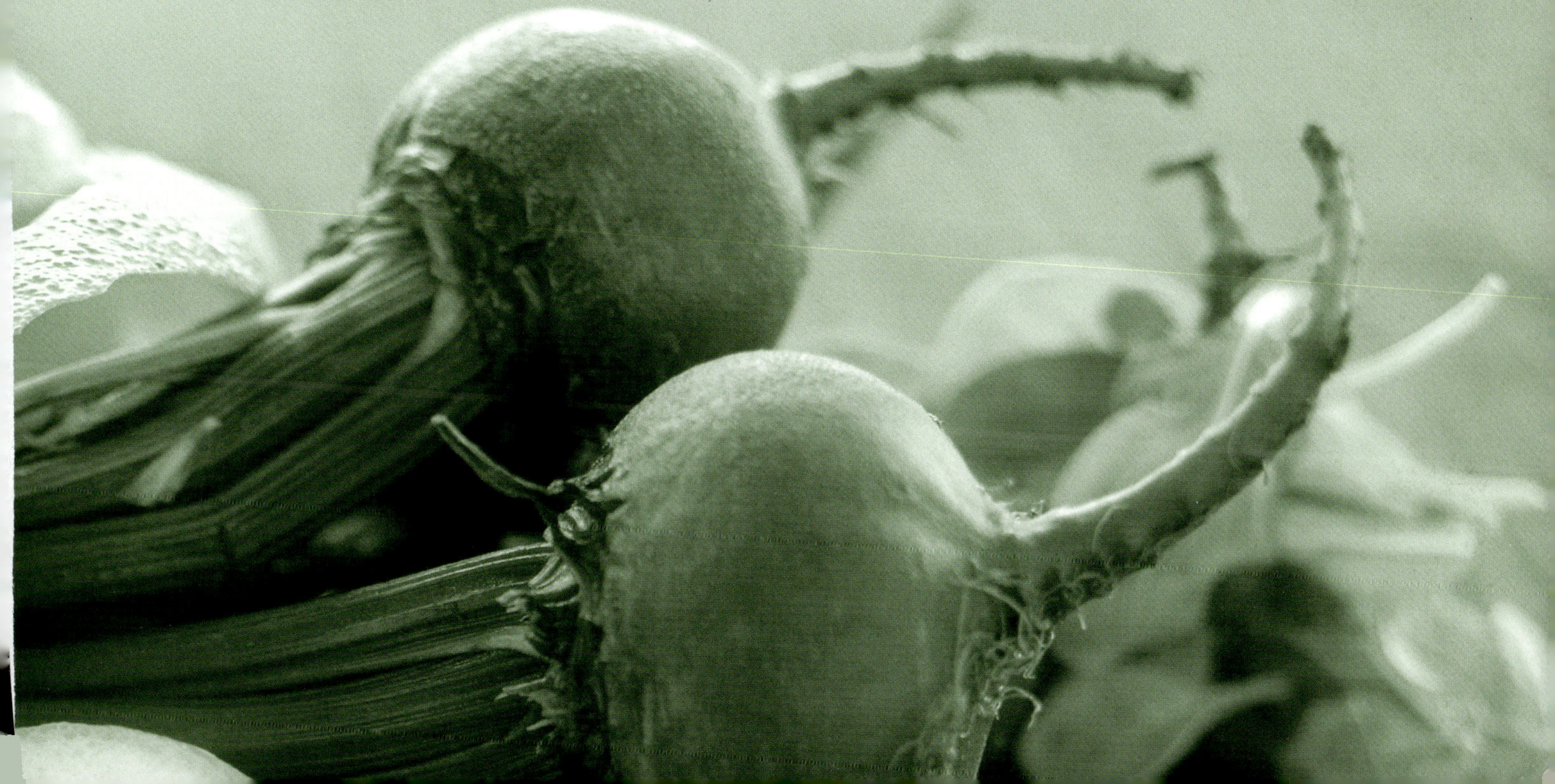

Univ.-Prof. Dr. Ibrahim Elmadfa
Studium der Lebensmitteltechnologie und Ernährungswissenschaft. Promotion und Habilitation im Fach »Ernährung des Menschen«; für dieses Fach Professur an der Universität Gießen bis 1990. Danach Lehr- und Forschungstätigkeit, seit 2012 emeritierter Professor der Ernährungswissenschaften an der Universität Wien.

Waltraute Aign
Staatlich anerkannte Diätassistentin und Ernährungsberaterin, DGE; im Auftrag der Deutschen Gesellschaft für Ernährung in der Ernährungsberatung tätig. Mehr als 30 Jahre am Institut für Ernährungswissenschaft der Universität Gießen, Lehrauftrag für Praktika und Seminare in Nahrungszubereitung, Krankenkost sowie Methodik und Didaktik der Ernährungsberatung, als Autorin und Referentin in der praktisch angewandten Ernährungswissenschaft tätig. Heute im Ruhestand.

Prof. Dr. rer. nat. Erich Muskat
Studium der Pharmazie und der Lebensmittelchemie in Marburg und Gießen. 1974 Habilitation im Fachbereich Ernährungswissenschaften. Lehrbeauftragter und Honorarprofessor an der Universität Gießen. Chemiedirektor a. D. am Staatlichen Untersuchungsamt Mittelhessen, Gießen. Seit über 50 Jahren Dozent an der staatlichen Diätschule des Universitätsklinikums Gießen für die Fächer Lebensmittelkunde, -recht und -chemie.

Dipl. oec. troph. Doris Fritzsche
Studium der Ernährungswissenschaften an der Universität Gießen, danach wissenschaftliche Mitarbeiterin von Prof. I. Elmadfa. Mitautorin zahlreicher GU-Ratgeber. 5 Jahre Ernährungsberaterin in einer diabetologischen Schwerpunktpraxis. Arbeitet selbstständig in Ernährungsberatung und Weiterbildung.

1 Nährwert- und Kalorien-Tabelle

2 Moderne Ernährung

3 Richtige Ernährung bei Krankheiten und Unverträglichkeiten

Einleitung

Erfahrene Ernährungswissenschaftler und Ernährungsfachkräfte der Universitäten Wien und Gießen haben mit diesem **Nährwert-Tabellenbuch** eine unentbehrliche Hilfe für alle geschaffen, die mit Ernährungsfragen zu tun haben, ob beruflich – wie Diätassistenten, Ernährungsberater, Ernährungswissenschaftler, Ärzte und Küchenleiter –, ob als Patienten, die eine Diät einhalten müssen, oder ob einfach als ernährungsbewusste Menschen. Die GROSSE GU NÄHRWERT-KALORIEN-TABELLE bietet wertvolle Informationen über alle wichtigen Inhaltsstoffe unserer Nahrung und enthält eine Vielzahl von Sondertabellen sowie eine Einführung in eine zeitgemäße Ernährung für Gesunde und Stoffwechselkranke.

Richtige Ernährung – wichtiger denn je
Welche entscheidende Rolle eine ausgewogene Ernährung für Gesundheit und Leistungsfähigkeit spielt, weiß inzwischen jeder, der sich Gedanken über eine gesunde Lebensweise macht. Warum fällt es aber vielen Menschen so schwer, sich richtig zu ernähren? Ihrem naturgegebenen Instinkt dafür, wann man zu essen aufhören sollte oder welche Nährstoffe gerade fehlen, folgen die wenigsten Menschen. Deshalb brauchen sie Angaben darüber, wie eine gesund erhaltende Kost beschaffen sein sollte, welche Nährstoffe sie enthalten muss und in welchen Lebensmitteln diese Nährstoffe vorkommen.
Fehlernährung ist eines der am schwierigsten zu lösenden Probleme für die Menschen in aller Welt, wenn sie auch in den verschiedensten Formen auftritt: als Mangel- und Unterernährung vor allem in den Entwicklungsländern, als Überernährung und partielle Mangelernährung in Industrieländern – verursacht durch eine Kost, der wichtige Nährstoffe vorübergehend oder auf Dauer fehlen.

Viele Krankheiten sind heute ernährungsbedingt
Für den Normalverbraucher in den westlichen Industrieländern steht heute längst nicht mehr die Frage nach der ausreichenden Versorgung im Vordergrund. Sein Problem ist es vielmehr, aus der Vielfalt des Lebensmittelangebots eine richtige und sinnvolle Auswahl zu treffen.
Dass der Konsument mit seinem Ernährungsverhalten dieser Forderung nicht nachkommt, geht deutlich aus den »Ernährungsberichten« der Deutschen Gesellschaft für Ernährung für das Jahr 2012 sowie aus dem »Gesundheitsbericht« des Bundesministeriums für Jugend, Familie und Gesundheit hervor: **»Richtige Ernährung ist eine wichtige Voraussetzung für Gesundheit und Leistungsfähigkeit.** Viele Zivilisationskrankheiten sind durch falsche Ernährung verursacht oder mitbedingt. Nach Schätzungen der Wissenschaftler ist jeder dritte Todesfall in der Bundesrepublik Deutschland auf eine von der Ernährung abhängige Krankheit zurückzuführen. Fehlernährung muss heute als Ursache beziehungsweise Mitursache für eine deutliche Zunahme von Krankheiten des Stoffwechsels, des Herz-Kreislauf-Systems, des Magen-Darm-Bereichs sowie der Karies angesehen werden.«
Durch eine ausgewogene Ernährung ist es möglich, vielen Krankheiten vorzubeugen oder ihren Verlauf günstig zu beeinflussen.

Was ist eine ausgewogene Ernährung?
Die Antwort auf diese Frage nennt bewusst nicht einzelne Kostformen, sie fordert bewusst nicht »naturbelassene« oder »wenig behandelte« Nahrung, sondern ist ernährungswissenschaftlich formuliert:

> Eine Ernährung ist dann ausgewogen, wenn sie den Energiebedarf des Menschen deckt, nicht zu reichlich, aber auch nicht mangelhaft ist, wenn sie alle wichtigen Nährstoffe in optimaler Menge und ausgewogenem Verhältnis enthält und so weit wie möglich frei ist von schädlichen Stoffen.

Ob die Nahrungszufuhr, also die Kalorienaufnahme, dem Energiebedarf entspricht, lässt sich leicht am Körpergewicht ablesen: Bei Übergewicht ist die Energiezufuhr zu groß.
Über den Bedarf an Nährstoffen – also an Eiweiß, Fett, Kohlenhydraten sowie den meisten Vitaminen und Mineralstoffen – haben wir aufgrund der ernährungswissenschaftlichen Forschung der letzten 100 Jahre mehr oder weniger klare Vorstellungen. Empfehlungen für die Deckung des Energie- und Nährstoffbedarfs hat die Deutsche Gesellschaft für Ernährung zusammen mit den entsprechenden Fachgesellschaften in Österreich und der Schweiz zuletzt im Februar 2015 publiziert. Eine Zusammenfassung enthält die Tabelle »Referenzwerte für die Nährstoffzufuhr« (siehe Seite 77 bis 79).

Die Inhaltsstoffe der Nahrung kennen
Langfristig kann ein Mensch sich nur dann ausgewogen ernähren, wenn er weiß, welche Nährstoffe die Lebensmittel enthalten, und wenn er deren Bedeutung für den »Betrieb« des Organismus kennt. Die **richtige Auswahl** sich ergänzender Lebensmittel, eine **kurze Lagerung** sowie eine **schonende Zubereitung** gewährleisten eine ausreichende und bedarfsdeckende Aufnahme der lebenswichtigen Nahrungsbestandteile; eine zusätzliche Einnahme konzentrierter und hochdosierter Nährstoffe ist dann nicht erforderlich.
Die Aufnahme von unerwünschten Stoffen wie zum Beispiel LDL-Cholesterin und Purinen kann minimiert werden, indem man den Schwerpunkt der Ernährung auf pflanzliche Produkte legt.
Die Zufuhr von Zusatzstoffen ist leicht einzudämmen, indem man Fertigprodukten nur eine Nebenrolle in der Ernährung einräumt.

> Empfohlen wird eine Ernährung mit vorwiegend pflanzlichen Lebensmitteln: Obst und Gemüse, häufig als Frischkost, sowie Getreideprodukte, überwiegend in Form von Vollkornerzeugnissen.

Immer mehr und öfter wird außer Haus gegessen, und die zunehmende Berufstätigkeit lässt Männern wie Frauen immer weniger Zeit fürs Kochen. Vor allem deshalb umfasst die Ernährung in den westlichen Industrieländern immer mehr Fertigprodukte. Deshalb beinhaltet die GROSSE GU NÄHRWERT-KALORIEN-TABELLE auch die Nährwerte ausgewählter Fertiggerichte und -produkte.

Woher stammen die Nährwertdaten?
Die Grundlage für die in der GROSSEN GU NÄHRWERT-KALORIEN-TABELLE aufgeführten Daten sind verschiedene Tabellen und Nachschlagewerke, die Sie auf Seite 120 zusammengestellt finden.
Einer Reihe von Werten liegen eigene Analysedaten sowie unveröffentlichte Analyseergebnisse von Fachinstituten zugrunde.

Die angegebenen Daten sind Durchschnittswerte. Sie erlauben die orientierende Einschätzung von Lebensmitteln als Quellen verschiedener Inhaltsstoffe, obwohl biologische Unterschiede der untersuchten Lebensmittel sowie die Verschiedenheit von Klima und Bodenbeschaffenheit, Anbaumethoden, Haltung und Fütterung Schwankungen mit sich bringen.

Werte für den Gehalt an Eiweiß und Fetten sowie für den Wassergehalt liegen für praktisch alle Lebensmittel vor. Die Werte für verwertbare Kohlenhydrate und Ballaststoffe sind neueren Quellen entnommen und basieren auf Analysedaten. Mineralstoffe und Vitamine sind nur teilweise aufgeführt.

Informationen zum Gebrauch der Tabellen
Der Begriff »verzehrbarer Anteil« bedeutet, dass der Abfall, der bei der Zubereitung entsteht, bereits abgezogen ist. Die Reihenfolge der Lebensmittelgruppen orientiert sich an der Lebensmittelpyramide auf Seite 69. Für die Berechnung des Energiegehalts der Produkte werden je Gramm Fett 9 kcal (entsprechend 37 kJ), für Kohlenhydrate und Eiweiß je Gramm 4 kcal (beziehungsweise 17 kJ) zugrunde gelegt. Die Ballaststoffe werden nicht berücksichtigt. Organische Säuren wie Milchsäure, Essigsäure und Fruchtsäuren sowie Zuckeraustauschstoffe wie Sorbit oder Xylit sind nicht aufgeführt. Sie werden aber bei der Ermittlung des Gesamtenergiegehalts berücksichtigt, da sie im Körper je Gramm Süßstoff 3 kcal (= 13 kJ) beziehungsweise 2,4 kcal (= 10,4 kJ) liefern. Deshalb sind die Brennwerte der betroffenen Lebensmittel höher als die Summe des aus den Hauptnährstoffen errechneten Energiegehalts.

Bei den Nährwertangaben je 100 g Lebensmittel ergibt sich bei getrockneten und einem Teil der verarbeiteten Lebensmittel durch die Herstellung im Vergleich zum Rohgewicht eine scheinbare Vermehrung der Inhaltsstoffe. Diese erklärt sich bei der einheitlichen Angabe je 100 g aus dem Wasserverlust bei der Trocknung sowie verschiedenen Zubereitungsarten wie Frittieren. Beispiel rohe Kartoffeln und Pommes frites: Es werden mehr als 250 g rohe Kartoffeln benötigt, um 100 g Pommes frites herzustellen. Der Wasserverlust führt dabei zwar zu einer Konzentrierung der Inhaltsstoffe, die Verarbeitung und Erhitzung bringt aber reale Nährstoffverluste mit sich.

Vitaminverluste durch die Zubereitung
Die in den Tabellen auf Seite 6 bis 57 und 80 bis 85 aufgeführten Vitamingehalte beziehen sich, wenn nichts anderes angegeben ist, auf den verzehrbaren Anteil des rohen Lebensmittels. Durch die Verarbeitung in der Küche wie Waschen, Zerkleinern, Garen und Warmhalten der Lebensmittel treten Vitaminverluste auf, bedingt durch den Einfluss von Wasser, Sauerstoff, Licht und Hitze. Die Höhe dieser Verluste variiert je nach Vitamin, Lebensmittel und Zubereitungsart sehr stark und sollte daher bei der Aufstellung von Kostplänen berücksichtigt werden. Bei den »Referenzwerten für die Nährstoffzufuhr« (siehe Seite 77 bis 79) wurden Mittelwerte für einen Zuschlag zum Ausgleich der Zubereitungsverluste errechnet. Diese Mittelwerte beruhen auf allen verbrauchten Lebensmitteln bei landesüblicher Ernährungsweise und schonender Zubereitung. Sie stellen den Faktor dar, um den die empfohlene Vitaminzufuhr bei der Benutzung von Tabellen korrigiert werden muss.

Zuschlag für die Empfehlungen zur Vitaminzufuhr zum Ausgleich von Vitaminverlusten:

Vitamin A	+ 20 %	Vitamin B_6	+ 20 %
Vitamin E	+ 10 %	Folsäure	+ 35 %
Vitamin B_1	+ 30 %	Vitamin B_{12}	+ 12 %
Vitamin B_2	+ 20 %	Vitamin C	+ 30 %

Symbole, Abkürzungen, Begriffe

+	=	Inhaltsstoff ist nur in Spuren nachweisbar
(0)	=	analytisch und ernährungsphysiologisch zu vernachlässigende Menge
<1	=	weniger als 1
>1	=	mehr als 1
≤1	=	1 oder weniger
≥1	=	1 oder mehr
*	=	keine Daten verfügbar
D/A/CH	=	Länderkennzeichnung für Deutschland (D), Österreich (A) und die Schweiz (CH)
i. D.	=	im Durchschnitt
i. Tr.	=	in der Trockenmasse (zum Beispiel bei Fettangaben für Käse)
kcal	=	Kilokalorie (1 kcal = 4,184 kJ)
kJ	=	Kilojoule
MJ	=	Megajoule (1 MJ = 1000 kJ)
mg	=	Milligramm (1 mg = 0,001 g)
µg	=	Mikrogramm (1 µg = 0,001 mg)
MUFS	=	mehrfach ungesättigte Fettsäuren, auch Polyensäuren
Retinol-Äquivalent (µg)	=	wirkungsgleich mit 1 µg Vitamin A oder 6 µg Beta-Carotin
Tocopherol Äquivalent (mg)	=	wirkungsgleich mit 1 mg Vitamin E
Tr.-Pr.	=	Trockenprodukt

Lebensmittel (je 100 g verzehrbarer Anteil)	ENERGIE kcal	kJ	HAUPTNÄHRSTOFFE Eiweiß (Protein) g	Fett gesamt g	Fett MUFS g	Kohlenhydrate verwert-bar g	Kohlenhydrate nicht ver-wertbar (Ballast-stoffe) g	Wasser g	Choles-terin mg	MINERALSTOFFE Natrium mg	Kalium mg
Getreide, Mehle, Mahlprodukte											
Amaranth	370	1547	14,6	8,8	4,1	56,8	10,3	7,2	(0)	25	484
Buchweizen, Grütze	337	1411	8,1	1,6	0,6	72,6	3,2	13,2	(0)	1	218
Korn, geschält	336	1406	9,1	1,7	0,6	71	3,7	12,8	(0)	2	392
Vollmehl	354	1481	11,7	2,7	1,1	70,7	3,7	14,1	(0)	1	380
Gerste, Graupen	338	1415	10,4	1,4	0,2	71	4,6	12,2	(0)	5	250
Korn, entspelzt	314	1313	10,4	2,1	1,3	63,3	9,8	12,7	(0)	18	444
Mehl, Vollkorn	348	1454	10,6	1,9	0,2	72	5	12,8	(0)	5	458
Getreide, Sprossen, frisch, i. D.	68	286	3,2	0,4	0,2	13	2,5	80,4	(0)	1	100
Grünkern (Dinkel), Korn	324	1354	11,6	2,7	1,2	63,2	8,8	12,5	(0)	3	447
Mehl	332	1390	9,7	2,6	1,2	77	8,4	10	(0)	3	349
Hafer, Flocken (Vollkorn)	348	1455	12,5	7	2,6	58,7	10	13	(0)	5	397
Flocken (Instant)	350	1481	13,3	6,8	2,4	61	8,7	13,4	(0)	5	373
Kleieflocken	321	1352	19	8,5	3	42,2	18	9,5	(0)	8	700
Korn, entspelzt	326	1365	9,9	7,1	2,9	55,7	9,7	13	(0)	8	355
Hirse, Korn, entspelzt	350	1462	9,8	3,9	1,9	68,8	3,8	12,5	(0)	3	173
Teffmehl, hell, Vollkornmehl, 3-Pauly	334	1393	11	2	*	67	7,6	*	(0)	4	*
Mais, Grieß (Polenta)	339	1419	8,8	1,1	+	73,5	5	11	(0)	1	80
Korn	323	1351	8,5	3,8	1,7	64,2	9,7	12,5	(0)	6	294
Popcorn	368	1539	12,7	5	2	68	10	4	(0)	3	240
Vollmehl	323	1355	8,3	2,8	1,4	66,3	9,4	12	(0)	1	120
Quinoa (Reismelde)	335	1400	13,8	5	2,6	58,5	6,6	12,6	(0)	10	804
Reis, Korn, Naturreis, entspelzt	345	1443	7,2	2,2	0,8	74,1	2,2	13,1	(0)	10	238
Mehl	352	1471	7,2	0,7	0,1	79,1	2	12,3	(0)	4	104
poliert, parboiled, roh	344	1438	6,8	0,6	0,2	77,7	1,4	12	(0)	6	92
poliert, roh	349	1459	7,4	0,6	0,2	78,4	1,4	12,9	(0)	4	109
Wildreis	338	1434	7	2	0,7	73	3	13	(0)	10	150
Roggen, Keime, getrocknet	400	1672	42	11,2	5,3	32,7	12	12	(0)	10	400
Flocken	307	1286	12	1,7	0,8	61	10	15,3	(0)	2	450
Korn	293	1227	8,8	1,7	0,8	60,7	13,2	13,7	(0)	4	510
Mehl, Type 815	321	1341	6,9	1	0,3	71	6,5	14,3	(0)	1	170
Mehl, Type 997	312	1303	6,9	1,1	0,3	68	8,6	14,6	(0)	1	285
Mehl, Type 1150	319	1333	8,9	1,3	0,4	67,8	8	13,6	(0)	1	297
Speisekleie	176	736	18	4,3	*	16,3	47,5	14	(0)	*	*
Vollkornmehl/Backschrot, Type 1800	293	1225	10,8	1,5	0,4	59	13,9	14,3	(0)	2	490

Calcium mg	Phosphor mg	Magnesium mg	Eisen mg	VITAMINE A (Retinol-Äquivalent) µg	E (Tocopherol-Äquivalent) mg	B1 (Thiamin) mg	B2 (Riboflavin) mg	Niacin mg	B6 (Pyridoxin) mg	C (Ascorbinsäure) mg	Lebensmittel (je 100 g verzehrbarer Anteil)
											Getreide, Mehle, Mahlprodukte
214	582	308	9	3	1,4	0,8	0,19	1,1	0,4	0	Amaranth
12	150	48	2	0	1,2	0,28	0,08	2,9	0,4	0	Buchweizen, Grütze
21	320	142	3,5	0	0,8	0,24	0,15	2,9	0,58	0	Korn, geschält
33	263	50	2	0	2,1	0,58	0,15	2,9	0,58	0	Vollmehl
18	205	65	2,8	0	0,2	0,09	0,08	3,1	0,22	0	Gerste, Graupen
38	342	114	2,8	+	0,6	0,43	0,18	4,8	0,56	0	Korn, entspelzt
39	390	155	3	0	0,2	0,16	0,08	5,5	0,33	0	Mehl, Vollkorn
11	100	50	0,8	0	0,3	0,12	0,04	2,4	0,11	0	Getreide, Sprossen, frisch, i. D.
22	411	130	4,2	0	0,3	0,3	0,1	1,5	0,3	0	Grünkern (Dinkel), Korn
24	384	114	3	0	1,4	0,42	0,1	1,5	0,3	0	Mehl
57	470	140	5,1	0	1,2	0,55	0,15	1	0,16	0	Hafer, Flocken (Vollkorn)
51	441	131	4	0	1,2	0,55	0,15	1	0,94	0	Flocken (Instant)
100	811	280	7,8	0	2	0,85	0,13	+	0,15	0	Kleieflocken
80	342	129	5,8	0	0,8	0,67	0,17	2,4	0,96	+	Korn, entspelzt
10	275	123	6,9	0	0,4	0,43	0,11	1,8	0,52	0	Hirse, Korn, entspelzt
*	*	*	*	*	*	*	*	*	*	*	Teffmehl, hell, Vollkornmehl, 3-Pauly
4	73	20	1	120	0,7	0,15	0,05	0,5	0,15	0	Mais, Grieß (Polenta)
8	213	91	1,5	185	2	0,36	0,2	1,5	0,4	0	Korn
11	281	81	1,7	80	2,9	0,3	0,12	1,2	0,22	0	Popcorn
18	281	47	2,3	50	1,5	0,44	0,13	2	0,06	0	Vollmehl
80	328	276	8	3	1,4	0,17	0,11	0,5	0,44	0	Quinoa (Reismelde)
16	282	119	3,2	0	0,7	0,41	0,09	5,2	0,28	0	Reis, Korn, Naturreis, entspelzt
7	90	23	0,4	0	1	0,06	0,03	1,4	0,2	0	Mehl
24	94	28	2,9	0	0,3	0,44	0,03	3,5	0,4	0	poliert, parboiled, roh
6	114	32	0,8	0	0,2	0,06	0,03	1,3	0,15	0	poliert, roh
25	325	120	2	0	1	0,4	0,09	1,3	0,65	0	Wildreis
40	1000	110	9	340	12,6	1	0,84	2,3	1,8	0	Roggen, Keime, getrocknet
30	350	120	4	2	1,8	0,35	0,2	1,8	0,3	0	Flocken
37	336	91	2,8	2	2	0,35	0,17	1,8	0,23	0	Korn
22	126	26	2,1	0	0,5	0,18	0,09	0,6	0,11	0	Mehl, Type 815
25	200	46	1,9	0	1,3	0,19	0,11	0,8	0,2	0	Mehl, Type 997
28	196	50	2,1	41	0,9	0,22	0,11	1,1	0,35	0	Mehl, Type 1150
*	*	*	*	*	*	*	*	*	*	0	Speisekleie
32	354	93	3,7	1	1,6	0,3	0,14	1,9	0,3	0	Vollkornmehl/Backschrot, Type 1800

Lebensmittel (je 100 g verzehrbarer Anteil)	ENERGIE kcal	ENERGIE kJ	HAUPTNÄHRSTOFFE Eiweiß (Protein) g	Fett gesamt g	Fett MUFS g	Kohlenhydrate verwertbar g	Kohlenhydrate nicht verwertbar (Ballaststoffe) g	Wasser g	Cholesterin mg	MINERALSTOFFE Natrium mg	Kalium mg
Weizen, Grieß	328	1373	10,8	1	0,4	69	7,1	13,1	(0)	1	112
Keime, getrocknet	312	1304	26,6	9,2	4	30,6	17,7	11,7	(0)	5	993
Kleie	172	721	14,9	4,7	2,3	17,7	45,1	11,5	(0)	2	1352
Korn	297	1241	10,6	1,8	0,8	59,5	13,3	12,8	(0)	8	381
Mehl, Type 405	335	1403	10,6	1	0,4	71	4	14,1	(0)	2	108
Mehl, Type 550	337	1409	10,9	1,1	0,4	70,8	4,1	13,7	(0)	2	146
Mehl, Type 1050	331	1383	11,6	1,8	0,7	67	5,2	13,7	(0)	2	203
Vollkornmehl/Backschrot, Type 1700	302	1262	12,1	2	0,8	59,7	11,7	12,6	(0)	2	378
Stärkemehle											
Kartoffelstärke	336	1405	0,6	0,1	+	83,1	+	15,5	(0)	7	15
Maisstärke	346	1448	0,4	0,1	+	85,9	+	12,6	(0)	3	7
Puddingpulver	377	1600	0,6	0,7	0,4	92	0,5	5	(0)	320	60
Reisstärke	343	1436	0,8	0	+	85	+	13,8	(0)	61	8
Weizenstärke	347	1451	0,4	0,1	+	86,1	+	12,3	(0)	2	16
Backmehle und -teige											
BACKMISCHUNGEN											
nach Anweisung verzehrfertig zubereitet											
Biskuit, leicht	320	1339	7	4	0,4	64	1,8	25	27	11	64
Gewürzkuchen	390	1640	5	15	1,5	58	1,4	22	74	99	133
Hefeteig	303	1268	8	7	0,7	52	2,3	33	58	323	119
Marmorkuchen	381	1593	5,2	15,9	1,6	52	1,6	27	141	141	105
Nusskuchen	417	1745	7,5	23,8	2,3	43,2	2,1	22,6	122,4	157	185
Rührteig	430	1805	7	19	1,9	58	1,7	16	117,1	201	120
Sachertorte	365	1535	6,6	17,5	2	42,4	1,5	32,4	161,7	44	263
Zitronenkuchen	360	1510	5	12	1,2	58	*	25	*	*	*
BACKTEIGE UND DAUERBACKWAREN											
tiefgefroren, backfertig											
Apfelstrudel	230	970	3	12	1,2	28	2,1	57	29,2	192	127
Apfeltaschen	268	1121	4	8	0,8	45	*	47	*	1	*
Blätterteig	375	1575	5	25	2,5	33	1,5	37	92	451	48
Hefeteig	270	1135	7	6	0,6	47	2,4	40	23	333	118
Käsekuchen	230	965	9	8	0,8	30	*	53	*	*	*
Mohnkuchen	355	1490	9	17	1,7	42	3,5	32	175	30	162

Calcium mg	Phosphor mg	Magnesium mg	Eisen mg	VITAMINE A (Retinol-Äquivalent) µg	E (Tocopherol-Äquivalent) mg	B1 (Thiamin) mg	B2 (Riboflavin) mg	Niacin mg	B6 (Pyridoxin) mg	C (Ascorbinsäure) mg	Lebensmittel (je 100 g verzehrbarer Anteil)
17	87	30	1	+	0,8	0,12	0,04	1,3	0,09	0	Weizen, Grieß
49	1100	285	8,5	10	24,7	2	0,72	4,5	0,49	0	Keime, getrocknet
67	1143	490	16	+	2,7	0,65	0,51	17,7	0,73	0	Kleie
33	341	97	3,3	3	1,4	0,46	0,11	5,1	0,27	0	Korn
15	74	20	1,5	+	0,3	0,06	0,03	0,7	0,18	0	Mehl, Type 405
16	108	10	1,1	+	0,3	0,11	0,08	0,5	0,1	0	Mehl, Type 550
24	208	53	2,2	+	1,4	0,43	0,07	1,4	0,24	0	Mehl, Type 1050
28	350	130	4,7	+	2,1	0,47	0,17	4,8	0,46	0	Vollkornmehl/Backschrot, Type 1700
											Stärkemehle
35	7	6	1,8	0	(0)	+	+	0,1	0,01	0	Kartoffelstärke
0	30	2	0,5	0	(0)	+	0,01	+	+	0	Maisstärke
15	30	7	1,4	0	(0)	0	0	0	0	0	Puddingpulver
20	10	20	+	0	(0)	0	0	+	0	0	Reisstärke
0	20	+	0	0	(0)	0	0	+	0	0	Weizenstärke
											Backmehle und -teige
											BACKMISCHUNGEN
											nach Anweisung verzehrfertig zubereitet
14	49	10	1	14	0,2	0,03	0,04	0,3	0,08	2,9	Biskuit, leicht
61	132	22	1,2	135	2,5	0,04	0,11	0,3	0,07	+	Gewürzkuchen
41	93	17	1,1	95	0,5	0,08	0,14	0,8	0,13	+	Hefeteig
39	163	15	1,2	209	1	0,03	0,08	0,3	0,06	+	Marmorkuchen
100	217	34	1,1	62	4,4	0,06	0,12	0,2	0,06	1	Nusskuchen
51	207	12	1,1	159	0,8	0,04	0,08	0,2	0,08	+	Rührteig
33	144	50	2,4	155	1	0,04	0,13	0,3	0,05	+	Sachertorte
*	*	*	*	*	*	*	*	*	*	*	Zitronenkuchen
											BACKTEIGE UND DAUERBACKWAREN
											tiefgefroren, backfertig
19	29	9	0,7	66	1,1	0,04	0,03	0,2	0,04	5	Apfelstrudel
*	*	*	*	*	*	*	*	*	*	*	Apfeltaschen
15	38	10	0,6	251	0,9	0,03	0,02	0,3	0,07	+	Blätterteig
45	82	17	1	62	0,4	0,07	0,12	0,8	0,13	+	Hefeteig
*	*	*	*	*	*	*	*	*	*	*	Käsekuchen
276	224	62	2,3	219	1,4	0,1	0,1	0,2	0,08	+	Mohnkuchen

Lebensmittel (je 100 g verzehrbarer Anteil)	ENERGIE kcal	ENERGIE kJ	HAUPTNÄHRSTOFFE Eiweiß (Protein) g	Fett gesamt g	Fett MUFS g	Kohlenhydrate verwertbar g	Kohlenhydrate nicht verwertbar (Ballaststoffe) g	Wasser g	Cholesterin mg	MINERALSTOFFE Natrium mg	Kalium mg
Pizzateig	258	1078	7,1	6,4	0,6	43	2,8	43,5	4	191	122
Backwaren											
BROTE											
Baguette	260	1086	7,9	0,7	0,4	55,4	3	30	0	418	130
Croissant	393	1636	5,7	25,8	3,9	34,2	1,2	31,7	80	300	100
Grahambrot	199	833	7,8	1	0,6	39,7	8,4	41,5	(0)	430	209
Knäckebrot	318	1328	10	1,5	0,3	66	14	6,2	(0)	463	436
Laugenbrezel/-brötchen	226	945	7,1	1,8	0,5	45,3	1,9	42	+	1750	100
Mehrkornbrot	216	904	7,6	1,6	0,8	42,8	9	37	+	523	290
Pumpernickel	185	772	7,4	1	0,5	36,5	9,3	45	(0)	370	338
Roggenbrot	219	915	6,7	1	0,5	45,7	6,5	40	(0)	523	244
Roggenmischbrot	212	888	6,9	1,1	0,6	43,7	6,2	41	(0)	537	185
Roggenmischbrot mit Kleie	207	866	6,3	1,5	0,6	42,1	7,4	40,7	(0)	511	223
Roggenschrot- und Vollkornbrot	195	817	7,3	1,2	0,6	38,8	8,1	43	(0)	527	291
Vollkornbrot mit Sonnenblumenkernen	231	965	9	3,9	2,1	39,9	5	40	0	590	250
Weißbrot	236	986	8,2	1,2	0,7	48	3	39	(0)	540	130
Weizenbrötchen (Semmeln)	274	1146	8,7	1,9	0,3	55,5	3	29,5	(0)	553	130
Weizenmischbrot	224	937	6,7	1,1	0,7	47,7	4,6	40	(0)	553	177
Weizenschrot- und Vollkornbrot	204	854	7,8	1	0,4	41	8,4	43	(0)	448	220
Weizentoastbrot	262	1175	7,4	4,5	0,6	48	3,6	36	(0)	551	160
Weizenvollkorntoast	199	843	7,5	1	+	40,7	7,4	42,6	(0)	462	210
FEIN- UND DAUERBACKWAREN											
Apfelkuchen	203	850	2,7	7,5	1,9	31,2	1,9	56	22	80	100
Berliner Pfannkuchen	317	1326	8,7	11,8	0,8	44	1,3	33	125	240	110
Biskuit (Löffel-)	407	1703	8,5	5	0,5	82	+	4	281	49	144
Butterkeks	422	1766	8	10	1	75	3	4	80	387	139
Butterkuchen	366	1531	6,1	16,8	0,9	47,6	1,3	28	44	10	110
Früchtebrot	289	1211	6,7	8,6	3,5	46,3	14	23	21,6	10	740
Gewürzkuchen	335	1403	6,5	12,5	2,7	49,2	1	30	93	130	130
Hefegebäck, einfach	249	1043	8,5	6,6	0,7	39	3	42	26,1	31	139
Kleingebäck	515	2155	6,7	26,7	2,7	62	+	4	62	266	257
Kräcker	450	1883	11	14	1,4	70	+	4	0	977	141
Mandelmakronen	376	1573	5	24	4	35	6	30	1	59	430
Müslikeks	443	1854	8	19	1,9	60	8	5	0	200	349

Calcium mg	Phosphor mg	Magnesium mg	Eisen mg	VITAMINE A (Retinol-Äquivalent) µg	E (Tocopherol-Äquivalent) mg	B1 (Thiamin) mg	B2 (Riboflavin) mg	Niacin mg	B6 (Pyridoxin) mg	C (Ascorbinsäure) mg	Lebensmittel (je 100 g verzehrbarer Anteil)
46	87	18	1,2	36	0,7	0,07	0,11	0,9	0,13	2	Pizzateig
											Backwaren
											BROTE
18	105	19	1,2	4	0,3	0,06	0,05	0,8	0,09	0	Baguette
80	80	20	1	120	1	0,06	0,05	1,5	0,1	0	Croissant
42	244	42	1,6	1	0,3	0,21	0,11	2,5	0,24	0	Grahambrot
55	301	68	4,7	6	4	0,2	0,18	1,1	0,3	0	Knäckebrot
17	98	18	0,9	11	0,4	0,08	0,09	1,8	0,07	0	Laugenbrezel/-brötchen
27	270	70	2,2	1	1	0,13	0,12	1,5	0,19	0	Mehrkornbrot
55	147	80	2,4	1	1	0,05	0,08	1,2	0,1	0	Pumpernickel
29	118	35	2,5	0	1,1	0,18	0,12	0,9	0,2	0	Roggenbrot
47	136	30	1,3	0	0,7	0,18	0,08	1	0,12	0	Roggenmischbrot
27	295	86	3,2	1	1,1	0,2	0,11	2,1	0,18	0	Roggenmischbrot mit Kleie
37	198	54	2	80	1,2	0,18	0,15	0,6	0,3	0	Roggenschrot- und Vollkornbrot
35	298	106	2,8	1	0,7	0,21	0,1	4,9	0,25	0	Vollkornbrot mit Sonnenblumenkernen
58	90	24	0,7	4	0,6	0,09	0,06	1	0,02	0	Weißbrot
27	102	30	1,2	4	0,4	0,1	0,03	1	0,04	0	Weizenbrötchen (Semmeln)
36	127	40	1,7	0	0,6	0,14	0,07	1,2	0,09	0	Weizenmischbrot
31	196	60	2	1	0,8	0,23	0,15	3,3	0,08	0	Weizenschrot- und Vollkornbrot
58	90	24	1	20	0,7	0,08	0,05	1	0,11	0	Weizentoastbrot
31	204	60	2	+	2,3	0,25	0,15	3,3	0,08	0	Weizenvollkorntoast
											FEIN- UND DAUERBACKWAREN
55	66	9	0,6	50	1,6	0,03	0,04	0,7	0,04	5	Apfelkuchen
37	109	17	1,3	80	0,6	0,06	0,12	2,3	0,1	+	Berliner Pfannkuchen
31	184	9	1,3	87	1,5	0,04	0,14	0,2	0,06	0	Biskuit (Löffel-)
47	109	23	1,8	135	0,8	0,04	0,09	0,5	0,08	+	Butterkeks
41	80	18	0,9	80	1	0,05	0,09	1,7	0,07	+	Butterkuchen
98	220	96	3,3	70	3,5	0,11	0,1	2,9	0,2	35	Früchtebrot
102	133	19	1,1	90	1,8	0,04	0,11	1,6	0,06	+	Gewürzkuchen
35	71	17	0,9	49	0,5	0,04	0,08	0,6	0,07	1	Hefegebäck, einfach
136	245	43	1,6	173	0,8	0,14	0,19	0,6	0,18	1	Kleingebäck
64	458	15	1,6	16	0,8	0,09	0,07	0,5	0,08	+	Kräcker
115	209	94	1,9	4	12	0,08	0,39	1,3	0,03	+	Mandelmakronen
66	380	136	3,7	2	13,3	0,24	0,14	3,7	0,26	1	Müslikeks

GETREIDE UND GETREIDEPRODUKTE

Lebensmittel (je 100 g verzehrbarer Anteil)	ENERGIE kcal	kJ	HAUPTNÄHRSTOFFE Eiweiß (Protein) g	Fett gesamt g	Fett MUFS g	Kohlenhydrate verwertbar g	Kohlenhydrate nicht verwertbar (Ballaststoffe) g	Wasser g	Cholesterin mg	MINERALSTOFFE Natrium mg	Kalium mg
Nusskuchen	436	1824	6,6	29,1	2,1	36,9	2	24	39	190	200
Obstkuchen	176	736	3,9	3,5	0,4	32,2	2,6	57	26	10	10
Obsttortenboden	349	1460	8	5	0,5	68	3	15	*	*	*
Russisch Brot	388	1624	6,6	1	0,1	88,2	+	3	0	45	296
Sahnetorte	365	1527	5	25	3	30	*	40	32,5	71	99
Salzstangen	347	1553	9,7	0,5	0,2	76	+	9	0	1790	124
Tortenboden	346	1448	6,5	5,2	*	68,3	1,4	17,8	*	*	*
Vollkornkeks	440	1841	10	20	0,2	55	10	4	0	333	317
Vollkornzwieback	364	1523	17	8	0,8	56	10	8	0	226	704
Waffelmischung	472	1975	5	20	0,9	68	0,8	4	131,3	62	57
Weihnachtsstollen	346	1449	5,8	13	1,7	51,5	4,1	25	61,7	17	226
Zwieback	368	1541	10	4	0,4	73,1	3,5	8,5	0	265	160
Frühstückscerealien											
(siehe auch Seite 61)											
Cornflakes, angereichert	372	1580	7,7	0,9	+	84	3	6	(0)	700	120
Früchtemüsli, ohne Zucker	363	1518	10,7	8,8	2,7	60,2	7,7	12	(0)	55	580
Kleieflocken, gezuckert	243	1017	12	3	0,2	42	33	3	(0)	8	1000
Müslimischung, Trockenprodukt	394	1648	9	10	+	67	5,5	10	(0)	15	420
Schokomüsli	399	1668	10	11,5	4,2	63,8	7	5	(0)	155	350
Teigwaren											
Eierteigwaren (Nudeln), roh	354	1480	12,3	2,8	0,9	69,9	3,4	10,7	86	17	219
Nudeln, eifrei, roh	362	1513	12,5	1,2	0,8	75,2	3,4	10	(0)	16	160
Tortellini, verzehrfertig	149	628	6,3	3,5	0,4	23	1,7	64,5	60	400	75
Vollkornnudeln, roh	322	1366	13	3,6	1,4	60	9	19	(0)	32	165
Verschiedenes											
Bäckerhefe	78	325	16,7	1,2	+	0	6,9	73	0	34	640
Backpulver	100	427	0,1	0	0	25	0	6	0	11800	50
Gelatine	338	1412	84,2	0,1	+	0	0	14	(0)	32	22
Paniermehl	349	1460	13	1	0,1	72	5,3	6,8	0	400	130
Vollkorn	322	1366	13	2	*	63	*	*	*	*	*
Senf	102	425	5,9	6,3	+	5,3	1	78	0	1307	130
Trockenbackhefe	285	1212	36	1,5	+	32	21	5	0	50	2000

Calcium mg	Phosphor mg	Magnesium mg	Eisen mg	VITAMINE A (Retinol-Äquivalent) µg	E (Tocopherol-Äquivalent) mg	B1 (Thiamin) mg	B2 (Riboflavin) mg	Niacin mg	B6 (Pyridoxin) mg	C (Ascorbinsäure) mg	Lebensmittel (je 100 g verzehrbarer Anteil)
254	252	47	1,4	110	6,9	0,12	0,09	1,9	0,17	+	Nusskuchen
22	51	11	0,8	30	0,5	0,04	0,07	1,2	0,06	7	Obstkuchen
*	*	*	*	*	*	*	*	*	*	*	Obsttortenboden
73	48	33	2,1	1	0,1	0,03	0,14	0,3	0,05	1	Russisch Brot
55	122	13	0,7	110	*	0,03	0,12	0,2	0,06	1	Sahnetorte
147	130	0	0,7	0	0,4	0,01	0,04	0,7	0	0	Salzstangen
*	*	*	*	*	*	*	*	*	*	*	Tortenboden
40	368	86	4,3	8	15,5	0,64	0,82	7	0,25	+	Vollkornkeks
73	470	178	6,2	1	4,8	0,57	0,63	6,7	0,32	0	Vollkornzwieback
25	85	7	0,8	118	1,6	0,03	0,08	0,2	0,05	+	Waffelmischung
58	105	29	2	142	2,2	0,09	0,16	1	0,12	1	Weihnachtsstollen
40	132	16	1,5	0	0,2	0,13	0,07	1,5	0,08	0	Zwieback
											Frühstückscerealien
											(siehe auch Seite 61)
13	59	14	7,9	28	0,18	1,2	1,3	15	1,7	15	Cornflakes, angereichert
70	325	120	3,6	38	1,2	0,53	0,12	0,1	0,22	+	Früchtemüsli, ohne Zucker
70	1000	145	7,3	0	12	1,4	1,6	17	6	75	Kleieflocken, gezuckert
75	140	65	3	27	3,4	0,25	0,15	2,3	0,17	+	Müslimischung, Trockenprodukt
66	340	130	4,3	26	1,5	0,35	0,17	0,2	0,12	+	Schokomüsli
											Teigwaren
23	153	42	3	60	0,2	0,17	0,07	2	0,06	0	Eierteigwaren (Nudeln), roh
22	165	*	1,5	0	0,3	0,09	0,06	2	0,17	0	Nudeln, eifrei, roh
18	70	10	1,5	50	0,3	0,05	0,1	1,9	0,08	4	Tortellini, verzehrfertig
25	358	53	3,8	0	0,3	0,31	0,13	3,1	0,2	0	Vollkornnudeln, roh
											Verschiedenes
23	479	28	3,5	+	0,1	1,4	2,3	17,4	0,68	+	Bäckerhefe
1100	8430	9	0	0	0	0	0	0	0	0	Backpulver
11	0	11	0	0	0	0	0	0	5,8	0	Gelatine
50	100	23	1,2	0	0,4	0,2	0,05	0,8	0,11	0	Paniermehl
*	*	*	*	*	*	*	*	*	*	*	Vollkorn
124	134	48	1,8	5	0	0	0,2	4,9	0,07	0	Senf
80	1200	230	20	0	0	2,3	4,5	42	2	0	Trockenbackhefe

Lebensmittel (je 100 g verzehrbarer Anteil)	ENERGIE kcal	ENERGIE kJ	HAUPTNÄHRSTOFFE Eiweiß (Protein) g	Fett gesamt g	Fett MUFS g	Kohlenhydrate verwertbar g	Kohlenhydrate nicht verwertbar (Ballaststoffe) g	Wasser g	Cholesterin mg	MINERALSTOFFE Natrium mg	Kalium mg
Obst und Obstprodukte											
Acerola	16	66	0,2	0,2	0,1	2,6	2	89	0	3	83
Konzentrat	261	1093	5,6	2,7	1,1	57	0	1,5	0	210	2330
Saft	22	92	0,3	0,3	0,1	4,5	0	94,3	0	3	72
Ananas	56	232	0,5	0,2	0,1	12,4	1	84,7	0	2	172
in Dosen	66	277	0,4	0,2	+	15,2	1	82	0	1	123
Saft	53	220	0,4	0,1	0,1	12	+	85,6	0	1	149
Apfel	54	225	0,3	0,6	0,3	11,4	2	84,4	0	3	122
getrocknet (geschwefelt)	255	1067	1,4	1,6	1	57	10,1	24,5	0	10	622
Konfitüre	258	1080	0,1	0,1	0,1	64	0,7	35	0	15	49
Mus	79	328	0,2	0,4	0,2	19,2	2	84,3	0	2	114
Saft	57	208	0,1	+	+	11,7	+	88	0	2	109
Apfelsine (Orange)	42	177	1	0,2	0,1	8,3	1,6	85,9	0	1	165
Konfitüre	259	1085	0,4	0	+	63,6	0,5	38,7	0	11	53
Saft, frisch gepresst	46	192	0,7	0,2	0,1	9,4	0,2	88,2	0	1	143
Saft, ungesüßte Handelsware	44	185	0,7	0,2	0,1	9,4	*	87,6	0	1	142
Saftkonzentrat	212	885	2,4	1,5	0,4	47,1	0	36,8	0	43	674
Aprikosen (Marillen)	43	180	0,9	0,1	0	8,5	1,5	86,3	0	2	280
getrocknet	240	1003	5	0,5	0,1	47,9	17,3	17	0	11	1370
in Dosen	71	298	0,6	0,1	+	17	2	80,5	0	13	171
Konfitüre	248	1037	0,3	0,1	+	60,6	0,6	36,9	0	5	75
Nektar, ca. 40 % Fruchtanteil	60	250	0,3	0,1	+	14,4	0	84,6	0	+	151
Avocado	221	923	1,9	23,5	1,8	0,4	6,3	66	0	3	487
Backobst	246	1045	2,9	0,9	0,5	20	9	22	0	10	900
Banane, reif	88	369	1,2	0,2	0,1	20	1,8	73,9	0	1	382
getrocknet	326	1362	4,4	0,8	0,2	75,2	12	7,6	0	4	1477
Birne	55	231	0,5	0,3	0,1	12,4	3,3	84,3	0	2	128
getrocknet (geschwefelt)	213	890	3,1	1,8	0,6	46	13,5	33	0	7	573
in Dosen	67	281	0,3	0,2	+	16	2	80,4	0	4	65
Nektar, ca. 40 % Fruchtanteil	55	228	0,3	0,2	+	12,9	0,5	86,2	0	1	39
Brombeeren	44	183	1,2	1	0,6	6,2	3,2	84,6	0	2	180
Konfitüre	259	1084	0,5	0,4	0,2	63,1	1,2	34	0	6	42
Saft	38	158	0,3	0,6	0,5	7,8	0	90,9	0	1	170
Cherimoya (Anone)	63	264	1,5	0,3	0,1	13,6	1	74	0	8	250
Clementine	39	67	0,9	+	0	8,7	1,5	87,5	0	4	130

Calcium mg	Phosphor mg	Magnesium mg	Eisen mg	VITAMINE A (Retinol-Äquivalent) µg	E (Tocopherol-Äquivalent) mg	B1 (Thiamin) mg	B2 (Riboflavin) mg	Niacin mg	B6 (Pyridoxin) mg	C (Ascorbinsäure) mg	Lebensmittel (je 100 g verzehrbarer Anteil)
											Obst und Obstprodukte
12	17	12	0,2	28	0,3	0,02	0,06	0,4	0,1	1700	Acerola
1	212	+	+	407	4,2	0,5	0,7	5,7	0,12	17000	Konzentrat
10	9	12	0,5	28	0,3	0,02	0,06	0,4	0,01	1000	Saft
16	9	17	0,4	10	0,1	0,08	0,03	0,2	0,08	20	Ananas
16	6	17	0,2	3	0,1	0,08	0,02	0,2	0,07	7	in Dosen
12	9	12	0,7	8	0,1	0,05	0,02	0,2	0,1	9	Saft
7	12	6	0,5	6	0,5	0,04	0,03	0,3	0,1	12	Apfel
31	51	32	1,2	32	1,8	0,1	0,11	0,8	0,16	11	getrocknet (geschwefelt)
10	3	2	0,4	2	0,1	+	+	+	0,1	+	Konfitüre
4	6	10	0,4	6	0,5	0,01	0,02	0,1	0,06	2	Mus
7	8	4	0,3	7	0,5	0,02	0,03	0,3	0,1	1	Saft
42	22	14	0,4	13	0,3	0,09	0,04	0,4	0,1	50	Apfelsine (Orange)
32	5	5	0,3	3	+	0,01	0,01	+	0,01	4	Konfitüre
11	16	12	0,2	12	0,2	0,07	0,02	0,4	0,05	52	Saft, frisch gepresst
13	17	12	0,3	1	0,7	0,06	0,01	0,3	0,13	42	Saft, ungesüßte Handelsware
34	86	83	1,3	101	1,5	0,4	0,1	1,7	0,3	237	Saftkonzentrat
17	22	9	0,6	280	0,5	0,04	0,05	0,7	0,07	10	Aprikosen (Marillen)
82	111	50	4,4	5800	2,7	0,01	0,11	3,3	0,17	12	getrocknet
11	15	9	0,7	131	0,3	0,02	0,02	0,5	0,05	4	in Dosen
8	11	4	0,4	55	0,1	0,01	0,02	0,1	0,01	11	Konfitüre
9	12	5	0,2	105	0,2	0,01	0,01	0,2	0,02	3	Nektar, ca. 40 % Fruchtanteil
10	38	29	0,6	12	1,3	0,08	0,15	1,1	0,5	13	Avocado
50	75	40	2,5	250	1	0,1	0,11	*	0,15	10	Backobst
8	27	31	0,3	8,5	0,3	0,05	0,06	0,7	0,37	11	Banane, reif
32	104	110	2,8	13	0,7	0,2	0,2	2,8	0,9	7	getrocknet
9	13	8	0,2	2	0,4	0,03	0,04	0,2	0,02	5	Birne
35	48	34	1,3	12	1,5	0,01	0,18	0,6	0,04	28	getrocknet (geschwefelt)
6	8	4	0,4	2	0,2	0,01	0,02	0,1	0,01	2	in Dosen
3	5	4	0,1	+	0,2	+	0,02	+	0,01	+	Nektar, ca. 40 % Fruchtanteil
44	30	30	0,9	45	0,7	0,03	0,04	0,4	0,05	17	Brombeeren
17	14	11	0,5	9	0,1	+	0,02	+	0,01	+	Konfitüre
12	12	31	0,9	46	0,8	0,02	0,03	0,3	0,04	10	Saft
15	40	25	0,6	1	0,5	0,09	0,11	1	0,1	15	Cherimoya (Anone)
30	18	10	0,2	50	0,3	0,09	0,04	0,2	0,05	54	Clementine

OBST UND OBSTPRODUKTE

Lebensmittel (je 100 g verzehrbarer Anteil)	ENERGIE		HAUPTNÄHRSTOFFE							MINERALSTOFFE	
	kcal	kJ	Eiweiß (Protein) g	Fett gesamt g	Fett MUFS g	Kohlenhydrate verwertbar g	Kohlenhydrate nicht verwertbar (Ballaststoffe) g	Wasser g	Cholesterin mg	Natrium mg	Kalium mg
Cranberrys, roh	46	192	0,4	0,1	0,1	7,6	4,6	87,1	0	2	85
Dattel, getrocknet	277	1160	2	0,5	0,2	65,2	9	22,3	0	35	649
Ebereschenfrüchte	85	356	1,5	2	1,2	18	2,4	71,7	0	+	234
Erdbeeren	32	134	0,8	0,4	0,2	5,5	1,6	89,9	0	2	147
in Dosen	77	320	0,6	0,2	0,1	18,1	1	78,2	0	8	96
Konfitüre	256	1072	0,3	0,2	0,1	62,6	0,5	35	0	5	62
tiefgefroren	33	137	0,8	0,4	0,2	6,5	2	89,7	0	2	156
Feige	61	256	1,3	0,5	0,2	12,9	2	81	0	2	248
getrocknet	247	1032	3,9	1,3	1	54	12,9	24	0	37	850
kandiert	296	1238	3,5	0,2	0,1	70	6	27	0	68	145
Granatapfel	74	311	0,7	0,6	0,2	16,7	2,2	79	0	2	238
Grapefruit (Pampelmuse)	38	158	0,6	0,2	0,1	7,4	1,6	88,9	0	2	148
Saft	36	152	0,6	0,1	+	7,2	0,1	89,8	0	1	142
Saft, gesüßt	58	241	0,5	0,1	+	13,7	*	85,3	0	+	149
Saft, ungesüßte Handelsware	47	197	0,5	0,1	+	10,1	*	89,2	0	1	149
Guave	34	142	0,9	0,5	0,2	5,8	5,2	83,5	0	4	290
in Dosen, mit Sirup	65	273	0,6	0,3	0,1	15,7	4	77,6	0	7	120
Hagebutten	94	393	3,6	0,6	0,4	16,2	23,7	50	0	124	291
Fleisch und Schale	89	373	2	0,7	0,2	18,7	4	75,8	0	55	228
Konfitüre	252	1056	0,5	0,2	0,1	62,3	2	34,5	0	5	165
Heidelbeeren (Blaubeeren)	37	154	0,7	0,6	0,4	6,1	4,9	84,2	0	1	78
in Dosen, gesüßt, Gesamtinhalt	73	307	0,9	0,5	0,3	16	3	76,8	0	4	59
in Dosen, ungesüßt, Gesamtinhalt	24	98	0,4	0,4	0,3	3,9	2,2	90	0	1	27
Konfitüre	257	1077	0,3	+	+	63,6	2	36	0	0	64
Kulturheidelbeeren	83	349	0,7	0,5	*	19	5	73,8	0	*	80
tiefgefroren, ungesüßt	83	349	0,7	0,5	0,4	19	5	73,8	0	1	70
Himbeeren	33	140	1,3	0,3	0,2	4,8	4,7	84,5	0	1	200
Gelee	242	1011	+	+	+	59,9	+	38	0	*	72
in Dosen, gesüßt	70	249	0,7	0,3	0,2	16	4	80	0	7	92
in Dosen, ungesüßt	26	108	0,7	0,1	+	5,5	4,5	88,3	0	1	114
Konfitüre	251	1051	0,5	0,3	0,1	60,9	1,2	34	0	7	56
Saft, frisch gepresst	28	118	0,3	0	+	5,5	0	91	0	3	153
Sirup	263	1101	+	0	+	65,8	(0)	31,3	0	2	90
Holunderbeeren, schwarz	54	228	2,6	1,7	0,3	6,5	6,5	82,1	0	1	303
Saft	38	160	2	0,4	0,3	6,8	0	86,5	0	1	288

Calcium mg	Phosphor mg	Magnesium mg	Eisen mg	VITAMINE A (Retinol-Äquivalent) µg	E (Tocopherol-Äquivalent) mg	B1 (Thiamin) mg	B2 (Riboflavin) mg	Niacin mg	B6 (Pyridoxin) mg	C (Ascorbinsäure) mg	Lebensmittel (je 100 g verzehrbarer Anteil)
8	13	6	0,3	3	1,2	0,01	0,02	0,10	0,06	13,3	Cranberrys, roh
61	60	50	1,9	25	0,2	0,04	0,09	2	0,13	2	Dattel, getrocknet
42	33	17	2	408	0,5	0,03	0,06	0,2	0,05	98	Ebereschenfrüchte
24	26	15	1	3	0,1	0,03	0,06	0,6	0,06	62	Erdbeeren
7	25	22	1,9	3	+	0,01	0,03	0,3	0,03	30	in Dosen
9	10	6	0,5	2	+	0,01	0,01	0,3	0,01	9	Konfitüre
24	25	15	1	13	0,2	0,03	0,06	0,6	0,06	60	tiefgefroren
54	32	20	0,6	8	0,5	0,05	0,05	0,4	0,1	3	Feige
190	108	70	3,2	8	2	0,11	0,1	1	0,12	2	getrocknet
26	16	10	0,7	3	0,2	0,03	+	0,1	0,04	1	kandiert
8	17	3	0,5	7	0,2	0,05	0,02	0,3	0,11	7	Granatapfel
24	16	10	0,2	1,9	0,3	0,05	0,03	0,2	0,03	44	Grapefruit (Pampelmuse)
10	13	9	0,2	1	0,3	0,04	0,02	0,2	0,01	40	Saft
8	13	7	0,4	*	*	0,03	0,02	0,2	0,01	35	Saft, gesüßt
8	13	8	0,5	*	*	0,03	0,02	0,2	0,01	35	Saft, ungesüßte Handelsware
17	31	13	0,7	119	0,4	0,03	0,04	1,1	0,14	273	Guave
8	11	6	0,4	20	0,2	0,04	0,03	0,9	0,06	180	in Dosen, mit Sirup
257	258	104	0,5	800	4,2	0,06	0,07	0,5	0,05	1250	Hagebutten
98	101	42	0,2	260	0,3	0,04	0,04	0,3	0,03	1500	Fleisch und Schale
71	57	24	0,3	74	0,1	0,01	0,01	0,1	0,01	51	Konfitüre
10	13	2	0,9	5,7	2,7	0,02	0,02	0,4	0,06	22	Heidelbeeren (Blaubeeren)
12	16	4	2,6	2	1,7	0,01	0,02	0,4	0,02	8	in Dosen, gesüßt, Gesamtinhalt
11	6	1	0,3	2	0,9	0,01	0,01	0,2	0,02	12	in Dosen, ungesüßt, Gesamtinhalt
5	14	1	0,5	1	0,4	+	+	+	0,01	1	Konfitüre
15	13	6	1	10	*	0,03	0,06	0,5	*	14	Kulturheidelbeeren
10	11	2	0,8	10	1,9	0,03	0,06	0,5	0,06	7	tiefgefroren, ungesüßt
40	44	30	1	4	0,9	0,03	0,07	0,3	0,08	25	Himbeeren
*	5	*	*	*	*	*	*	*	*	*	Gelee
18	13	13	1,8	3	0,8	0,01	0,06	0,3	0,04	5	in Dosen, gesüßt
15	15	11	0,6	4	0,4	0,01	0,04	0,5	0,02	9	in Dosen, ungesüßt
15	16	11	0,6	1	0,2	+	+	+	0,01	3	Konfitüre
18	13	16	2,6	10	1	0,03	0,04	0,3	0,06	25	Saft, frisch gepresst
16	15	7	2	24	7,5	0,06	+	0,2	0,03	16	Sirup
37	57	30	1,6	60	1	0,07	0,07	1,5	0,25	18	Holunderbeeren, schwarz
5	45	31	1,6	61	1	0,03	0,06	0,4	0,09	26	Saft

OBST UND OBSTPRODUKTE

Lebensmittel (je 100 g verzehrbarer Anteil)	ENERGIE kcal	ENERGIE kJ	HAUPTNÄHRSTOFFE Eiweiß (Protein) g	Fett gesamt g	Fett MUFS g	Kohlenhydrate verwertbar g	Kohlenhydrate nicht verwertbar (Ballaststoffe) g	Wasser g	Cholesterin mg	MINERALSTOFFE Natrium mg	Kalium mg
Honigmelone[b]	54	228	0,9	0,1	0	12,4	0,7	85,4	0	20	330
Johannisbeeren (Ribisel), rot	33	136	1,1	0,2	0,1	4,8	3,5	84,7	0	1	257
rot, Konfitüre	257	1073	0,5	0,2	0,1	62,2	2,1	35	0	14	83
rot, Nektar	61	224	0,4	+	+	12,4	0	85,6	0	+	110
schwarz	39	164	1,3	0,2	0,1	6,1	6,8	81,3	0	1	310
schwarz, Nektar	64	236	0,4	+	+	13	0	85,3	0	5	98
Kaki	70	293	0,6	0,3	0,1	16	2,5	81	0	4	170
Kaktusfeige	38	160	0,8	0,7	0,2	7,1	5	85	0	4	90
Kapstachelbeeren (Physalis)	53	222	1,9	0,7	*	9,8	*	85,4	0	*	
Karambole (Sternfrucht)	31	128	1,0	0,3	0,2	3,9	2,8	91,4	0	2	133
Kirschen, süß[a]	63	262	0,9	0,3	0,1	13,3	1,3	81,6	0	3	229
im Glas	83	347	0,7	0,2	+	19,6	1,5	80,2	0	2	131
Konfitüre	250	1046	0,5	0,1	+	60,8	0,5	36,6	0	11	90
Saft	41	175	0,1	0	0	10,2	0,2	89	0	1	100
sauer (Weichsel)	53	222	0,9	0,5	0,2	9,9	1	84,3	0	2	114
Kiwi	50	209	0,9	0,6	0,2	9,1	2,1	83,5	0	4	314
Korinthen, schwarz und rot, getrocknet	259	1084	1,7	0,6	0,2	63,1	7	22	0	20	710
Kumquat	64	266	0,6	0,3	+	14,6	3,7	83,9	0	111	198
Limone	39	164	0,5	2,4	+	1,9	1	91	0	2	82
Litschi	75	315	0,9	0,3	+	17	1,6	80	0	3	182
Loganbeeren, ganze Frucht	64	269	1,1	+	+	15	1,1	81,5	0	3	260
in Dosen	107	449	0,6	0	0	26,2	3	66,3	0	1	97
Mandarine	46	192	0,6	0,3	+	10,2	2	86,7	0	2	150
in Dosen	60	257	0,5	0,1	0	14,4	0,3	84	0	6	50
Saft	46	193	0,9	0,3	+	9,6	0,2	89,1	0	1	158
Saft, ungesüßte Handelsware	44	185	0,5	0,2	+	10,1	*	88,8	0	1	158
Mango	57	240	0,6	0,5	0,1	12,5	1,7	83	0	5	170
in Dosen	82	345	0,3	0,2	+	20,3	1	74,8	0	3	100
Maulbeeren, ganze Frucht	38	157	1,3	0	0	8,1	2	85	0	2	260
Melone, Canteloupe[b]	36	150	0,9	0,3	*	8,4	0,8	89	0	17	267
Melone, Galia[b]	26	109	0,5	0,3	*	5,6	0,4	90	0	15	297
Mirabellen[a]	67	282	0,7	0,2	+	15	0,9	82,4	0	+	230
Mispel, Fruchtfleisch	44	186	0,5	0,2	0,1	10,6	2,1	87,5	0	6	250
Moosbeeren	35	147	0,4	0,7	0,4	3,9	3,9	87,4	0	2	90
Nektarine, ohne Stein	53	223	0,9	0,1	+	12,4	2	80,2	0	9	270

a = mindestens 85 % der Ware sind verzehrbar b = ohne Schale und Kern

Calcium mg	Phosphor mg	Magnesium mg	Eisen mg	VITAMINE A (Retinol-Äquivalent) µg	E (Tocopherol-Äquivalent) mg	B1 (Thiamin) mg	B2 (Riboflavin) mg	Niacin mg	B6 (Pyridoxin) mg	C (Ascorbinsäure) mg	Lebensmittel (je 100 g verzehrbarer Anteil)
13	21	10	0,2	783	0,1	0,06	0,02	0,6	0,09	32	Honigmelone[b]
29	27	13	0,9	4,2	0,7	0,04	0,03	0,2	0,05	36	Johannisbeeren (Ribisel), rot
12	20	5	0,5	2	0,1	0,01	0,01	+	0,01	16	rot, Konfitüre
7	7	4	0,3	4	0,2	+	+	+	+	6	rot, Nektar
43	40	17	1,3	14	1,9	0,05	0,05	0,3	0,08	177	schwarz
15	10	4	0,3	4	0,4	+	+	0,03	0,01	30	schwarz, Nektar
8	25	8	0,3	266	0,8	0,02	0,02	0,3	0,05	16	Kaki
28	28	85	0,3	9	0,5	0,01	0,03	0,4	0,11	25	Kaktusfeige
9	40	*	1,0	36	*	0,11	0,04	1,7	*	43	Kapstachelbeeren (Physalis)
3	12	10	0,08	3	0,15	0,01	0,02	0,37	0,02	34	Karambole (Sternfrucht)
17	20	11	0,4	6	0,1	0,04	0,04	0,3	0,05	15	Kirschen, süß[a]
12	14	21	0,5	70	*	0,03	0,02	0,2	0,01	4	im Glas
9	9	3	0,4	10	+	0,01	0,01	+	0,01	1	Konfitüre
8	10	4	0,2	0	0,1	0,01	0,01	0,2	0	5	Saft
8	19	8	0,5	40	0,1	0,05	0,06	0,4	0,05	12	sauer (Weichsel)
40	31	24	0,8	7	0,5	0,02	0,05	0,4	0,02	46	Kiwi
95	40	36	1,8	5	0,6	0,03	0,08	0,5	0,11	0	Korinthen, schwarz und rot, getrocknet
16	44	13	0,6	29	0,3	0,09	0,08	0,5	0,03	38	Kumquat
13	11	15	0,2	1,7	0,4	0,03	0,02	0,2	0,05	44	Limone
8	30	10	0,4	0	0,5	0,05	0,05	0,5	0,02	39	Litschi
17	39	25	0,8	13	0,5	0,03	0,14	0,3	0,06	56	Loganbeeren, ganze Frucht
18	23	11	1,4	70	0,3	0,01	0,02	0,3	0,03	35	in Dosen
33	19	11	0,3	47	0,3	0,06	0,03	0,2	0,02	32	Mandarine
20	10	7	0,2	0	0,1	0,05	0,02	0,1	0,01	15	in Dosen
19	15	11	0,2	21	0,3	0,06	0,03	0,2	0,02	32	Saft
18	14	*	0,2	42	*	0,06	0,02	0,1	*	22	Saft, ungesüßte Handelsware
10	13	18	0,4	205	1	0,05	0,04	0,7	0,13	37	Mango
10	10	7	0,4	249	0,6	0,02	0,03	0,2	0,06	10	in Dosen
36	48	15	1,6	2	0,5	0,05	0,04	0,4	0,05	10	Maulbeeren, ganze Frucht
9	15	12	0,2	0	0,07	0,06	0,02	0	0,09	37	Melone, Canteloupe[b]
19	30	20	0,2	0	0,1	0,05	0,03	0	0,08	25	Melone, Galia[b]
12	33	15	0,5	42	0,5	0,06	0,04	0,6	0,05	7	Mirabellen[a]
30	28	11	0,5	133	+	0,03	0,2	0,02	0,04	2	Mispel, Fruchtfleisch
14	10	7	0,9	3	0,5	0,03	0,02	0,1	0,07	11	Moosbeeren
4	24	13	0,5	73	0,5	0,02	0,05	1	0,03	8	Nektarine, ohne Stein

OBST UND OBSTPRODUKTE

Lebensmittel (je 100 g verzehrbarer Anteil)	ENERGIE kcal	kJ	HAUPTNÄHRSTOFFE Eiweiß (Protein) g	Fett gesamt g	Fett MUFS g	Kohlenhydrate verwertbar g	Kohlenhydrate nicht verwertbar (Ballaststoffe) g	Wasser g	Cholesterin mg	MINERALSTOFFE Natrium mg	Kalium mg
Oliven, grün, mariniert	138	577	1,4	13,9	1,3	1,8	2,4	75	0	2100	49
schwarz, griechische Art	351	1467	2,2	35,8	*	4,9	*	43,8	0	3288	*
schwarz, mariniert	135	555	1,1	13,8	1,3	1,5	1,4	75	0	2000	40
Orange (siehe Apfelsine)											
Papaya	32	134	0,5	0,1	0	7,1	1,9	88	0	3	191
Passionsfrucht, ohne Schale	63	263	2,4	0,4	0,2	9,5	1,5	76	0	28	267
Pfirsich[a]	42	174	0,8	0,1	0	8,9	1,9	87,5	0	1	194
getrocknet	244	1020	3,1	0,6	0,2	53,9	11,7	23	0	9	1340
in Dosen, Gesamtinhalt	69	289	0,4	0,1	+	16,5	1,1	81,5	0	3	103
Pflaumen (Zwetschgen)[a]	49	203	0,6	0,2	0,1	10,2	1,6	83,2	0	2	177
getrocknet	222	927	2,3	0,6	0,5	47,4	18,8	24	0	8	824
in Dosen, Gesamtinhalt	75	315	0,5	0,1	+	17,2	1,5	80,4	0	12	118
Konfitüre	242	1008	0,3	+	+	59,6	1	31	0	1	82
Mus	202	860	0,9	0,2	0,1	48	2,5	46,3	0	13	137
Preiselbeeren (Kronsbeeren)	35	145	0,3	0,5	0,3	6,2	2,9	89,7	0	2	77
in Dosen, gesüßt	182	763	0,5	0,3	*	44,4	2,1	51,7	0	16	69
in Dosen, ungesüßt	34	143	0,7	0,6	0,2	6,5	2,5	88,1	0	9	72
Quitte	38	159	0,4	0,5	0,2	7,3	5,9	83,5	0	2	183
Konfitüre	236	985	0,2	+	+	58,3	3	34	0	1	75
Reineclaude[a]	56	236	0,8	+	+	12,3	2,3	80,7	0	1	243
Sanddornbeeren	89	371	1,4	7,1	4,4	3,3	2	82,8	0	4	133
Saft	40	167	0,9	5,9	3,6	1,2	0	91,5	0	6	209
Stachelbeeren	37	155	0,8	0,2	0,1	7,1	3	87,3	0	1	203
in Dosen, stark gezuckert	90	377	0,5	0,1	+	21,8	2,5	74,6	0	1	98
Sultaninen, getrocknet, ganze Frucht	266	1113	1,8	0,6	0,2	64,7	5,4	26	0	53	860
Tamarillo	56	236	1,7	0,8	*	10,6	*	86	*	*	320
Tamarinde	238	1103	2,3	0,2	+	53	3,9	38,5	0	3	570
Wassermelone	37	156	0,6	0,2	0,1	8,3	0,2	90,3	0	1	114
Weintrauben	67	282	0,7	0,3	0,1	15,2	1,5	81,3	0	2	192
getrocknet (Rosinen)	292	1223	2,5	0,6	0,2	68	5,2	15,7	0	21	782
Saft	68	286	0,2	+	+	16,6	0	82,5	0	3	148
Zitrone, geschält	36	149	0,7	0,6	0,3	3,2	0	89,3	0	3	170
Saft	27	111	0,4	0,1	0,1	2,4	0	91	0	1	138
Zuckermelone[b]	54	231	0,9	0,1	0	12,4	0,7	86	0	17	309
Zwetschgen (siehe Pflaumen)											

a = mindestens 85 % der Ware sind verzehrbar b = ohne Schale und Kern

Calcium mg	Phosphor mg	Magnesium mg	Eisen mg	VITAMINE A (Retinol-Äquivalent) µg	E (Tocopherol-Äquivalent) mg	B1 (Thiamin) mg	B2 (Riboflavin) mg	Niacin mg	B6 (Pyridoxin) mg	C (Ascorbinsäure) mg	Lebensmittel (je 100 g verzehrbarer Anteil)
96	17	19	1,7	47	2	0,03	0,08	0,5	0,02	0	Oliven, grün, mariniert
*	29	*	*	*	*	*	*	*	*	*	schwarz, griechische Art
80	20	16	1,6	0	1,9	0,02	0,07	0,1	0,01	0	schwarz, mariniert
											Orange (siehe Apfelsine)
28	27	41	0,3	160	0,7	0,03	0,04	0,3	0,03	80	Papaya
16	54	39	1,1	108	0,4	0,02	0,1	2,1	0,4	20	Passionsfrucht, ohne Schale
8	21	9	0,5	15	1	0,03	0,05	0,9	0,03	10	Pfirsich[a]
46	122	54	6,5	83	5,3	0,01	0,14	3,3	0,15	17	getrocknet
4	13	5	0,3	29	0,5	0,01	0,02	0,6	0,02	4	in Dosen, Gesamtinhalt
8	18	10	0,4	65	0,8	0,07	0,04	0,4	0,05	5	Pflaumen (Zwetschgen)[a]
41	73	27	2,3	23	4,3	0,15	0,12	1,7	0,15	4	getrocknet
10	14	6	1,1	11	0,5	0,03	0,03	0,4	0,02	2	in Dosen, Gesamtinhalt
6	9	4	0,3	12	0,2	0,01	0,01	+	0,01	+	Konfitüre
*	*	*	*	*	*	0,02	0,03	0,1	0,01	1	Mus
14	10	6	0,5	4	1	0,02	0,02	0,1	0,01	12	Preiselbeeren (Kronsbeeren)
11	10	7	2,7	*	*	*	*	*	*	*	in Dosen, gesüßt
13	14	10	1,5	2	0,6	0,01	0,01	+	0,01	4	in Dosen, ungesüßt
10	19	8	0,6	6	0,4	0,03	0,03	0,2	0,04	14	Quitte
4	9	3	0,4	1	0,1	+	+	+	0,01	+	Konfitüre
13	25	10	1,1	30	*	*	*	*	*	6	Reineclaude[a]
42	9	30	0,4	250	3,2	0,03	0,21	0,3	0,11	450	Sanddornbeeren
43	9	31	0,4	252	0,5	0,03	0,18	0,3	0,09	266	Saft
29	30	15	0,6	18	0,6	0,02	0,02	0,3	0,02	34	Stachelbeeren
11	9	9	0,3	19	0,4	0,01	0,01	0,1	0,01	10	in Dosen, stark gezuckert
52	95	35	1,8	30	0,7	0,1	0,08	0,5	0,11	0	Sultaninen, getrocknet, ganze Frucht
12	32	21	0,7	172	*	0,08	0,04	1,1	*	24	Tamarillo
80	85	*	1,3	+	*	0,3	0,08	1,1	*	3	Tamarinde
8	11	9	0,4	38	0,1	0,05	0,05	0,2	0,07	6	Wassermelone
12	20	9	0,5	1	0,7	0,05	0,03	0,3	0,07	4	Weintrauben
80	110	41	2,3	5	0,6	0,1	0,05	0,5	0,11	1	getrocknet (Rosinen)
12	12	9	0,4	4	0,7	0,04	0,02	0,2	0,02	1	Saft
11	16	28	0,6	0,6	0,4	0,05	0,02	0,2	0,06	53	Zitrone, geschält
11	11	10	0,1	2	0,4	0,04	0,01	0,1	0,05	53	Saft
13	23	13	0,2	784	0,14	0,06	0,02	0,6	0,09	32	Zuckermelone[b]
											Zwetschgen (siehe Pflaumen)

Lebensmittel (je 100 g verzehrbarer Anteil)	ENERGIE		HAUPTNÄHRSTOFFE							MINERALSTOFFE	
			Eiweiß (Protein)	Fett gesamt	Fett MUFS	Kohlenhydrate verwertbar	Kohlenhydrate nicht verwertbar (Ballaststoffe)	Wasser	Cholesterin	Natrium	Kalium
	kcal	kJ	g	g	g	g	g	g	mg	mg	mg
Gemüse und Gemüseprodukte											
Artischocke	22	91	2,4	0,1	+	2,6	10,8	82,5	0	47	350
Aubergine (Eierfrucht)	17	72	1,2	0,2	+	2,5	2,8	92,6	0	3	224
Bambussprossen	17	72	2,5	0,3	0,2	1	2,6	91	0	6	470
Bleichsellerie (Staudensellerie)	15	64	1,2	0,2	+	2,2	2,6	92,9	0	132	344
Blumenkohl (Karfiol)	22	92	2,5	0,3	0,1	2,3	2,9	91,7	0	16	328
gekocht	18	76	2,1	0,2	+	2	2	93	0	11	161
tiefgefroren	22	93	1,8	0,2	+	3,3	1	92	0	13	237
Bohnen (Fisolen), grün	33	137	2,4	0,2	0,1	5,1	1,9	90	0	2	243
getrocknet	290	1215	20,7	1,4	+	47,4	16,9	13,1	0	17	1770
in Dosen	22	92	1,2	0,1	+	3,9	1	92,8	0	249	148
Brennnessel	44	185	7	0,6	+	1,3	3,1	83	0	18	320
Brokkoli	26	108	3,3	0,2	+	2,5	3	89,4	0	19	256
gekocht	22	92	2,8	0,2	+	2	2,7	91,2	0	9	324
Chicorée	16	69	1,3	0,2	0,1	2,4	1,3	94,4	0	4	192
Chinakohl	12	52	1,2	0,3	+	1,2	1,9	95,4	0	19	144
Eisbergsalat	13	55	0,7	0,3	+	1,9	0,6	95,6	0	2	160
Endivie	14	59	1,8	0,2	+	1,2	1,2	93,3	0	53	346
Erbsen, grün, Samen	81	338	6,6	0,5	0,3	12,3	4,3	78,5	0	1	340
gekocht, abgetropft, Samen	68	283	5,4	0,5	+	10,4	4,1	81,5	0	2	213
in Dosen, abgetropft, Samen	48	202	3,6	0,4	+	4,8	4	84,2	0	222	150
tiefgefroren, Samen	86	359	7,1	0,5	0,1	12,7	5,4	72,9	0	2	298
Feldsalat (Rapunzel)	14	57	1,8	0,4	+	0,7	1,5	93,4	0	4	420
Fenchel, Knolle	19	82	1,4	0,3	+	2,8	2	86	0	27	395
Frühlingszwiebel	23	98	2	0,5	+	3	1,5	92,2	0	7	260
Gartenkresse	33	138	4,2	0,7	0,4	2,5	3,5	87,2	0	5	550
Gemüsebrühe, gekörnt	180	740	20	7	+	9,5	6	*	*	19	*
verzehrfertig	3	12	+	+	+	+	+	98	0	0,4	*
Grünkohl (Braunkohl)	37	153	4,3	0,9	0,5	2,5	4,2	86,3	0	44	490
Gurke	12	51	0,6	0,2	0,1	1,8	0,5	96,4	0	8	160
Salz-Dill-Gurken	30	126	1	0,2	+	2,5	0,4	90,7	0	960	83
Ingwer, frisch	61	256	2,5	0,8	+	11	*	81	0	34	910
Kartoffel (Erdapfel)	68	285	2	0,1	0,1	14,8	2,1	77,8	0	3	411
Chips	539	2254	5,5	39,4	+	40,5	4,2	2,3	0	450	1000
gebacken, mit Schale	82	345	2,5	0,1	+	18	3,1	73	0	4	547

Calcium mg	Phosphor mg	Magnesium mg	Eisen mg	VITAMINE A (Retinol-Äquivalent) µg	E (Tocopherol-Äquivalent) mg	B1 (Thiamin) mg	B2 (Riboflavin) mg	Niacin mg	B6 (Pyridoxin) mg	C (Ascorbinsäure) mg	Lebensmittel (je 100 g verzehrbarer Anteil)
											Gemüse und Gemüseprodukte
53	130	26	1,5	17	0,2	0,14	0,01	0,9	0,1	8	Artischocke
13	21	11	0,4	7	0,03	0,04	0,04	0,6	0,08	5	Aubergine (Eierfrucht)
15	55	3	0,7	2	0,3	0,13	0,08	0,6	0,1	6	Bambussprossen
80	48	12	0,2	118	0,2	0,05	0,08	0,6	0,09	7	Bleichsellerie (Staudensellerie)
22	54	17	0,6	2	0,1	0,1	0,11	0,6	0,2	69	Blumenkohl (Karfiol)
18	41	16	0,4	2	0,09	0,09	0,08	0,5	0,14	45	gekocht
16	54	17	0,6	2	0,1	0,06	0,06	0,6	0,18	46	tiefgefroren
56	38	26	0,8	53	0,1	0,08	0,11	0,5	0,28	19	Bohnen (Fisolen), grün
197	419	194	7	236	0,5	0,5	0,4	3,4	1,9	24	getrocknet
34	24	20	1,3	33	0,05	0,07	0,04	0,3	0,03	4	in Dosen
713	138	80	4,1	800	0,8	0,2	0,15	0,8	0,16	300	Brennnessel
58	63	24	0,8	146	0,6	0,1	0,2	1,1	0,28	115	Brokkoli
87	65	23	0,9	137	0,7	0,09	0,18	0,9	0,12	90	gekocht
26	26	13	0,7	572	0,1	0,05	0,03	0,2	0,05	10	Chicorée
40	30	11	0,6	71	0,24	0,03	0,04	0,4	0,12	26	Chinakohl
19	18	5	0,4	73	0,6	0,11	0,01	0,03	0,03	15	Eisbergsalat
54	54	10	1,4	280	1	0,06	0,1	0,4	0,05	10	Endivie
26	100	30	1,9	60	0,3	0,32	0,15	2,5	0,16	25	Erbsen, grün, Samen
22	91	33	1,3	53	0,3	0,23	0,16	2	0,12	17	gekocht, abgetropft, Samen
20	62	20	1,5	43	0,3	0,1	0,06	0,9	0,05	9	in Dosen, abgetropft, Samen
24	106	33	1,8	74	0,3	0,3	0,2	3,4	0,2	18	tiefgefroren, Samen
32	49	13	2	663	0,6	0,07	0,08	0,4	0,25	35	Feldsalat (Rapunzel)
38	51	12	2,7	783	6	0,03	0,11	0,2	0,1	93	Fenchel, Knolle
39	29	12	1,9	103	0,1	0,05	0,03	0,7	0,13	26	Frühlingszwiebel
214	38	40	2,9	365	0,7	0,15	0,19	1,8	0,3	59	Gartenkresse
*	*	*	*	*	*	*	*	*	*	*	Gemüsebrühe, gekörnt
*	*	*	*	*	*	*	*	*	*	*	verzehrfertig
212	87	31	1,9	1447	1,7	0,1	0,2	2,1	0,25	105	Grünkohl (Braunkohl)
15	15	8	0,2	65	0,1	0,02	0,03	0,2	0,04	8	Gurke
30	30	7	1,6	41	0,1	+	0,02	0,1	0,02	2	Salz-Dill-Gurken
97	140	130	17	1	0	0,02	0,04	0,7	0,16	5	Ingwer, frisch
6	50	20	0,4	1	0,05	0,1	0,05	1,2	0,3	17	Kartoffel (Erdapfel)
52	147	64	2,3	10	6,1	0,22	0,1	3,4	0,89	8	Chips
12	61	*	0,9	*	*	0,11	0,05	1,4	*	17	gebacken, mit Schale

GEMÜSE, KRÄUTER, PILZE, HÜLSENFRÜCHTE

Lebensmittel (je 100 g verzehrbarer Anteil)	ENERGIE kcal	ENERGIE kJ	HAUPTNÄHRSTOFFE Eiweiß (Protein) g	Fett gesamt g	Fett MUFS g	Kohlenhydrate verwertbar g	Kohlenhydrate nicht verwertbar (Ballaststoffe) g	Wasser g	Cholesterin mg	MINERALSTOFFE Natrium mg	Kalium mg
Kartoffel, gekocht, mit Schale	70	292	2	0,1	+	14,8	1,7	77,8	0	3	443
Kartoffelflocken (Püree), trocken	334	1403	7,1	0,5	+	75	6	7,2	0	138	1290
Pommes frites, verzehrfertig, gesalzen	290	1214	4,2	14,5	+	35,7	4	43,6	0	6	926
Knoblauch	139	582	6,1	0,1	0,1	28,4	1,8	64	0	19	530
Knollensellerie	19	78	1,6	0,3	0,2	2,3	4,2	88,6	0	77	323
Kohlrabi	23	97	1,9	0,1	0,1	3,7	1,4	91,6	0	30	322
Kohlrübe (Steckrübe)	29	122	1,2	0,2	0,1	5,7	2,9	87	0	10	227
Kopfsalat	11	48	1,2	0,2	0,1	1,1	1,4	95	0	8	172
Kürbis	25	103	1,1	0,1	0,1	4,6	2,2	91,3	0	1	304
Löwenzahnblätter	27	112	2,9	0,6	0,4	2,4	3	85,7	0	76	483
Mangold	14	58	2,1	0,3	+	0,7	2	92,2	0	90	376
Meerrettich (Kren)	63	263	2,8	0,3	0,2	11,7	0	76,6	0	9	628
Möhre (Karotte)	25	108	1	0,2	0,1	4,8	3,6	86,2	0	60	320
getrocknet	194	811	6,8	1,5	0,8	36,8	38	9,4	0	495	2640
in Dosen	14	59	0,6	0,3	0,1	2	1,6	91,4	0	212	173
Saft	22	92	0,6	+	+	4,8	2,4	92,7	0	52	219
Okra (Lady's Finger)	19	81	2,1	0,2	0,1	2,2	4,9	86	0	4,2	199
Paprikaschote	19	78	1,1	0,2	0,1	2,9	3,6	91	0	2	177
Pastinake	59	247	1,3	0,4	0,3	12,1	2,1	80,2	0	8	523
Petersilienwurzel	40	168	2,9	0,5	0,3	6,1	4	82	0	12	400
Porree (Lauch)	25	103	2,2	0,3	0,2	3,3	2,3	89	0	5	267
Portulak	11	46	1,5	0,3	+	0,6	2	92,5	0	2	390
Radicchio	13	54	1,2	0,2	0,1	1,5	1,5	95	0	10	240
Radieschen	14	60	1,1	0,1	0,1	2,1	1,6	94,4	0	17	255
Rettich	15	64	1,1	0,2	0,1	2,4	2,5	94	0	18	432
Rhabarber	13	56	0,6	0,1	0,1	1,4	3,2	92,7	0	2	270
Rosenkohl	36	151	4,5	0,3	0,2	3,3	4,4	85	0	9	450
Rote Rübe (Rote Bete)	41	172	1,5	0,1	0	8,4	2,5	86,2	0	58	407
gekocht	25	106	1,1	0,1	+	5	2	92	0	48	208
Saft	36	152	1	+	+	8	0,3	88,4	0	200	242
Rotkohl (Blaukraut)	22	90	1,5	0,2	0,1	3,5	2,5	91,8	0	11	267
Rucola (Rauke)	24	101	2,6	0,7	+	2,1	1,6	91,7	0	27	369
Sauerampfer	25	105	3,2	0,4	+	2	2	92,7	0	4	287
Sauerkraut, abgetropft	17	70	1,5	0,3	0,2	0,8	2,2	90,7	0	355	288
Schwarzwurzel	18	74	1,4	0,4	+	2,1	18,3	78,6	0	5	320

Calcium mg	Phosphor mg	Magnesium mg	Eisen mg	VITAMINE A (Retinol-Äquivalent) µg	E (Tocopherol-Äquivalent) mg	B1 (Thiamin) mg	B2 (Riboflavin) mg	Niacin mg	B6 (Pyridoxin) mg	C (Ascorbinsäure) mg	Lebensmittel (je 100 g verzehrbarer Anteil)
10	50	15	0,8	1	+	0,1	0,05	1	0,19	14	Kartoffel, gekocht, mit Schale
33	310	69	3,7	0	0,3	0,1	0,19	5,6	0,84	20	Kartoffelflocken (Püree), trocken
20	112	*	1,9	1	0,2	0,14	0,09	2,5	0,25	18	Pommes frites, verzehrfertig, gesalzen
38	134	35	1,4	0	0,01	0,2	0,08	0,6	0,38	14	Knoblauch
50	74	43	0,5	3	0,5	0,04	0,07	0,9	0,2	8	Knollensellerie
68	51	43	0,5	2	0,4	0,05	0,05	1,8	0,07	63	Kohlrabi
47	31	11	0,5	17	0,2	0,05	0,07	0,9	0,2	33	Kohlrübe (Steckrübe)
20	22	9	0,3	187	0,6	0,06	0,08	0,3	0,06	13	Kopfsalat
22	44	8	0,8	128	1,1	0,05	0,07	0,5	0,1	12	Kürbis
158	70	36	3,1	1300	2,5	0,2	0,17	0,8	0,2	68	Löwenzahnblätter
103	39	81	2,7	588	1,5	0,09	0,16	0,6	0,09	39	Mangold
105	93	33	1,4	4	0,1	0,14	0,11	0,6	0,2	114	Meerrettich (Kren)
41	36	17	0,4	1700	0,5	0,07	0,05	0,6	0,3	7	Möhre (Karotte)
256	103	142	4,7	16000	5	0,3	0,3	3,4	0,14	19	getrocknet
24	22	12	0,7	1000	0,3	0,02	0,02	0,3	0,02	3	in Dosen
27	31	12	1,2	437	0,3	0,02	0,03	0,3	0,03	4	Saft
64	75	38	0,7	68	0,1	0,07	0,08	0,8	0,08	36	Okra (Lady's Finger)
10	29	12	0,4	180	2,5	0,05	0,04	0,3	0,24	120	Paprikaschote
51	73	26	0,6	3,3	1	0,08	0,13	0,9	0,1	18	Pastinake
39	56	26	0,9	5	1,7	0,1	0,1	2	0,23	41	Petersilienwurzel
63	46	18	1	11	0,5	0,09	0,07	0,5	0,26	26	Porree (Lauch)
95	35	151	3,6	177	0,5	0,03	0,1	0,5	0,15	72	Portulak
40	27	11	1,5	133	0,5	0,04	0,03	0,3	0,1	28	Radicchio
26	18	8	0,4	3,8	+	0,04	0,04	0,2	0,06	27	Radieschen
40	30	18	0,8	2	+	0,03	0,03	0,4	0,06	29	Rettich
52	24	13	0,5	10	0,3	0,02	0,03	0,2	0,04	10	Rhabarber
31	84	22	1,1	94	0,6	0,13	0,13	0,7	0,3	112	Rosenkohl
29	45	25	0,9	2	0,05	0,03	0,04	0,2	0,05	10	Rote Rübe (Rote Bete)
22	36	20	0,5	2	+	0,03	0,03	0,1	0,04	6	gekocht
20	29	26	0,9	2	+	0,01	0,03	0,2	0,03	3	Saft
35	32	18	0,5	2,5	1,7	0,07	0,05	0,4	0,15	50	Rotkohl (Blaukraut)
160	49	13	1,5	233	0,6	0,04	0,09	0,3	0,07	35	Rucola (Rauke)
54	51	33	2,1	231	1,9	0,07	0,16	0,5	0,03	117	Sauerampfer
48	43	14	0,6	3	0,2	0,03	0,05	0,2	0,2	20	Sauerkraut, abgetropft
53	76	23	3,3	3	6	0,11	0,03	0,3	0,07	4	Schwarzwurzel

GEMÜSE, KRÄUTER, PILZE, HÜLSENFRÜCHTE

Lebensmittel (je 100 g verzehrbarer Anteil)	ENERGIE kcal	ENERGIE kJ	HAUPTNÄHRSTOFFE Eiweiß (Protein) g	Fett gesamt g	Fett MUFS g	Kohlenhydrate verwert-bar g	Kohlenhydrate nicht ver-wertbar (Ballast-stoffe) g	Wasser g	Choles-terin mg	MINERALSTOFFE Natrium mg	Kalium mg
Spargel	18	74	1,9	0,2	0,1	2	1,3	93,5	0	4	203
in Dosen	13	52	1,9	0,1	+	1	1,3	93,5	0	355	104
Spinat	16	68	2,7	0,3	0,2	0,6	2,6	92,7	0	65	554
tiefgefroren	14	59	2,3	0,3	+	0,5	2,3	94,5	0	40	320
Süßkartoffel (Batate)	108	453	1,6	0,6	+	24,1	3,1	69,2	0	4	400
Tomate (Paradeiser)	17	73	1	0,2	0,1	2,6	1	94,2	0	3	242
in Dosen	19	78	1,2	0,2	+	2,7	0,9	93,9	0	9	193
Ketchup	104	434	2	0,3	0,1	24,7	0,9	71	0	1200	600
Mark, gesalzen	39	162	2,3	0,5	+	5,5	0,5	86	0	590	1160
Saft	17	72	0,8	0,1	+	2,9	0,1	94,2	0	5	230
Topinambur	30	128	2,4	0,4	0,2	4	12,1	78,9	0	3	480
Wegerich (Breitwegerich)	25	105	3,4	0,4	+	1,8	3	84	0	*	537
Weiße Rübe	25	104	1	0,2	+	4,7	3,5	90,5	0	58	240
Weißkohl (Weißkraut)	25	104	1,4	0,2	0,1	4,2	3	90,4	0	13	255
Wirsing	25	105	3	0,4	+	2,4	2,5	90	0	9	236
Zucchini	19	79	1,6	0,4	+	2,2	1,1	93	0	3	177
Zuckermais	86	361	3	1,2	+	15,8	4	78,2	0	+	300
gedämpft	54	224	2,7	1,2	+	8	4	83	0	+	176
in Dosen	110	461	3,2	1,5	0,3	21	2	72,9	0	209	230
Zwiebel	27	114	1,2	0,3	0,1	4,9	1,8	88	0	3	162
getrocknet	198	828	10,8	0,9	+	35,3	36,5	10,8	0	105	1040
Kräuter											
Bärlauch	25	105	1,5	0,5	*	4	2,2	89	(0)	+	336
Basilikum	46	194	2,4	0,7	0,4	7,5	3,1	85	(0)	6	600
Brunnenkresse	22	95	1,2	1	0,4	0,4	1,5	92,5	(0)	49	230
Dill	54	229	3,7	0,8	0,5	8	2,2	83,9	(0)	27	647
Kerbel	69	293	3,8	0,9	0,6	11,5	3	79	(0)	10	600
Liebstöckel	41	174	3,5	0,8	0,6	5	3	86,5	(0)	20	400
Majoran	50	209	2,3	1,2	0,7	7,4	3,2	84,5	(0)	15	270
Petersilie	50	214	4,4	0,4	0,3	7,4	4,3	81,9	(0)	37	811
Rosmarin	99	416	1,4	4,4	2,5	13,5	3	73,5	(0)	15	280
Salbei	119	502	3,9	4,6	2,5	15,6	3,1	66,4	(0)	4	390
Schnittlauch	27	113	3,6	0,7	0,4	1,6	6,3	83,3	(0)	3	434
Thymian	95	401	3	2,5	1,6	15,1	3,3	69	(0)	18	270

Calcium mg	Phosphor mg	Magnesium mg	Eisen mg	VITAMINE A (Retinol-Äquivalent) µg	E (Tocopherol-Äquivalent) mg	B1 (Thiamin) mg	B2 (Riboflavin) mg	Niacin mg	B6 (Pyridoxin) mg	C (Ascorbinsäure) mg	**Lebensmittel** (je 100 g verzehrbarer Anteil)
26	46	18	0,7	+	2,1	0,11	0,11	1	0,06	20	Spargel
17	28	6	0,9	58	1,3	0,06	0,08	0,8	0,03	15	in Dosen
117	55	58	4,1	795	1,4	0,1	0,2	0,6	0,2	51	Spinat
120	45	46	2,1	500	1,4	0,09	0,16	0,5	0,19	29	tiefgefroren
25	45	19	0,8	1300	4,6	0,06	0,05	0,6	0,3	30	Süßkartoffel (Batate)
9	18	14	0,3	114	0,8	0,06	0,04	0,5	0,1	25	Tomate (Paradeiser)
27	11	13	0,5	81	0,5	0,06	0,03	0,7	0,06	17	in Dosen
50	40	20	1,2	100	0,4	1	0,09	2,1	0,13	2	Ketchup
60	34	32	1	207	9,9	0,09	0,06	1,5	0,18	9	Mark, gesalzen
15	15	9,5	0,6	90	0,8	0,05	0,04	0,7	0,11	17	Saft
10	80	20	3,7	2	0,2	0,2	0,06	1,3	0,09	4	Topinambur
412	65	43	4,3	*	*	*	*	*	*	*	Wegerich (Breitwegerich)
50	28	7	0,4	12	0	0,04	0,05	0,6	0,08	20	Weiße Rübe
45	36	14	0,5	12	1,7	0,05	0,05	0,3	0,19	47	Weißkohl (Weißkraut)
64	55	12	0,5	7,5	2,5	0,05	0,07	0,5	0,2	50	Wirsing
30	25	18	1,5	37	0,5	0,2	0,09	0,4	0,12	16	Zucchini
2	83	27	0,5	12	0,1	0,15	0,12	1,7	0,2	12	Zuckermais
7	93	36	0,4	8	0,1	0,11	0,1	1,3	0,2	7	gedämpft
6	68	30	0,3	5	0,1	0,09	0,06	0,8	0,13	4	in Dosen
31	33	11	0,3	1	0,1	0,03	0,03	0,2	0,13	10	Zwiebel
162	243	109	3,3	43	0,7	0,26	0,18	1,1	0,5	42	getrocknet
											Kräuter
76	50	22	2,9	*	*	*	*	*	*	150	Bärlauch
369	86	74	7,3	658	(0)	0,03	0,06	1,1	(0)	11	Basilikum
170	52	15	2,2	692	1,5	0,16	0,06	0,8	0,23	62	Brunnenkresse
230	85	28	5,5	1016	1,7	0,19	0,43	3	0,3	50	Dill
400	50	35	1,6	916	2,5	0,12	0,3	2,3	0,03	36	Kerbel
150	50	30	2	666	1	0,08	0,15	1,7	0,05	45	Liebstöckel
350	55	60	7	133	0,1	0,05	0,06	1,1	0,01	9	Majoran
179	87	44	3,6	901	3,7	0,14	0,3	1,4	0,2	159	Petersilie
370	20	64	8,5	92	0,1	0,1	+	1	+	29	Rosmarin
600	33	160	4,7	215	0	0,11	0,06	1,2	0	2	Salbei
129	75	44	1,6	50	1,6	0,14	0,15	0,6	0,42	47	Schnittlauch
630	67	73	5	127	0	0,16	0,07	1,1	0	2	Thymian

Lebensmittel (je 100 g verzehrbarer Anteil)	ENERGIE kcal	kJ	HAUPTNÄHRSTOFFE Eiweiß (Protein) g	Fett gesamt g	Fett MUFS g	Kohlenhydrate verwertbar g	nicht verwertbar (Ballaststoffe) g	Wasser g	Cholesterin mg	MINERALSTOFFE Natrium mg	Kalium mg
Pilze											
Austernpilz	11	47	2,3	0,2	0,1	+	5,9	90,9	0	6	254
Birkenpilz	18	74	3,1	0,6	+	+	6,5	92	0	2	360
Butterpilz	12	49	1,7	0,4	+	0,3	5,9	91,1	0	3	190
Champignon (Zuchtchampignon)	16	66	2,7	0,3	0,1	0,6	2	93,6	0	8	390
in Dosen	20	84	3,4	0,5	+	0,5	2	94	0	319	121
Morchel (Speisemorchel)	15	63	2,5	0,3	+	0,5	7	89	0	2	390
Pfifferling (Eierschwammerl)	15	63	2,4	0,5	+	0,2	4,7	91,5	0	3	367
getrocknet	126	530	24,7	2,2	+	1,8	46,5	10	0	32	5370
in Dosen	15	63	2,1	0,7	+	0,2	4,7	88	0	165	155
Reizker	18	76	2,8	0,7	+	0,1	5,5	89,8	0	6	310
Rotkappe	18	76	2,2	0,8	+	0,3	4,7	91,3	0	+	314
Steinpilz	27	113	5,4	0,4	+	0,5	6	87,6	0	6	341
getrocknet	163	685	29,5	3,2	+	4,1	55,3	11,6	0	14	2000
Trüffel	27	113	5,5	0,5	+	7,4	16,5	75,5	0	77	526
Hülsenfrüchte											
Alfalfa-Luzerne, Sprossen, frische	31	128	4	0,7	0,4	2,1	1,6	90,9	(0)	6	79
Bohnen, weiß, reif	238	994	21,1	1,6	0,9	34,7	23,2	10,3	(0)	3,5	1337
Bohnensprossen, frische	34	140	4,5	0,7	0,2	2,3	3	86,6	(0)	153	307
Erbsen, reif	271	1135	22,9	1,4	0,8	41,2	16,6	11	(0)	26	941
Kichererbsen	306	1282	19	5,9	1,5	44,3	15,5	9,3	(0)	25	756
Sprossen, frische, gekeimt	144	600	8,8	0,7	0,2	25,5	2,8	89,7	(0)	13	380
Kidneybohnen, in Dosen	104	442	6,9	0,6	0,3	17,8	6,2	67,5	(0)	390	280
Limabohnen, reif	275	1151	20,6	1,4	0,8	45	14,2	11,5	(0)	13	1750
Linsen	270	1129	23,5	1,5	0,6	40,6	17	11,5	(0)	7	837
Mungbohnen, reif	269	1126	23,1	1,2	0,7	41,5	17,3	9,1	(0)	9	171
Saubohnen, reif	309	1294	23,9	2	0,8	48,9	22	9,7	(0)	11	108
Sojadrink, ungesüßt, mit Ca, B_2, B_{12}, D	32	134	3,3	1,8	1,1	0,2	0,6	*	0	+	223
Sojabohnen, reif	330	1379	34,9	18,3	10,7	6,3	22	8,5	(0)	5	1799
Sojafleisch	249	1043	44	2,2	0,5	13,4	21	10	(0)	779	2100
Sojakäse (Tofu)	85	356	8,8	4,8	2	1,9	0,5	85	(0)	7	121
Sojamehl, vollfett	361	1510	40,8	20,6	12,1	3,1	18,5	9,1	(0)	4	1870
Sojasprossen	50	211	5,8	1	0,7	4,7	2,4	85,6	(0)	30	235
Sojawurst, i. D.	313	1311	12,6	27,3	6,5	4,3	1,8	51	(0)	512	302

Calcium mg	Phosphor mg	Magnesium mg	Eisen mg	VITAMINE A (Retinol-Äquivalent) µg	E (Tocopherol-Äquivalent) mg	B1 (Thiamin) mg	B2 (Riboflavin) mg	Niacin mg	B6 (Pyridoxin) mg	C (Ascorbinsäure) mg	Lebensmittel (je 100 g verzehrbarer Anteil)
											Pilze
12	67	13	1,2	*	*	0,19	0,29	10	0,09	+	Austernpilz
2	83	10	1,6	0	0,1	0,1	0,44	4,9	0,05	7	Birkenpilz
25	70	6	1,3	0	0,1	0,1	0,4	5	0,05	8	Butterpilz
10	120	13	1,1	2	0,1	0,1	0,45	4,7	0,06	4	Champignon (Zuchtchampignon)
19	69	15	0,8	1	0,1	0,02	0,22	1,6	0,06	2	in Dosen
11	162	16	1,2	0	0,2	0,13	0,06	5	0,05	5	Morchel (Speisemorchel)
4	56	14	6,5	217	0,1	0,02	0,23	6,5	0,04	6	Pfifferling (Eierschwammerl)
85	581	135	17,2	1355	0,6	0,16	1,68	57,6	0,33	2	getrocknet
5	33	6	1	217	+	0,01	0,11	3	0,04	3	in Dosen
6	74	12	1,3	0	0,1	0,1	0,06	5	0,05	6	Reizker
30	70	9	1	0	0,1	0,1	0,4	5	0,05	5	Rotkappe
4	85	12	1	1	0,2	0,03	0,37	4,9	0,03	3	Steinpilz
34	642	83	8,4	8	0,2	0,19	1,95	31,3	0,18	8	getrocknet
24	62	24	3,5	2	0,1	0,1	0,4	5	0,05	5	Trüffel
											Hülsenfrüchte
30	70	27	1	0	0,1	0,08	0,13	0,5	0,03	8	Alfalfa-Luzerne, Sprossen, frische
113	426	140	6,1	67	0,2	0,5	0,2	2,1	0,41	2	Bohnen, weiß, reif
30	60	50	1	0	0,1	0,37	0,22	2	0,1	20	Bohnensprossen, frische
51	375	118	5,2	13	1	0,76	0,27	2,8	0,12	1	Erbsen, reif
124	332	129	6,1	30	2,9	0,5	0,13	1,6	0,55	5	Kichererbsen
36	165	56	2,3	+	0,1	0,23	0,15	0,9	0,27	10	Sprossen, frische, gekeimt
71	130	30	2	0	0,2	0,2	0,06	0,4	0,11	1	Kidneybohnen, in Dosen
90	353	207	6,3	1	1,1	0,5	0,19	1,9	0,47	0	Limabohnen, reif
65	412	129	8	17	1,1	0,48	0,26	2,5	0,58	7	Linsen
90	365	166	6,8	6	1,9	0,5	0,23	2,3	0,4	15	Mungbohnen, reif
100	421	190	5,5	6	0,3	0,5	0,26	2,6	0,37	1	Saubohnen, reif
120	110	14	0,2	*	*	*	0,21	0,2	0,06	*	Sojadrink, ungesüßt, mit Ca, B_2, B_{12}, D
201	550	220	6,6	63	1,5	1	0,5	2,5	1	0	Sojabohnen, reif
250	650	300	11	6	13	1,1	0,3	2,5	0,29	0	Sojafleisch
105	98	99	5,4	4	0,5	0,08	0,05	0,2	0,05	+	Sojakäse (Tofu)
195	553	247	12,1	14	1,5	0,77	0,28	2,2	0,51	0	Sojamehl, vollfett
32	75	19	0,9	4	0,1	0,16	0,16	1,5	0,16	20	Sojasprossen
45	111	23	1,6	51	4,6	0,06	0,3	1,1	0,03	3	Sojawurst, i. D.

MILCH UND MILCHPRODUKTE

Lebensmittel (je 100 g verzehrbarer Anteil)	ENERGIE kcal	ENERGIE kJ	HAUPTNÄHRSTOFFE Eiweiß (Protein) g	Fett gesamt g	Fett MUFS g	Kohlenhydrate verwert-bar g	Kohlenhydrate nicht verwertbar (Ballaststoffe) g	Wasser g	Cholesterin mg	MINERALSTOFFE Natrium mg	Kalium mg
Milch											
Kuhmilch, H-Milch, 3,5 % Fett	64	267	3,3	3,5	0,1	4,8	0	87,5	10	48	157
H-Milch, entrahmt, 0,1 % Fett	35	146	3,5	0,1	+	4,9	0	90,5	+	50	150
H-Milch, fettarm, 1,5 % Fett	47	195	3,4	1,5	0,1	4,9	0	89,3	4	49	155
Rohmilch, Vorzugsmilch	67	280	3,3	3,8	0,1	4,8	0	87,5	10	48	157
Trinkmilch, 3,5 % Fett	64	267	3,3	3,5	0,1	4,8	0	87,5	10	48	157
Trinkmilch, entrahmt, 0,1 % Fett	35	146	3,5	0,1	+	4,9	0	90,5	+	50	150
Trinkmilch, fettarm, 1,5 % Fett	47	195	3,4	1,5	0,1	4,9	0	89,3	4	49	155
Muttermilch	67	278	1,2	3,7	0,4	7,1	0	87,7	25	13	47
Schafsmilch	97	405	5,3	6,3	0,3	4,7	0	82,7	11	30	182
Stutenmilch	47	197	2,2	1,5	0,1	6,2	0	89,7	5	64	9
Ziegenmilch	69	289	3,7	3,9	0,1	4,8	0	86,6	11	42	177
Milchprodukte											
Buttermilch	37	155	3,5	0,5	0,1	4	0	91,2	1	57	147
Buttermilchpulver	380	1590	38,6	5,5	*	44	0	3,1	16	628	1597
Crème fraîche, 40 % Fett	378	1582	2	40	1,6	2,5	0	54,5	131	39	105
Dickmilch aus Trinkmilch, 3,5 % Fett	61	254	3,3	3,5	0,1	4	0	87,5	11	48	157
entrahmt, 0,1 % Fett	32	133	3,5	0,1	+	4,2	0	89,8	+	50	150
Joghurt aus Kuhmilch, fettarm, 1,5 % Fett	47	195	3,4	1,5	0,1	4,1	0	89,4	4	49	155
fettarm, 1,5 % Fett, mit Früchten, gezuckert	78	327	3	1,3	0,1	13,6	*	80,7	4	40	130
aus Magermilch, 0,1 % Fett	34	144	3,5	0,1	+	4,2	0	89,8	+	50	150
aus Trinkmilch, 3,5 % Fett	64	267	3,3	3,5	0,1	4	0	87,5	10	48	157
mit Früchten und Zucker	94	391	2,9	3,1	0,1	13,5	*	85	10	40	130
Joghurt aus Schafsmilch, 3,8 % Fett	67	279	3,9	3,8	0,1	4,4	0	90	10	48	157
Kakaotrunk aus Magermilch	52	219	3,5	0,3	+	8,9	*	85,7	1	50	170
Kefir[a] aus Trinkmilch, 3,5 % Fett	61	254	3,3	3,5	0,1	4	0	87,5	11	48	157
Kondensmagermilch, gezuckert	269	1124	10	0,2	+	56,7	0	29	1	180	500
ungezuckert	83	347	8,2	0,2	+	12,1	0	77,3	2	120	390
Kondensmilch, 4 % Fett	128	534	9,4	4,1	0,1	13,3	0	71,2	13	137	448
7,5 % Fett	133	558	6,5	7,6	*	9,6	*	74,7	25	98	322
10 % Fett	177	742	8,8	10,1	*	12,5	*	66,7	33	128	420
gezuckert, 8 % Fett	320	1337	8,2	8,8	0,2	51,9	0	26,1	29	88	360
Milchpudding	94	393	2,8	1,2	*	18	*	76,1	5	40	120

a = handelsüblicher Kefir enthält bis zu 0,5 % Alkohol

Calcium mg	Phosphor mg	Magnesium mg	Eisen mg	VITAMINE A (Retinol-Äquivalent) µg	E (Tocopherol-Äquivalent) mg	B1 (Thiamin) mg	B2 (Riboflavin) mg	Niacin mg	B6 (Pyridoxin) mg	C (Ascorbinsäure) mg	Lebensmittel (je 100 g verzehrbarer Anteil)
											Milch
120	102	12	0,1	31	0,1	0,04	0,18	0,1	0,05	2	Kuhmilch, H-Milch, 3,5 % Fett
125	96	14	0,1	2	+	0,04	0,19	0,1	0,05	1	H-Milch, entrahmt, 0,1 % Fett
123	94	12	0,1	13	+	0,04	0,18	0,1	0,05	2	H-Milch, fettarm, 1,5 % Fett
120	102	12	0,1	33	0,1	0,04	0,18	0,1	0,05	2	Rohmilch, Vorzugsmilch
120	92	12	0,1	31	0,1	0,04	0,18	0,1	0,05	1	Trinkmilch, 3,5 % Fett
125	96	14	0,1	1	+	0,04	0,19	0,1	0,05	1	Trinkmilch, entrahmt, 0,1 % Fett
123	94	12	0,1	13	+	0,04	0,18	0,1	0,05	1	Trinkmilch, fettarm, 1,5 % Fett
31	15	4	0,1	69	0,2	0,02	0,04	0,2	0,01	4	Muttermilch
183	115	11	0,1	50	0,2	0,05	0,23	0,5	0,08	4	Schafsmilch
110	54	9	0,1	17	0,1	0,03	0,03	0,1	0,03	15	Stutenmilch
123	103	13	0,1	73	0,1	0,05	0,15	0,3	0,03	2	Ziegenmilch
											Milchprodukte
109	90	16	0,1	9	+	0,03	0,16	0,1	0,04	1	Buttermilch
1200	991	176	1,1	66	1	0,35	1,5	1	0,34	5	Buttermilchpulver
73	59	8	+	*	1,1	0,03	0,11	+	0,01	1	Crème fraîche, 40 % Fett
120	102	12	0,1	31	0,1	0,03	0,18	0,1	0,05	1	Dickmilch aus Trinkmilch, 3,5 % Fett
125	96	14	0,1	2	+	0,03	0,19	0,1	0,05	1	entrahmt, 0,1 % Fett
123	94	14	0,1	13	+	0,03	0,18	0,1	0,05	1	Joghurt aus Kuhmilch, fettarm, 1,5 % Fett
100	90	10	+	10	0,1	0,03	0,15	0,1	0,04	2	fettarm, 1,5 % Fett, mit Früchten, gezuckert
125	96	12	0,1	2	+	0,03	0,19	0,1	0,05	1	aus Magermilch, 0,1 % Fett
120	102	12	0,1	31	0,1	0,03	0,18	0,1	0,05	1	aus Trinkmilch, 3,5 % Fett
100	90	10	+	20	0,1	0,03	0,15	0,1	0,04	2	mit Früchten und Zucker
120	92	12	0,1	30	0,1	0,04	0,18	0,1	0,05	1	Joghurt aus Schafsmilch, 3,8 % Fett
120	110	12	0,3	*	*	0,04	0,18	0,1	0,05	1	Kakaotrunk aus Magermilch
120	92	12	0,1	31	0,1	0,03	0,18	0,1	0,05	1	Kefir[a] aus Trinkmilch, 3,5 % Fett
340	270	38	0,3	4	*	0,12	0,41	0,3	0,07	2	Kondensmagermilch, gezuckert
290	240	29	0,1	0	0	0,7	0,44	0,2	0,07	+	ungezuckert
336	262	37	0,1	29	0,1	0,1	0,51	0,3	0,08	3	Kondensmilch, 4 % Fett
242	189	27	0,1	53	0,2	0,07	0,37	0,2	0,06	2	7,5 % Fett
315	246	35	0,1	72	0,2	0,09	0,48	0,3	0,08	3	10 % Fett
238	236	25	0,3	114	0,3	0,09	0,39	0,2	0,06	4	gezuckert, 8 % Fett
100	80	10	+	30	+	0,03	0,14	0,1	0,04	2	Milchpudding

Lebensmittel (je 100 g verzehrbarer Anteil)	ENERGIE kcal	ENERGIE kJ	HAUPTNÄHRSTOFFE Eiweiß (Protein) g	Fett gesamt g	Fett MUFS g	Kohlenhydrate verwertbar g	Kohlenhydrate nicht verwertbar (Ballaststoffe) g	Wasser g	Cholesterin mg	MINERALSTOFFE Natrium mg	Kalium mg
Molke, süß	24	100	0,8	0,2	+	4,7	0	93,6	82	45	129
Molkenpulver	345	1445	11,6	2,9	+	68,2	0	7,1	4	653	1873
Sahne, 10 % Fett (Kaffeerahm)	123	516	3,1	10,5	*	4,1	0	81,7	34	40	132
30 % Fett (Schlagsahne)	309	1291	2,4	31,7	*	3,4	0	62	109	34	112
Schlagsahne, extra	346	1446	2,2	36	1,1	3,2	0	58,1	124	32	105
Saure Sahne, 10 % Fett	117	490	3,1	10	0,7	3,7	0	81,8	33	58	158
extra	189	790	2,8	18	*	3,4	0	74,5	48	53	144
Schmand, 24 % Fett	239	1001	2,6	24	0,9	3,2	0	69	79	49	133
Trockenmilchpulver, aus Magermilch	348	1455	35,3	1	+	49,4	0	4,3	3	504	1642
aus Vollmilch	486	2034	25,5	26,2	0,7	37,1	0	3,5	85	371	1160
Käse											
FRISCHKÄSE UND SPEISEQUARK											
Feta, 40 % Fett i. Tr.	218	910	18,4	16	0,6	+	0	63	38	1300	150
45 % Fett i. Tr.	236	987	16,7	18,1	*	0,5	0	59,1	45	1272	150
Frischkäse (Kuh), Doppelrahmfrischkäse	339	1419	11,3	31,5	1	2,6	0	52,8	84	375	95
Rahmfrischkäse, 50 % Fett i. Tr.	269	1126	13,5	23,6	0,8	+	0	57	63	*	118
Frischkäse (Schaf), mind. 50 % Fett i. Tr.	205	858	11	17,0	*	2,5	0	*	*	40	*
Frischkäse (Ziege), mind. 45 % Fett i. Tr.	169	705	8,5	13,0	0,3	4,4	0	60	61	184	145
Frischkäsezuber. mit Kräutern, 20 % Fett i. Tr.	134	559	13,2	7,5	0,3	3,3	0	73	28	390	120
60 % Fett i. Tr.	251	1049	8,5	23	1	2,4	0	63	85	350	90
Fruchtquark, 20 % Fett i. Tr.	124	519	10	3,7	+	12,7	1	70	13	30	100
Körniger Frischkäse (Hüttenkäse)	81	337	13,6	2,9	0,1	+	0	79,4	10	400	50
Mascarpone	460	1926	4,6	47,5	1,9	3,6	0	46,8	138	40	80
Mozzarella aus Büffelmilch, 52 % Fett i. Tr.	276	1155	14	24	*	1	*	*	*	*	*
Mozzarella aus Kuhmilch, 20 % Fett i. Tr.	101	423	12,3	4,3	0,2	3,3	0	80	11	230	88
Mozzarella aus Kuhmilch, 45 % Fett i. Tr.	253	1057	18,6	19,8	*	+	0	57	46	500	100
Ricotta	175	732	9,3	15	0,5	0,3	0	75	40	90	100
Robiola, 75 % Fett i. Tr.	333	1392	7	33	1,3	1,9	0	57	100	520	80
Schichtkäse, 10 % Fett i. Tr.	88	367	12,7	2,4	0,1	3,8	0	78,6	7	40	127
50 % Fett i. Tr.	175	733	8,3	14,5	0,6	2,9	0	72	54	40	110
Speisequark (Topfen), 20 % Fett i. Tr.	109	455	12,5	5,1	*	2,7	0	78	14	35	87
40 % Fett i. Tr.	160	667	11,1	11,4	*	2,6	0	73,5	30	34	82
mager	72	300	13,5	0,3	+	3,2	0	81,3	1	40	95

Calcium mg	Phosphor mg	Magnesium mg	Eisen mg	VITAMINE A (Retinol-Äquivalent) µg	E (Tocopherol-Äquivalent) mg	B1 (Thiamin) mg	B2 (Riboflavin) mg	Niacin mg	B6 (Pyridoxin) mg	C (Ascorbinsäure) mg	Lebensmittel (je 100 g verzehrbarer Anteil)
68	43	1	0,1	3	+	0,04	0,15	0,2	0,04	1	Molke, süß
987	624	15	1,5	15	0,1	0,49	2,5	0,8	0,6	5	Molkenpulver
101	85	11	0,1	74	0,3	0,03	0,16	0,1	0,04	1	Sahne, 10 % Fett (Kaffeerahm)
80	63	10	+	275	0,8	0,03	0,15	0,1	0,04	1	30 % Fett (Schlagsahne)
75	59	9	+	312	0,9	0,03	0,14	0,1	0,03	1	Schlagsahne, extra
110	88	12	0,1	120	0,5	0,04	0,16	0,1	0,02	1	Saure Sahne, 10 % Fett
100	80	11	0,1	*	0,5	0,04	0,15	0,1	0,02	1	extra
93	74	10	0,1	240	0,7	0,04	0,14	0,1	0,02	1	Schmand, 24 % Fett
1259	967	121	1	12	+	0,34	2,18	1,1	0,28	2	Trockenmilchpulver, aus Magermilch
926	710	110	0,8	253	0,5	0,27	1,4	0,7	0,2	11	aus Vollmilch
											Käse
											FRISCHKÄSE UND SPEISEQUARK
500	400	25	0,7	180	0,5	0,04	0,3	0,2	0,1	0	Feta, 40 % Fett i. Tr.
429	337	19	0,7	210	0,5	0,04	0,3	0,2	0,1	0	45 % Fett i. Tr.
79	137	7	0,6	325	0,7	0,05	0,23	0,1	0,06	0	Frischkäse (Kuh), Doppelrahmfrischkäse
98	170	9	*	248	0,7	0,06	0,29	0,1	0,07	0	Rahmfrischkäse, 50 % Fett i. Tr.
150	*	100	*	*	*	*	*	*	*	0	Frischkäse (Schaf), mind. 50 % Fett i. Tr.
214	145	15	0,2	130	0,3	0,03	0,24	0,1	0,05	0	Frischkäse (Ziege), mind. 45 % Fett i. Tr.
120	180	11	0,1	80	0,2	0,03	0,29	0,1	0,06	+	Frischkäsezuber. mit Kräutern, 20 % Fett i. Tr.
90	150	7	0,1	250	0,7	0,02	0,23	0,1	0,06	+	60 % Fett i. Tr.
70	150	8	0,2	2	0,1	0,03	0,28	0,1	0,03	2	Fruchtquark, 20 % Fett i. Tr.
100	170	9	0,1	30	0,1	0,03	0,28	0,1	0,06	0	Körniger Frischkäse (Hüttenkäse)
60	130	6	0,1	520	1,4	0,02	0,21	0,1	0,04	0	Mascarpone
*	*	*	*	*	*	*	*	*	*	*	Mozzarella aus Büffelmilch, 52 % Fett i. Tr.
95	150	8	0,3	20	0,1	0,03	0,25	0,1	0,06	0	Mozzarella aus Kuhmilch, 20 % Fett i. Tr.
450	350	20	0,3	220	0,6	0,04	0,35	0,3	0,1	0	Mozzarella aus Kuhmilch, 45 % Fett i. Tr.
274	270	14	0,4	320	0,7	0,02	0,19	0,1	0,05	0	Ricotta
70	130	6	0,1	360	1	0,02	0,21	0,1	0,06	*	Robiola, 75 % Fett i. Tr.
91	172	11	0,1	22	0,1	0,03	0,3	0,1	0,06	0	Schichtkäse, 10 % Fett i. Tr.
85	170	10	0,1	160	0,4	0,04	0,26	0,1	0,06	0	50 % Fett i. Tr.
85	165	11	0,4	44	0,1	0,04	0,27	0,1	0,09	1	Speisequark (Topfen), 20 % Fett i. Tr.
95	187	10	0,3	99	0,3	0,03	0,24	0,1	0,08	1	40 % Fett i. Tr.
92	160	12	0,4	2	+	0,04	0,3	0,2	0,1	1	mager

MILCH UND MILCHPRODUKTE

Lebensmittel (je 100 g verzehrbarer Anteil)	ENERGIE kcal	kJ	HAUPTNÄHRSTOFFE Eiweiß (Protein) g	Fett gesamt g	Fett MUFS g	Kohlenhydrate verwertbar g	Kohlenhydrate nicht verwertbar (Ballaststoffe) g	Wasser g	Cholesterin mg	MINERALSTOFFE Natrium mg	Kalium mg
HARTKÄSE, SCHMELZKÄSE, SCHNITTKÄSE UND WEICHKÄSE											
Appenzeller, 50 % Fett i. Tr.	386	1615	25,4	31,6	1,3	+	0	39	84	620	82
Back-Camembert, 45 % Fett i. Tr.	229	958	19	17	0,7	+	0	47	40	700	190
Bavaria Blue, 70 % Fett i. Tr.	413	1727	13,2	40	1,6	+	0	44	112	700	100
Bel Paese	373	1562	25,4	30,2	0,3	+	0	38,9	100	1300	140
Bergkäse aus Kuhmilch, 45 % Fett i. Tr.	386	1613	28,9	30	1,2	+	0	36	70	300	100
Bergkäse, mind. 20 % Fett i. Tr.	375	1568	35,6	25,8	0,6	0,1	0	40	69	840	175
Bergkäse aus Ziegenmilch, 45 % Fett i. Tr.	344	1439	25,3	27,0	0,5	+	0	40	72	521	68
Bleu d'Auvergne, 50 % Fett i. Tr.	358	1498	22,9	29,6	1,2	+	0	43	69	850	100
Bleu de Bresse, 50 % Fett i. Tr.	358	1498	22,9	29,6	1,2	+	0	43	69	850	100
Brie, 50 % Fett i. Tr.	345	1442	22,6	27,9	*	0,1	0	44,5	74	640	152
Butterkäse, 30 % Fett i. Tr.	244	1020	26,3	15,4	0,6	+	0	52	36	800	100
60 % Fett i. Tr.	380	1591	17	34,7	1,4	+	0	44	81	700	100
Cambozola, 70 % Fett i. Tr.	413	1727	13,2	40	1,6	+	0	44	112	700	100
Camembert, 30 % Fett i. Tr.	216	902	23,5	13,5	*	+	0	58,2	38	680	120
45 % Fett i. Tr.	285	1194	21	22,3	*	0,1	0	52	62	680	110
60 % Fett i. Tr.	378	1580	17,9	34	*	+	0	43,9	93	720	95
Chester (Cheddar), 50 % Fett i. Tr.	391	1638	25,4	32,2	*	0	0	36,3	84	632	102
Edamer, 30 % Fett i. Tr.	254	1064	26,4	16,2	*	+	0	49,1	43	520	95
45 % Fett i. Tr.	355	1485	24,3	28,3	*	+	0	41,9	75	520	67
Edelpilzkäse, 60 % Fett i. Tr.	355	1484	21,1	29,8	0,8	+	0	42,8	88	800	128
Emmentaler, 45 % Fett i. Tr.	398	1664	28,9	31,2	*	+	0	35,1	87	280	95
Favorel, Danbo, 45 % Fett i. Tr.	325	1360	24,1	25,4	1	+	0	46	59	600	100
Gorgonzola	360	1507	19,4	31,2	0,9	+	0	42,4	83	1400	260
Gouda, 40 % Fett i. Tr.	300	1253	24,7	22,3	0,9	+	0	48	52	600	100
deutscher, 48 % Fett i. Tr.	343	1434	22,7	28	1,1	+	0	45	65	600	100
Gruyère (Greyerzer)	399	1669	26,9	32,1	*	+	0	35,6	85	588	86
Harzer (Korbkäse, Mainzer Handkäse)	126	528	30	0,7	+	+	0	64	2	1520	100
Hobelkäse, 50 % Fett i. Tr.	474	1983	33	38	1,5	+	0	25	89	1000	100
Jarlsberg, 45 % Fett i. Tr.	349	1460	26,7	26,9	1,1	+	0	42	69	600	120
Käsepastete mit Walnüssen, 50 % Fett i. Tr.	314	1315	12,5	28	1,1	3,1	*	51	65	1200	160
Kochkäse, 10 % Fett i. Tr.	101	423	14,7	3	0,1	3,8	0	73	7	400	100
40 % Fett i. Tr.	187	781	12	13,9	0,6	3,4	0	67	32	400	100
Leerdamer, 45 % Fett i. Tr.	352	1473	25,9	27,6	1,1	+	0	42	64	600	100

Calcium mg	Phosphor mg	Magnesium mg	Eisen mg	VITAMINE A (Retinol-Äquivalent) µg	E (Tocopherol-Äquivalent) mg	B1 (Thiamin) mg	B2 (Riboflavin) mg	Niacin mg	B6 (Pyridoxin) mg	C (Ascorbinsäure) mg	Lebensmittel (je 100 g verzehrbarer Anteil)
											HARTKÄSE, SCHMELZKÄSE, SCHNITTKÄSE UND WEICHKÄSE
740	540	29	0,3	350	0,9	0,04	0,44	0,1	0,07	0	Appenzeller, 50 % Fett i. Tr.
310	300	26	0,7	190	0,5	0,06	0,45	1,3	0,16	0	Back-Camembert, 45 % Fett i. Tr.
360	200	18	0,3	440	1,2	0,04	0,35	1,2	0,15	0	Bavaria Blue, 70 % Fett i. Tr.
604	480	48	0,5	493	0,5	0,03	0,22	0,3	0,18	0	Bel Paese
1100	700	43	0,3	330	0,9	0,04	0,32	0,1	0,11	0	Bergkäse aus Kuhmilch, 45 % Fett i. Tr.
1176	871	43	0,4	360	0,6	0,02	0,62	0,2	0,1	0	Bergkäse, mind. 20 % Fett i. Tr.
690	410	30	0,3	300	0,4	0,06	0,36	0,1	0,07	0	Bergkäse aus Ziegenmilch, 45 % Fett i. Tr.
700	500	50	0,4	330	0,9	0,04	0,43	0,6	0,12	0	Bleu d'Auvergne, 50 % Fett i. Tr.
700	500	50	0,4	330	0,9	0,04	0,43	0,6	0,12	0	Bleu de Bresse, 50 % Fett i. Tr.
400	188	20	0,5	157	0,8	0,05	0,34	1,1	0,23	0	Brie, 50 % Fett i. Tr.
800	500	40	0,4	170	0,5	0,04	0,35	0,1	0,06	0	Butterkäse, 30 % Fett i. Tr.
600	300	27	0,4	380	1	0,05	0,3	0,1	0,06	0	60 % Fett i. Tr.
360	200	18	0,3	440	1,2	0,04	0,35	1,2	0,15	0	Cambozola, 70 % Fett i. Tr.
600	385	20	0,2	217	0,3	0,05	0,67	1,2	0,28	0	Camembert, 30 % Fett i. Tr.
570	350	17	0,2	362	0,5	0,05	0,6	1,1	0,25	+	45 % Fett i. Tr.
490	310	15	0,1	552	0,8	0,04	0,37	1	0,2	0	60 % Fett i. Tr.
752	489	30	0,6	440	1	0,04	0,44	0,1	0,06	0	Chester (Cheddar), 50 % Fett i. Tr.
800	570	34	0,3	166	0,5	0,06	0,35	0,1	0,07	0	Edamer, 30 % Fett i. Tr.
678	403	29	0,3	290	0,8	0,06	0,35	0,1	0,06	0	45 % Fett i. Tr.
526	362	39	0,2	290	0,8	0,04	0,5	0,8	0,18	0	Edelpilzkäse, 60 % Fett i. Tr.
1029	627	33	0,3	291	0,5	0,05	0,3	0,2	0,11	1	Emmentaler, 45 % Fett i. Tr.
800	550	36	0,3	280	0,8	0,04	0,3	0,1	0,07	0	Favorel, Danbo, 45 % Fett i. Tr.
612	356	20	0,3	257	0,6	0,05	0,43	0,3	0,11	0	Gorgonzola
800	443	28	0,5	250	0,7	0,04	0,3	0,1	0,07	0	Gouda, 40 % Fett i. Tr.
750	440	28	0,5	310	0,8	0,04	0,3	0,1	0,06	0	deutscher, 48 % Fett i. Tr.
881	581	33	0,3	*	*	0,02	0,32	0,1	0,13	0	Gruyère (Greyerzer)
125	270	15	0,3	10	+	0,03	0,35	0,7	0,03	0	Harzer (Korbkäse, Mainzer Handkäse)
1200	800	44	0,6	420	1,1	0,03	0,5	0,2	0,1	0	Hobelkäse, 50 % Fett i. Tr.
800	530	40	0,4	300	0,8	0,02	0,37	0,1	0,06	0	Jarlsberg, 45 % Fett i. Tr.
400	600	30	1	310	0,8	0,07	0,37	0,4	0,07	0	Käsepastete mit Walnüssen, 50 % Fett i. Tr.
200	300	20	0,3	30	0,1	0,04	0,38	0,2	0,07	0	Kochkäse, 10 % Fett i. Tr.
160	240	16	0,2	150	0,4	0,04	0,3	0,2	0,07	0	40 % Fett i. Tr.
750	500	40	0,3	300	0,8	0,04	0,35	0,1	0,06	0	Leerdamer, 45 % Fett i. Tr.

Lebensmittel (je 100 g verzehrbarer Anteil)	ENERGIE kcal	kJ	HAUPTNÄHRSTOFFE Eiweiß (Protein) g	Fett gesamt g	Fett MUFS g	Kohlenhydrate verwertbar g	Kohlenhydrate nicht verwertbar (Ballaststoffe) g	Wasser g	Cholesterin mg	MINERALSTOFFE Natrium mg	Kalium mg
Limburger, 20 % Fett i. Tr.	184	768	26,4	8,6	*	+	0	58,5	21	720	147
40 % Fett i. Tr.	268	1120	22,4	19,7	*	+	0	56,7	52	720	128
Lindenberger, 45 % Fett i. Tr.	386	1613	28,9	30	1,2	+	0	36	70	300	100
light, 30 % Fett i. Tr.	286	1197	31	18	0,7	+	0	44	42	300	100
Maaslander, 50 % Fett i. Tr.	355	1486	22,2	29,6	1,2	+	0	44	69	600	100
Morbier, 40 % Fett i. Tr.	297	1242	23,8	22,4	0,9	+	0	47,5	52	600	100
Parmesan, 37 % Fett i. Tr.	375	1569	35,6	25,8	*	+	0	30	68	600	131
Provolone, 50 % Fett i. Tr.	365	1528	26,3	28,9	0,9	+	0	39,6	40	615	120
Pyrenäenkäse, 50 % Fett i. Tr.	356	1488	22,3	29,6	1,2	+	0	44	69	600	100
Raclettekäse, 48 % Fett i. Tr.	343	1434	22,7	28	1,1	+	0	45	65	600	100
Reibekäse, 45 % Fett i. Tr.	386	1613	28,9	30	1,2	+	0	36	70	300	100
Romadur, 20 % Fett i. Tr.	187	781	26,4	9	0,4	+	0	60	21	800	100
30 % Fett i. Tr.	226	946	24,8	14,1	0,6	+	0	57	33	1230	117
Roquefortkäse	360	1508	21,1	30,6	1,2	+	0	39,4	*	1496	91
Schafskäse, Schnittkäse, mind. 50 % Fett i. Tr.	323	1351	20,0	27,0	1,0	+	0	50	63	1400	100
Schafskäse, Weichkäse, 50 % Fett i. Tr.	314	1313	21,1	25,5	0,9	+	0	50	72	700	150
Schmelzkäse, 20 % Fett i. Tr.	188	787	17	10	0,4	7,5	0	60	23	1200	200
30 % Fett i. Tr.	209	874	15	14	0,6	5,7	0	59	32	1100	200
45 % Fett i. Tr.	270	1130	14,4	23,6	0,4	+	0	51,3	63	1260	65
Scheibletten, 20 % Fett i. Tr.	207	866	22	11	0,4	5	0	57	25	1200	200
Zubereitung mit Champignons oder Schinken, 40 % Fett i. Tr.	251	1050	15	19	0,8	5	*	54	44	1100	200
Steppenkäse, 45 % Fett i. Tr.	325	1360	24,1	25,4	1	+	0	46	59	600	100
Tête de Moine, 50 % Fett i. Tr.	386	1615	24,5	32	*	+	0	40	74	700	100
Tilsiter, 30 % Fett i. Tr.	270	1128	28,7	17,2	*	+	0	46,2	46	584	69
45 % Fett i. Tr.	358	1496	26,3	27,7	*	+	0	40,1	74	584	60
Trappistenkäse, 45 % Fett i. Tr.	342	1429	25,1	26,8	1,1	+	0	44	62	600	100
Westberg, 45 % Fett i. Tr.	352	1473	25,9	27,6	1,1	+	0	42	64	600	100
Westlight, 30 % Fett i. Tr.	271	1133	26,1	18,5	0,7	+	0	50	43	600	100
Ziegenkäse, Schnittkäse, 48 % Fett i. Tr.	329	1378	21,6	27	*	+	0	46	45	600	290
Weichkäse, 45 % Fett i. Tr.	280	1172	21	21,8	0,5	+	0	54	36	800	230

Laktosegehalt: Alle Milchprodukte enthalten gewisse Mengen Laktose (Milchzucker). In vergorenen Produkten wie Joghurt, Kefir und Sauermilch steckt relativ wenig Laktose; bei Käse ist die Menge oft zu vernachlässigen. Siehe dazu Seite 119.

Calcium mg	Phosphor mg	Magnesium mg	Eisen mg	VITAMINE A (Retinol-Äquivalent) µg	E (Tocopherol-Äquivalent) mg	B1 (Thiamin) mg	B2 (Riboflavin) mg	Niacin mg	B6 (Pyridoxin) mg	C (Ascorbinsäure) mg	Lebensmittel (je 100 g verzehrbarer Anteil)
610	285	20	0,4	165	0,3	0,06	0,4	0,1	0,1	0	Limburger, 20 % Fett i. Tr.
534	256	21	0,6	380	0,6	0,05	0,35	0,1	0,09	+	40 % Fett i. Tr.
1100	700	43	0,3	330	0,9	0,04	0,32	0,1	0,11	0	Lindenberger, 45 % Fett i. Tr.
1200	730	46	0,3	200	0,5	0,04	0,34	0,1	0,11	0	light, 30 % Fett i. Tr.
700	500	33	0,4	330	0,9	0,04	0,3	0,1	0,06	0	Maaslander, 50 % Fett i. Tr.
800	550	40	0,4	250	0,7	0,04	0,35	0,1	0,06	0	Morbier, 40 % Fett i. Tr.
1178	743	41	1	359	0,7	0,02	0,62	0,2	0,1	0	Parmesan, 37 % Fett i. Tr.
881	576	31	0,5	297	0,5	0,02	0,32	0,2	0,08	0	Provolone, 50 % Fett i. Tr.
700	500	36	0,4	330	0,9	0,04	0,32	0,1	0,06	0	Pyrenäenkäse, 50 % Fett i. Tr.
750	500	34	0,3	310	0,8	0,04	0,3	0,1	0,06	0	Raclettekäse, 48 % Fett i. Tr.
1100	700	43	0,3	330	0,9	0,04	0,32	0,1	0,11	0	Reibekäse, 45 % Fett i. Tr.
448	300	25	0,4	100	0,3	0,05	0,4	0,2	0,1	0	Romadur, 20 % Fett i. Tr.
370	316	20	0,3	160	0,4	0,05	0,35	0,2	0,1	0	30 % Fett i. Tr.
662	392	30	0,6	310	*	0,04	0,59	0,7	0,12	0	Roquefortkäse
400	300	30	0,4	330	0,8	0,05	0,35	0,1	0,06	0	Schafskäse, Schnittkäse, mind. 50 % Fett i. Tr.
350	300	20	0,3	310	0,8	0,04	0,52	1,2	0,15	0	Schafskäse, Weichkäse, 50 % Fett i. Tr.
600	1100	30	0,9	110	0,3	0,03	0,38	0,2	0,07	0	Schmelzkäse, 20 % Fett i. Tr.
600	900	30	0,9	150	0,4	0,03	0,38	0,2	0,07	0	30 % Fett i. Tr.
547	944	30	0,9	300	0,7	0,03	0,38	0,2	0,07	0	45 % Fett i. Tr.
700	1200	30	0,9	120	0,3	0,03	0,38	0,2	0,07	0	Scheibletten, 20 % Fett i. Tr.
500	700	30	0,9	210	0,6	0,03	0,38	0,2	0,07	0	Zubereitung mit Champignons oder Schinken, 40 % Fett i. Tr.
750	500	36	0,4	280	0,8	0,04	0,35	0,1	0,06	0	Steppenkäse, 45 % Fett i. Tr.
900	600	40	0,3	330	*	0,05	0,3	0,1	0,06	0	Tête de Moine, 50 % Fett i. Tr.
910	580	36	0,4	74	0,5	0,07	0,4	0,2	0,06	0	Tilsiter, 30 % Fett i. Tr.
843	512	29	0,1	120	0,8	0,04	0,35	0,1	0,06	1	45 % Fett i. Tr.
750	500	37	0,4	300	0,8	0,04	0,35	0,1	0,06	0	Trappistenkäse, 45 % Fett i. Tr.
750	500	40	0,3	300	0,8	0,04	0,35	0,1	0,06	0	Westberg, 45 % Fett i. Tr.
900	600	40	0,3	180	0,5	0,05	0,35	0,1	0,07	0	Westlight, 30 % Fett i. Tr.
700	500	43	0,5	330	*	0,06	0,31	0,4	0,03	0	Ziegenkäse, Schnittkäse, 48 % Fett i. Tr.
430	400	25	0,4	250	0,2	0,05	0,5	3,5	0,2	0	Weichkäse, 45 % Fett i. Tr.

Lebensmittel (je 100 g verzehrbarer Anteil)	ENERGIE kcal	kJ	HAUPTNÄHRSTOFFE Eiweiß (Protein) g	Fett gesamt g	Fett MUFS g	Kohlenhydrate verwert-bar g	Kohlenhydrate nicht ver-wertbar (Ballast-stoffe) g	Wasser g	Choles-terin mg	MINERALSTOFFE Natrium mg	Kalium mg
Seefische											
Flunder	72	303	16,5	0,7	0,2	+	(0)	81,4	48	92	332
Heilbutt, Weißer	95	397	20,1	1,6	0,7	+	(0)	76,1	24	67	446
Hering (Atlantikhering)	233	975	18,2	17,8	4,2	+	(0)	62,4	77	117	360
Filet	207	866	18	15	4,1	+	(0)	65	60	120	315
Kabeljau (Dorsch)	76	319	17,7	0,6	0,3	+	(0)	80,5	34	72	352
Filet	68	285	17	+	+	+	(0)	80	30	85	350
Leber	609	2548	6	65	*	+	(0)	27,1	*	*	*
Katfisch (Steinbeißer)	80	336	15,8	1,9	0,6	+	(0)	80,3	33	105	282
Makrele	182	761	18,7	11,9	2,7	+	(0)	68,2	82	95	396
Ostseehering	155	647	18,1	9,2	2,6	+	(0)	71,2	44	74	310
Rotbarsch (Goldbarsch)	105	441	18,2	3,6	0,9	+	(0)	76,9	30	80	308
Sardine	118	496	19,4	4,5	1,6	+	(0)	74,5	15	100	420
Schellfisch	77	323	17,9	0,6	0,3	+	(0)	74,5	35	116	301
Scholle	86	358	17,1	1,9	0,7	+	(0)	80,7	63	104	311
Seehecht	94	393	17,2	2,5	0,9	+	(0)	80,8	50	101	294
Seelachs (Köhler)	81	340	18,3	0,9	0,5	+	(0)	79,5	39	81	374
Seezunge	82	346	17,5	1,4	0,3	+	(0)	80	50	100	309
Steinbutt	82	344	16,7	1,7	0,6	+	(0)	80,4	25	114	290
Thunfisch	226	943	21,5	15,5	4,7	+	(0)	61,5	70	43	407
Sonstige Meerestiere											
Austern	66	276	9	1,2	0,3	4,8	(0)	83	260	289	184
Garnele (Speisekrabbe)	87	364	18,6	1,4	0,5	+	(0)	78,4	138	146	266
Hummer	81	338	15,9	1,9	0,7	+	(0)	79,8	89	270	220
Krebs (Flusskrebs)	65	270	15	0,5	0,1	+	(0)	83,1	158	253	254
Languste	84	351	17,2	1,1	0,6	1,3	(0)	79,1	140	182	500
Miesmuschel (Blau- oder Pfahlmuschel)	69	290	10,5	2	0,5	2,4	(0)	83,2	126	290	277
Steckmuschel (Klaffmuschel)	54	225	10,5	1,3	0,4	+	(0)	83,1	113	121	800
Tintenfisch (Sepia)	73	303	16,1	0,9	1	+	(0)	81	275	387	273
Süßwasserfische											
Aal (Flussaal)	281	1174	15	24,5	3,2	+	(0)	59,3	164	65	217
Barsch (Flussbarsch)	81	338	18,4	0,8	0,2	+	(0)	79,5	72	47	330
Brasse	116	485	16,6	5,5	1,6	+	(0)	76,7	70	23	310

Calcium mg	Phosphor mg	Magnesium mg	Eisen mg	VITAMINE A (Retinol-Äquivalent) µg	E (Tocopherol-Äquivalent) mg	B1 (Thiamin) mg	B2 (Riboflavin) mg	Niacin mg	B6 (Pyridoxin) mg	C (Ascorbinsäure) mg	Lebensmittel (je 100 g verzehrbarer Anteil)
											Seefische
27	200	24	0,5	10	0,4	0,22	0,21	3,4	0,25	+	Flunder
14	202	28	0,6	32	0,9	0,08	0,07	5,9	0,42	+	Heilbutt, Weißer
34	250	31	1,1	38	1,5	0,04	0,22	3,8	0,45	+	Hering (Atlantikhering)
35	250	31	1,1	40	1,5	0,05	0,25	4	0,3	+	Filet
26	194	24	0,3	7	1	0,06	0,05	2,3	0,2	2	Kabeljau (Dorsch)
11	190	19	0,5	12	0,4	0,05	0,05	2	0,25	2	Filet
*	*	*	*	*	*	*	*	*	*	*	Leber
20	179	27	1	18	2,1	0,2	0,06	2,4	*	+	Katfisch (Steinbeißer)
12	238	30	1	100	1,6	0,14	0,35	7,7	0,63	+	Makrele
68	210	22	1	10	2	0,06	0,24	4,3	*	+	Ostseehering
22	201	29	0,7	12	1,3	0,11	0,08	2,5	*	1	Rotbarsch (Goldbarsch)
85	258	24	2,5	20	0,5	0,02	0,25	9,7	0,97	+	Sardine
18	176	24	0,6	17	0,4	0,05	0,17	3,1	0,3	+	Schellfisch
61	198	22	0,9	3	0,8	0,21	0,22	4	0,22	2	Scholle
41	142	25	0,7	15	0,6	0,1	0,2	2,9	0,24	+	Seehecht
14	300	25	1	6	0,4	0,09	0,35	4	0,29	+	Seelachs (Köhler)
29	195	49	0,8	+	0,8	0,06	0,1	3	0,25	0	Seezunge
17	159	45	0,5	+	0,6	0,02	0,15	3	0,29	+	Steinbutt
40	200	34	1	450	1,2	0,16	0,16	8,5	0,46	+	Thunfisch
											Sonstige Meerestiere
82	157	40	5,8	93	0,9	0,16	0,2	2,2	0,22	+	Austern
92	224	67	1,8	2	4	0,05	0,03	2,4	0,13	2	Garnele (Speisekrabbe)
61	234	22	1	*	1,5	0,13	0,09	1,8	1,18	5	Hummer
43	224	25	2	*	0,1	0,15	0,1	2	2,1	3	Krebs (Flusskrebs)
68	215	20	1,3	25	0,2	0,01	0,08	3	0,21	2	Languste
27	250	36	5,1	54	0,8	0,16	0,22	1,6	0,08	3	Miesmuschel (Blau- oder Pfahlmuschel)
12	310	63	0,6	33	0,8	0,1	0,19	1,5	0,08	2	Steckmuschel (Klaffmuschel)
27	143	34	0,8	10	2,4	0,07	0,05	2,6	0,39	5	Tintenfisch (Sepia)
											Süßwasserfische
17	223	21	0,6	+	*	0,18	0,32	2,6	0,28	2	Aal (Flussaal)
20	198	20	1	7	1,1	0,08	0,12	1,7	0,23	2	Barsch (Flussbarsch)
89	200	30	0,6	11	1,5	0,11	0,08	4	0,33	1	Brasse

Lebensmittel (je 100 g verzehrbarer Anteil)	ENERGIE kcal	kJ	HAUPTNÄHRSTOFFE Eiweiß (Protein) g	Fett gesamt g	Fett MUFS g	Kohlenhydrate verwertbar g	Kohlenhydrate nicht verwertbar (Ballaststoffe) g	Wasser g	Cholesterin mg	MINERALSTOFFE Natrium mg	Kalium mg
Felchen (Renke)	100	418	17,8	3,2	1	+	(0)	77,7	60	36	318
Forelle (Bachforelle)	103	429	19,5	2,7	1	+	(0)	76,3	56	63	413
Hecht	81	340	18,4	0,9	0,4	+	(0)	79,6	63	74	304
Karpfen	115	482	18	4,8	1,1	+	(0)	75,8	75	30	378
Lachs (Salm)	202	845	19,9	13,6	4,2	+	(0)	65,5	44	51	371
Schleie	77	323	17,7	0,7	0,2	+	(0)	76,5	70	33	369
Zander	83	348	19,2	0,7	0,2	+	(0)	78,4	70	24	377
Fischdauerwaren											
Aal, geräuchert	329	1377	17,9	28,6	2,9	+	(0)	52,9	190	500	243
Brathering	204	854	16,8	15,2	2	+	(0)	62	87	569	182
Bückling	224	938	21,2	15,5	2,9	+	(0)	62	90	689	343
Flunder, geräuchert	110	461	23,3	1,9	0,4	+	(0)	71,9	53	481	410
Hering, in Gelee	164	687	12,7	12,6	*	+	(0)	72,4	36	594	159
mariniert (Bismarckhering)	210	879	16,5	16	3,8	+	(0)	62,2	*	1030	98
Heringsfilet, in Tomatensoße	204	853	14,8	15	*	2,4	(0)	65,6	42	526	352
Kaviar, echter (russischer)	244	1020	26,1	15,5	5	+	(0)	47,1	300	1940	164
Ersatz (Deutscher Kaviar)	115	479	14	6,5	0,8	+	(0)	71,2	332	2120	73
Krabben in Dosen	92	385	17,4	2,5	*	+	(0)	77,2	100	1000	110
Krebsfleisch in Dosen	87	365	18	1,7	*	+	(0)	78,4	*	356	296
Lachs, geräuchert	289	1208	28,5	19,4	0,2	+	(0)	50	42	64	475
in Dosen	165	688	21,1	8,9	*	+	(0)	67	35	540	300
in Öl	271	1133	16,4	22,8	13,3	+	(0)	49,4	28	4070	282
Makrele, geräuchert	222	930	20,7	15,5	4,4	+	(0)	62,3	*	261	275
Matjeshering	267	1119	16	22,6	5	+	(0)	54,4	60	2500	235
Ölsardinen in Dosen	222	927	24,1	13,9	3,2	+	(0)	55,6	140	366	388
Rotbarsch, geräuchert	145	605	23,8	5,5	1,4	+	(0)	68,4	45	550	367
Salzhering	218	911	19,8	15,4	3,6	+	(0)	48,8	*	5930	240
Schellfisch, geräuchert	93	389	22,1	0,5	0,2	+	(0)	75,3	61	557	300
Schillerlocken	302	1264	21,3	24,1	6,8	+	(0)	52,5	58	623	58
Seeaal, geräuchert	167	700	26,1	7	3,4	+	(0)	64,4	78	626	311
Seelachs, geräuchert	98	412	22,8	0,8	0,5	+	(0)	73,6	44	648	398
in Öl (Lachsersatz)	150	628	19,5	8	5,7	+	(0)	62,8	65	2900	55
Stockfisch (Kabeljau, getrocknet)	339	1420	79,2	2,5	*	+	(0)	15,2	*	500	1500
Thunfisch in Öl (ganzer Inhalt)	283	1185	23,8	20,9	*	+	(0)	52,5	32	291	248

Calcium mg	Phosphor mg	Magnesium mg	Eisen mg	VITAMINE A (Retinol-Äquivalent) µg	E (Tocopherol-Äquivalent) mg	B1 (Thiamin) mg	B2 (Riboflavin) mg	Niacin mg	B6 (Pyridoxin) mg	C (Ascorbinsäure) mg	Lebensmittel (je 100 g verzehrbarer Anteil)
60	290	30	0,5	21	2	0,09	0,11	3,3	0,38	1	Felchen (Renke)
12	242	27	0,4	12	1	0,08	0,08	3,4	0,23	4	Forelle (Bachforelle)
20	215	25	0,6	15	0,7	0,09	0,06	1,6	0,15	*	Hecht
63	216	51	0,7	44	0,5	0,07	0,05	1,9	0,15	1	Karpfen
13	266	29	1	15	0,9	0,18	0,16	7,2	0,98	1	Lachs (Salm)
58	207	50	0,8	1	0,1	0,08	0,18	4	0,29	1	Schleie
49	151	50	0,8	1	1,5	0,16	0,25	2,3	0,24	1	Zander
											Fischdauerwaren
19	250	18	0,7	940	7,9	0,19	0,37	3,5	0,16	1	Aal, geräuchert
36	240	23	1,1	20	1,2	0,01	0,13	3,9	0,18	0	Brathering
35	256	32	1,1	28	1,2	0,04	0,25	4,3	0,5	0	Bückling
22	190	25	0,5	7	0,7	0,19	0,16	2,7	0,2	1	Flunder, geräuchert
*	*	*	*	*	*	*	*	*	*	*	Hering, in Gelee
38	149	12	*	36	*	0,05	0,21	*	0,15	*	mariniert (Bismarckhering)
49	190	61	1,9	240	3,1	0,06	0,18	2,6	*	1	Heringsfilet, in Tomatensoße
51	300	3	1,4	560	10	0	0,5	1	0,33	14	Kaviar, echter (russischer)
51	420	30	0,5	125	8,9	0,98	0,71	1,3	0,23	21	Ersatz (Deutscher Kaviar)
45	182	48	0,8	18	1,2	0,08	0,08	2,5	0,35	+	Krabben in Dosen
45	180	*	0,8	*	*	0,14	0,05	1,6	*	*	Krebsfleisch in Dosen
23	308	38	1	89	0,9	0,2	0,18	8,2	0,64	+	Lachs, geräuchert
185	292	30	1,1	59	*	0,3	0,17	6,8	0,45	0	in Dosen
15	212	25	0,8	23	14	0,11	0,09	4,1	0,45	+	in Öl
5	240	33	1,2	30	1,3	0,14	0,35	10	0,5	0	Makrele, geräuchert
43	200	35	1,3	46	2,2	0,04	0,22	3,5	0,28	2	Matjeshering
330	434	205	2,7	49	12,7	0,04	0,3	6,5	0,22	0	Ölsardinen in Dosen
25	230	29	4,7	10	1,3	0,09	0,06	2	0,31	1	Rotbarsch, geräuchert
112	341	39	2	48	*	0,04	0,29	3	0,22	0	Salzhering
20	262	25	1	+	0,4	0,05	0,1	2,5	0,24	+	Schellfisch, geräuchert
18	230	28	1,1	132	0,5	0,03	0,08	2,9	0,11	1	Schillerlocken
20	260	34	0,8	173	0,7	0,04	0,11	4	0,16	1	Seeaal, geräuchert
20	160	26	0,9	9	0,4	0,03	0,2	2	0,23	1	Seelachs, geräuchert
31	240	22	0,4	4	7,2	0,03	0,1	1,8	0,16	1	In Öl (Lachsersatz)
60	450	*	4,3	23	*	0,09	0,11	3,5	0,2	0	Stockfisch (Kabeljau, getrocknet)
7	294	28	1,2	370	*	0,05	0,06	10,8	0,25	*	Thunfisch in Öl (ganzer Inhalt)

Lebensmittel (je 100 g verzehrbarer Anteil)	ENERGIE kcal	kJ	HAUPTNÄHRSTOFFE Eiweiß (Protein) g	Fett gesamt g	Fett MUFS g	Kohlenhydrate verwertbar g	Kohlenhydrate nicht verwertbar (Ballaststoffe) g	Wasser g	Cholesterin mg	MINERALSTOFFE Natrium mg	Kalium mg
Geflügel											
Ente	227	951	18,1	17,2	2,2	+	(0)	63,7	70	38	270
Gans	342	1430	15,7	31	3,3	+	(0)	52,4	86	86	420
Huhn, Brathuhn	166	695	19,9	9,6	2,5	+	(0)	70,1	99	83	359
Brust, mit Haut	145	605	22,2	6,2	1,5	+	(0)	70,6	66	66	264
Keule (Schlegel), mit Haut	174	726	18,2	11,2	2,6	+	(0)	69,7	85	95	250
Huhn, Suppenhuhn	257	1074	18,5	20,3	5,6	+	(0)	60	75	100	190
Herz	124	519	17,3	5,3	1,2	1,8	(0)	74,3	170	111	262
Leber	131	547	22,1	4,7	0,7	1,2	(0)	70,3	492	68	218
Puter (Truthahn), ausgewachsenes Tier	157	658	20,2	8,5	2,4	+	(0)	70,4	74	63	300
Brust, ohne Haut	105	441	24,1	1	0,2	+	(0)	73,7	60	46	333
Jungtier	151	631	22,4	6,8	1,7	+	(0)	69,7	75	66	315
Keule, ohne Haut	114	479	20,5	3,6	1	+	(0)	74,7	75	86	289
Hammel- und Lammfleisch											
Brust	381	1594	12	37	1,3	+	(0)	48	66	93	294
Filet	112	469	20,4	3,4	0,1	+	(0)	75	65	94	289
Herz	158	661	16,8	10	0,4	0,2	(0)	72	140	118	248
Hirn	128	535	10,9	9,1	*	0,6	(0)	78	2200	*	*
Keule (Schlegel)	234	979	18	18	0,6	+	(0)	64	70	78	380
Kotelett	348	1454	14,9	32	1,1	+	(0)	52	70	90	345
Leber	133	556	21,2	4	0,8	3	(0)	70,4	300	95	282
Lende	194	810	18,7	13,2	0,5	+	(0)	66,7	65	75	295
Lunge	95	398	18,4	2,3	0,2	0,2	(0)	78	215	205	292
Muskelfleisch (ohne Fett)	117	487	20,8	3,7	0,1	+	(0)	74,3	63	67	289
Schnitzel	131	549	19,1	6,1	0,2	+	(0)	73,5	67	80	417
Zunge	194	812	13,5	14,8	0,9	1,7	(0)	69,2	156	105	277
Kalbfleisch											
Bries	99	416	17,2	3,4	*	+	(0)	77,7	250	87	386
Brust	131	549	18,6	6,3	0,4	+	(0)	73,7	73	105	329
Bug (Schulter)	94	392	21,2	1	0,1	+	(0)	76,2	63	87	395
Filet	95	397	20,6	1,4	0,2	+	(0)	76,7	70	95	348
Haxe	98	410	20,9	1,6	0,4	+	(0)	76,1	90	115	300
Herz	113	473	15,9	5,1	0,3	1	(0)	77	140	104	265

Calcium mg	Phosphor mg	Magnesium mg	Eisen mg	VITAMINE A (Retinol-Äquivalent) µg	E (Tocopherol-Äquivalent) mg	B1 (Thiamin) mg	B2 (Riboflavin) mg	Niacin mg	B6 (Pyridoxin) mg	C (Ascorbinsäure) mg	Lebensmittel (je 100 g verzehrbarer Anteil)
											Geflügel
14	187	22	2,5	51	0	0,3	0,2	3,5	0,33	7	Ente
12	184	23	1,9	65	*	0,12	0,26	6,4	0,58	*	Gans
12	200	37	1,8	10	0,1	0,08	0,16	6,8	0,5	3	Huhn, Brathuhn
14	212	27	1,1	27	0,3	0,07	0,09	10,5	0,53	0	Brust, mit Haut
15	188	30	1,8	36	0,1	0,1	0,24	5,6	0,25	0	Keule (Schlegel), mit Haut
11	178	30	1,4	260	0,3	0,06	0,17	8,8	0,35	0	Huhn, Suppenhuhn
22	164	*	1,7	9	1,2	0,43	1,24	6	*	6	Herz
18	240	13	7,4	12800	0,4	0,32	2,49	11,6	0,8	28	Leber
25	226	27	1,4	13	2,5	0,1	0,18	10,5	0,46	0	Puter (Truthahn), ausgewachsenes Tier
13	200	20	1	*	0,9	0,05	0,08	11,3	0,46	0	Brust, ohne Haut
26	238	28	1,5	+	1,9	0,08	0,14	7,9	*	*	Jungtier
17	180	17	2	*	1,2	0,09	0,18	4,7	0,32	0	Keule, ohne Haut
											Hammel- und Lammfleisch
9	155	25	2,3	0	0,2	0,14	0,19	4,5	0,16	0	Brust
12	162	19	1,8	0	0,4	0,18	0,25	5,8	0,2	0	Filet
4	160	16	6,1	1	0,4	0,31	0,86	4,6	0,29	0	Herz
5	305	15	3,8	*	*	0,24	0,25	3,2	*	15	Hirn
10	213	23	2,7	0	0,5	0,16	0,22	5,2	0,29	0	Keule (Schlegel)
9	138	14	2,2	0	0,6	0,13	0,18	4,3	0,33	0	Kotelett
4	364	14	12,4	9500	0,5	0,36	3,33	15,3	0,37	31	Leber
9	140	*	2	0	*	0,16	0,23	4,3	*	0	Lende
17	66	21	6,4	27	0,4	0,11	0,47	4,7	0,03	31	Lunge
3	189	22	1,6	0	1,2	0,15	0,37	6,2	0,13	+	Muskelfleisch (ohne Fett)
8	178	24	2	0	0,2	0,13	0,23	6,2	0,15	0	Schnitzel
19	119	33	3,1	+	0,2	0,08	0,28	4,2	0,17	7	Zunge
											Kalbfleisch
1	120	22	2	0	0,2	0,08	0,17	2,6	0,03	56	Bries
11	237	22	3	+	0,2	0,14	0,24	6,1	0,42	1	Brust
12	204	15	2	+	*	0,14	0,27	6,4	0,4	0	Bug (Schulter)
12	200	25	1,4	+	0,3	0,15	0,3	6,5	0,56	1	Filet
12	200	26	3	+	0,3	0,15	0,23	5,4	0,45	0	Haxe
16	180	25	3,7	6	0,4	0,6	1,1	6,3	0,29	5	Herz

Lebensmittel (je 100 g verzehrbarer Anteil)	ENERGIE		HAUPTNÄHRSTOFFE							MINERALSTOFFE	
			Eiweiß (Protein)	Fett gesamt	Fett MUFS	Kohlenhydrate verwert-bar	Kohlenhydrate nicht ver-wertbar (Ballast-stoffe)	Wasser	Choles-terin	Natrium	Kalium
	kcal	kJ	g	g	g	g	g	g	mg	mg	mg
Hirn	111	464	10,1	7,6	0,3	0,5	(0)	80,4	2000	158	280
Keule (Schlegel)	97	407	20,7	1,6	0,1	+	(0)	76,2	90	86	343
Kotelett	112	470	21,1	3,1	0,2	+	(0)	74,5	70	93	369
Leber	130	544	19,2	4,1	0,4	4,1	(0)	71,2	230	87	316
Lunge	90	376	17,5	2,2	+	+	(0)	79,2	370	154	303
Muskelfleisch (ohne Fett)	95	397	21,9	0,8	0,3	+	(0)	75,8	70	94	358
Niere	128	534	16,7	6,4	0,1	0,8	(0)	75	380	200	290
Schnitzel	99	414	20,7	1,8	0,3	+	(0)	76,1	70	83	355
Zunge	128	535	17,1	6,2	0,9	0,9	(0)	76,4	140	84	200
Rindfleisch											
Corned Beef (deutsch)	141	589	21,7	6	0,3	0	(0)	69,8	70	833	131
Filet	121	505	21,2	4	0,3	+	(0)	75,1	51	42	340
Hackfleisch (Faschiertes)	216	904	22,5	14	*	+	(0)	61	*	*	199
Herz	121	507	16,8	6	0,2	0	(0)	75,5	125	108	286
Hirn	130	542	10,4	9,6	*	0,4	(0)	78,1	2000	167	281
Hochrippe (dicke Rippe, Rostbraten)	154	643	20,2	8,1	0,3	+	(0)	63,7	47	53	316
Hüfte	108	450	21,5	2,4	0,1	+	(0)	74,2	49	49	361
in Dosen, i. D.	196	822	18,5	13,6	*	+	(0)	65,3	70	600	*
Kamm (Hals)	150	628	19,3	8,1	0,3	+	(0)	73	60	45	300
Keule (Schlegel)	148	619	21	7,1	0,2	+	(0)	71	120	80	357
Leber	130	543	19,5	3,4	0,2	5,3	(0)	69,9	260	116	292
Lende (Roastbeef)	130	542	22,4	4,5	0,2	+	(0)	68,2	49	55	335
Luncheon meat (Frühstücksfleisch)	294	1229	14,7	25,4	*	1,6	(0)	55,3	85	1060	212
Lunge	99	412	18,1	2,9	*	+	(0)	77,5	235	198	228
Muskelfleisch (ohne Fett)	117	491	22	1,9	0,1	0,1	(0)	74,1	58	66	358
Niere	116	486	16,6	5,1	0,2	0,9	(0)	76,1	340	235	220
Ochsenschwanz	184	769	20,1	11,5	0,6	+	(0)	66,8	58	107	206
Schabefleisch (Tatar)	112	468	21,2	3	0,1	+	(0)	73,7	70	66	360
Zunge	209	873	16	15,9	0,2	0,4	(0)	66,8	108	100	255
Schweinefleisch											
Backe	539	2256	9,9	55,5	*	+	(0)	34,1	*	*	*
Bauch	261	1092	17,8	21,1	1	+	(0)	53,3	80	59	157
Bug (Schulter)	217	906	17	16,5	1,2	+	(0)	59,6	70	74	291

				VITAMINE							
Calcium mg	Phosphor mg	Magnesium mg	Eisen mg	A (Retinol-Äquivalent) µg	E (Tocopherol-Äquivalent) mg	B1 (Thiamin) mg	B2 (Riboflavin) mg	Niacin mg	B6 (Pyridoxin) mg	C (Ascorbinsäure) mg	**Lebensmittel** (je 100 g verzehrbarer Anteil)
12	350	15	2,5	0	2	0,16	0,26	3,6	0,16	23	Hirn
13	198	16	2,3	+	0,3	0,15	0,27	6,6	0,4	+	Keule (Schlegel)
13	195	16	2,1	+	0,6	0,14	0,26	6,5	0,4	+	Kotelett
9	306	19	7,9	21900	0,2	0,28	2,61	15	0,9	35	Leber
5	220	15	5	30	0,5	0,11	0,36	4	0,07	39	Lunge
13	198	16	2,1	+	0,3	0,14	0,27	6,3	0,4	0	Muskelfleisch (ohne Fett)
10	260	18	11,5	210	0,2	0,37	2,5	6,5	0,5	13	Niere
15	206	26	3	+	0,3	0,18	0,3	7,5	0,46	1	Schnitzel
9	190	17	3	0	0,1	0,15	0,29	3,7	0,13	3	Zunge
											Rindfleisch
33	128	15	2,5	0	0,2	0,03	0,1	3,1	0,14	0	Corned Beef (deutsch)
3	164	22	2,3	20	0,5	0,1	0,13	4,6	0,5	0	Filet
4	190	33	2,4	0	0,4	0,09	0,15	2,1	0,16	0	Hackfleisch (Faschiertes)
9	195	25	5,1	6	0,6	0,53	0,88	6,8	0,28	6	Herz
10	366	12	2,5	0	*	0,13	0,24	3,5	0,16	17	Hirn
4	149	18	2,1	15	0,5	0,08	0,15	4,3	0,30	0	Hochrippe (dicke Rippe, Rostbraten)
3,5	195	23	2,2	10	*	0,09	0,17	4,5	*	0	Hüfte
*	*	*	*	21	*	0,02	0,15	4,6	*	0	in Dosen, i. D.
4	200	17	2,1	3	0,5	0,09	0,19	5,2	0,19	0	Kamm (Hals)
3	195	20	2,6	10	0,5	0,09	0,17	4,5	*	0	Keule (Schlegel)
7	352	17	6,5	18000	0,7	0,3	2,9	13,6	0,71	31	Leber
3	157	23	2,5	15	1,1	0,09	0,16	4,9	*	0	Lende (Roastbeef)
12	220	59	2,2	0	0,5	0,05	0,19	4,7	*	1	Luncheon meat (Frühstücksfleisch)
13	224	*	7,5	55	0,5	0,09	0,34	4,3	0,07	39	Lunge
6	189	23	2,1	20	0,5	0,06	0,26	7,5	0,24	0	Muskelfleisch (ohne Fett)
11	270	20	11	330	0,2	0,3	2,26	6,2	0,39	11	Niere
4	190	22	2,2	20	0,5	0,23	0,26	7,5	0,19	0	Ochsenschwanz
6	190	22	2,2	20	0,5	0,23	0,26	7,5	0,19	0	Schabefleisch (Tatar)
10	229	10	3	0	0,2	0,14	0,29	4,6	0,13	0	Zunge
											Schweinefleisch
*	*	*	*	*	*	*	*	*	*	*	Backe
1	55	25	1,1	6	0,4	0,81	0,21	*	0,45	0	Bauch
9	149	25	1,8	9	0,4	0,89	0,22	4,6	0,57	0	Bug (Schulter)

Lebensmittel (je 100 g verzehrbarer Anteil)	ENERGIE kcal	kJ	HAUPTNÄHRSTOFFE Eiweiß (Protein) g	Fett gesamt g	Fett MUFS g	Kohlenhydrate verwert-bar g	nicht ver-wertbar (Ballast-stoffe) g	Wasser g	Choles-terin mg	MINERALSTOFFE Natrium mg	Kalium mg
Eisbein (Hinterhaxe)	186	777	19	12,2	0,9	+	(0)	72	70	59	247
Filet	104	435	21,5	2	0,1	+	(0)	77,5	55	74	348
Flomen	854	3575	1,2	94,4	*	+	(0)	4,3	*	28	17
Herz	97	408	16,9	2,6	1	1,6	(0)	78,8	154	80	257
Kamm	191	799	16,7	13,8	1	+	(0)	65,1	64	76	252
Kasseler	151	632	20,9	7,5	0,6	+	(0)	58,7	70	958	324
Keule (Schlegel, Hinterschinken)	274	1145	16,9	22,9	3,5	+	(0)	59,3	85	72	292
Kotelett	150	626	20,3	5,2	0,4	+	(0)	66,9	60	62	326
Leber	129	539	21,2	4,5	1,4	0,9	(0)	72,2	368	77	350
Mett	279	1165	19	22,5	1,1	+	(0)	54,5	*	*	*
Muskelfleisch (ohne Fett)	105	438	22	1,9	0,3	+	(0)	74,7	65	60	387
Niere	96	402	16	3,2	1,1	0,8	(0)	78,5	405	173	242
Rückenspeck, frisch	759	3175	4,1	82,5	9,9	+	(0)	13,1	100	21	14
Schnitzel (Oberschale)	106	443	22,2	1,9	0,1	+	(0)	74,9	49	72	292
Zunge	158	662	16,4	10,3	*	+	(0)	72,8	116	93	300
Wild und sonstige Fleischarten											
Fasan	155	647	23,8	6,6	0,7	+	(0)	68,5	*	32	317
Hase	113	474	21,6	3	0,1	+	(0)	73,3	65	50	276
Hirsch	112	469	20,6	3,3	0,2	+	(0)	74,7	110	61	330
Kaninchen	152	634	20,8	7,6	1,5	+	(0)	69,6	70	47	382
Pferd	107	446	20,6	2,7	0,6	0,4	(0)	75,2	60	44	332
Reh, Keule (Schlegel)	97	407	21,4	1,3	*	+	(0)	75,7	110	60	309
Rücken	122	510	22,4	3,6	0,1	+	(0)	72,2	110	84	342
Wachtel	110	458	22,2	2,3	0,6	+	(0)	74,1	*	48	304
Wildschwein	162	676	19,5	9,3	0,7	+	(0)	70,2	63	94	359
Ziege	149	624	19,5	7,9	0,4	+	(0)	70	70	50	300
Fleisch- und Wurstwaren											
Bierschinken	169	707	16,6	11,4	1,1	+	(0)	58,8	85	753	261
Bockwurst	277	1159	12,3	25,3	2,7	+	(0)	59,1	100	700	249
Bratwurst (Schweinsbratwurst)	298	1249	9,8	28,8	3,5	+	(0)	57,4	100	520	140
Cervelatwurst	394	1650	20,3	34,8	2,7	+	(0)	34,8	85	1260	300
Dosenwürstchen	306	1280	13	28,3	2	+	(0)	65,7	100	711	165
Fleischkäse (Leberkäse)	297	1243	12,4	27,5	4	+	(0)	57	85	599	299

Calcium mg	Phosphor mg	Magnesium mg	Eisen mg	VITAMINE A (Retinol-Äquivalent) µg	E (Tocopherol-Äquivalent) mg	B1 (Thiamin) mg	B2 (Riboflavin) mg	Niacin mg	B6 (Pyridoxin) mg	C (Ascorbinsäure) mg	Lebensmittel (je 100 g verzehrbarer Anteil)
11	90	18	1,5	6	0,4	0,32	0,19	3,3	0,45	0	Eisbein (Hinterhaxe)
2	173	22	3	6	0,4	1,1	0,31	6,5	0,5	0	Filet
2	12	*	*	*	*	*	*	*	*	*	Flomen
20	176	20	4,3	9	1,4	0,46	1,06	6,6	0,43	5	Herz
5	139	17	2,2	*	0,6	0,92	0,18	3,9	*	2	Kamm
6	160	*	2,5	+	0,2	0,63	0,16	2,1	0,44	0	Kasseler
9	172	21	1,7	0	*	0,8	0,19	4,3	0,39	*	Keule (Schlegel, Hinterschinken)
11	150	24	1,8	9	0,6	0,8	0,19	4,3	0,5	0	Kotelett
10	362	21	15,8	36000	0,7	0,31	3,17	15,7	0,59	23	Leber
*	*	*	*	*	*	*	*	*	*	*	Mett
3	204	27	1	6	0,3	0,9	0,23	4,5	0,5	2	Muskelfleisch (ohne Fett)
11	260	16	10	39	0,3	0,34	1,8	8,4	0,55	16	Niere
2	13	*	0,3	0	0,8	0,1	0,02	0,5	0	0	Rückenspeck, frisch
9	172	21	1,7	6	0,7	0,8	0,19	4,3	0,39	0	Schnitzel (Oberschale)
10	200	20	2,9	*	0,6	0,49	0,5	5,3	0,35	0	Zunge
											Wild und sonstige Fleischsorten
18	245	26	2	*	*	0,09	0,14	5,1	0,66	0	Fasan
14	220	28	2,8	0	0,5	0,09	0,06	8,1	0,3	*	Hase
7	197	21	2,3	1	0,1	0,25	0,25	0	0,3	0	Hirsch
14	224	29	3,5	+	1	0,11	0,07	8,6	0,3	3	Kaninchen
13	185	23	4,7	21	0,2	0,11	0,15	4,6	0,5	1	Pferd
5	220	*	3	0	*	*	0,25	*	*	0	Reh, Keule (Schlegel)
25	220	20	3	0	0,8	0,1	0,25	0	0,3	0	Rücken
31	175	31	*	*	*	0,14	0,16	9,6	0,66	0	Wachtel
10	167	22	1,8	8	0,2	0,1	0,2	5,1	0,4	0	Wildschwein
10	185	20	2	36	1	0,15	0,28	4,9	0,3	0	Ziege
											Fleisch- und Wurstwaren
15	152	18	1,5	0	*	0,31	0,18	3,8	*	0	Bierschinken
12	67	20	0,8	16	0,3	0,5	0,15	1,9	0,31	23	Bockwurst
5	190	15	1	4	0,3	0,28	0,22	3,2	0,39	0	Bratwurst (Schweinsbratwurst)
24	155	11	1,7	0	0,4	0,1	0,2	4	0,38	0	Cervelatwurst
10	185	9	2,7	*	0,2	0,03	0,08	3	*	*	Dosenwürstchen
4	130	15	2	3	0,3	0,05	0,15	2,4	0,3	24	Fleischkäse (Leberkäse)

Lebensmittel (je 100 g verzehrbarer Anteil)	ENERGIE		HAUPTNÄHRSTOFFE							MINERALSTOFFE	
			Eiweiß (Protein)	Fett gesamt	Fett MUFS	Kohlenhydrate verwert-bar	Kohlenhydrate nicht ver-wertbar (Ballast-stoffe) g	Wasser	Choles-terin	Natrium	Kalium
	kcal	kJ	g	g	g	g		g	mg	mg	mg
Fleischwurst	296	1239	9,9	28,5	3	0	(0)	56,4	85	829	199
Frankfurter Würstchen	272	1138	13,1	24,4	2	+	(0)	57,7	65	1150	154
Geflügelwurst, mager	108	452	16,2	4,8	1,8	+	(0)	78,5	81	987	310
Gelbwurst (Hirnwurst)	281	1174	9,6	26,9	*	+	(0)	58,3	46	640	285
Hackfleisch (halb Rind, halb Schwein)	260	1088	20	20	1,3	+	(0)	59,5	65	35	290
Jagdwurst	205	858	14,8	16,2	2,2	+	(0)	64,4	85	818	260
Kalbsbratwurst	266	1114	10,3	25	*	+	(0)	63	100	*	*
Knackwurst	300	1254	11,9	28	*	+	(0)	50,1	36	1190	195
Leberpastete	314	1315	14,2	28,6	*	+	(0)	53,9	150	738	173
Leberwurst, grob	326	1366	15,9	29,2	1,9	+	(0)	51,6	85	810	143
Leberwurst, mager	257	1075	17	21	*	+	*	*	85	400	140
Mettwurst (Braunschweiger)	390	1633	13,9	37,2	2	+	0,1	37,8	85	1090	213
Mortadella	345	1443	12,4	32,8	3,9	+	*	52,3	85	668	207
Münchner Weißwurst	287	1202	11,1	27	2,7	+	0,1	59,9	100	620	122
Rotwurst (Blutwurst)	301	1259	10	29	3,5	+	0,2	55,9	85	680	38
Salami	371	1552	18,5	33	5	+	0,5	27,7	85	2080	224
Schinken, geräuchert (Schinkenspeck)	152	635	20,7	7,7	0,8	+	*	70,6	70	2580	277
Kochschinken	125	524	22,5	3,7	0,3	+	*	63,9	85	965	270
Lachsschinken	116	485	18,3	4,4	0,5	+	*	69,5	51	2470	258
Speck, durchwachsen	621	2600	9,1	65	3,4	+	*	20	*	1770	225
Wiener Würstchen	296	1236	10,2	28,3	3,1	+	0,1	56,4	85	941	204
Eier und Trockeneipulver											
1 Eidotter, mittelgroß, 19 g	67	280	3,1	6,1	1	0,1	0	9,5	239	10	26
1 Eiklar, mittelgroß, 33 g	16	66	3,7	0	0	0,2	0	28,8	0	56	50,8
1 Hühnerei, 48 g (Gew.-Kl. S)[a]	67	280	5,5	4,9	0,8	0,3	0	32	170	62	63
58 g (Gew.-Kl. M)[b]	81	339	6,7	5,9	1	0,4	0	38,7	206	75	76
Hühnerei (Gesamtinhalt)	156	651	12,8	11,3	1,8	0,7	0	74,4	396	144	147
Hühnereigelb	353	1476	16,1	31,9	5,5	0,3	0	50	1260	51	138
getrocknet	669	2799	31,7	59,3	8,3	2,1	0	3,4	2430	91	267
Hühnereiklar	47	199	11,1	0	0	0,7	0	87,3	0	170	154
getrocknet	343	1434	77,3	0,1	+	8,1	0	9	0	1420	1070
Hühnervollei, getrocknet	570	2384	46	41,8	5,6	2,4	0	6,1	1440	521	490

a = Schalenanteil = 5 g   b = Schalenanteil = 6 g

Calcium mg	Phosphor mg	Magnesium mg	Eisen mg	VITAMINE A (Retinol-Äquivalent) µg	E (Tocopherol-Äquivalent) mg	B1 (Thiamin) mg	B2 (Riboflavin) mg	Niacin mg	B6 (Pyridoxin) mg	C (Ascorbinsäure) mg	Lebensmittel (je 100 g verzehrbarer Anteil)
14	129	13	1,7	15	0,3	0,2	0,25	2,5	0,27	22	Fleischwurst
8	107	11	1,8	3	0,6	0,18	0,19	2,3	0,14	0	Frankfurter Würstchen
23	186	27	1,3	35	0,1	0,18	0,19	3,9	0,5	26	Geflügelwurst, mager
9	70	18	0,7	2	0,3	0,49	0,12	2,3	0,25	0	Gelbwurst (Hirnwurst)
8	135	17	2,2	5	*	0,4	0,15	4	*	*	Hackfleisch (halb Rind, halb Schwein)
14	144	19	2,9	0	0,3	0,11	0,12	4,2	0,41	21	Jagdwurst
*	*	*	*	*	*	*	*	*	*	*	Kalbsbratwurst
28	144	14	1,6	15	5,5	0,11	0,13	3,3	0,22	198	Knackwurst
10	191	15	6,4	4690	0,4	0,03	0,6	3,3	*	2	Leberpastete
41	154	*	5,3	8300	0,3	0,2	0,92	3,6	*	*	Leberwurst, grob
9	240	7	5,5	1700	*	0,15	1,1	4,5	*	*	Leberwurst, mager
13	160	11	1,6	28	0,4	0,2	0,15	0,3	0,2	0	Mettwurst (Braunschweiger)
42	143	19	3,1	0	*	0,1	0,15	3,1	*	0	Mortadella
25	126	20	1,3	12	0,3	0,04	0,13	2,4	0,28	0	Münchner Weißwurst
7	22	8	6,4	3	0,2	0,07	0,13	1,2	0,12	0	Rotwurst (Blutwurst)
35	167	11	2,1	+	0,1	0,18	0,2	2,6	0,33	0	Salami
2	157	23	1,1	4	0,3	0,88	0,23	6,9	0,51	0	Schinken, geräuchert (Schinkenspeck)
15	136	24	2,5	0	0,3	0,61	0,26	3,5	0,36	*	Kochschinken
32	132	58	1,6	5	0,2	0,69	0,17	5,7	0,5	*	Lachsschinken
9	108	15	0,8	0	0,4	0,43	0,14	2,3	0,35	0	Speck, durchwachsen
13	170	20	2,4	7	0,3	0,1	0,12	3,1	0,29	23	Wiener Würstchen
											Eier und Trockeneipulver
27	112	3	1,3	168	1,2	0,06	0,08	+	0,06	0	1 Eidotter, mittelgroß, 19 g
3,6	7	4	0,1	+	*	0,01	0,11	+	+	0	1 Eiklar, mittelgroß, 33 g
23	92	5	0,9	117	1	0,06	0,18	0	0,03	0	1 Hühnerei, 48 g (Gew.-Kl. S)[a]
28	111	6	1	141	1	0,07	0,21	0,1	0,04	0	58 g (Gew.-Kl. M)[b]
54	214	12	2	272	2	0,13	0,41	0,1	0,08	0	Hühnerei (Gesamtinhalt)
140	590	16	7	886	6,3	0,29	0,4	0,1	0,3	0	Hühnereigelb
282	1120	28	14	1100	4,2	0,5	0,66	0,1	0,58	0	getrocknet
11	21	12	0,2	+	*	0,02	0,32	0,1	0,01	0	Hühnereiklar
84	110	72	0,9	0	*	0,04	2,1	0,7	0,02	0	getrocknet
190	757	46	8,8	800	2,9	0,44	1,4	0,2	0,08	0	Hühnervollei, getrocknet

Lebensmittel (je 100 g verzehrbarer Anteil)	ENERGIE kcal	kJ	HAUPTNÄHRSTOFFE Eiweiß (Protein) g	Fett gesamt g	Fett MUFS g	Kohlenhydrate verwertbar g	Kohlenhydrate nicht verwertbar (Ballaststoffe) g	Wasser g	Cholesterin mg	MINERALSTOFFE Natrium mg	Kalium mg
Tierische Fette und Öle											
Butter, Süß- und Sauerrahmbutter	754	3156	0,7	83,2	1,8	0,7	0	15,3	240	5	16
Milchhalbfett	388	1624	4	39,8	0,9	3,5	0	52	140	80	160
Butterschmalz	897	3752	0,3	99,5	2,3	0	0	0,3	340	2	3
Gänseschmalz	896	3747	+	99,5	10,5	0	0	0	100	5	1
Hammeltalg	747	3127	3,9	81,3	3,3	0	0	14,7	100	2	4
Lebertran	899	3762	0	99,9	29,6	0	0	0	500	+	1
Rindertalg	896	3747	+	99,5	3,2	0	0	0,4	89	11	6
Schweineschmalz	898	3756	0,1	99,7	12,1	0	0	0,2	85	1	1
Pflanzliche Fette und Öle											
Arganöl	896	3746	0	99,5	46	0	0	0	1	0	*
Baumwollsamenöl	900	3766	0	100	50,4	0	0	0,3	2	1	0
Erdnussöl	900	3766	0	100	22,3	0	0	0,4	1	0	0
Hanföl	897	3754	0,1	99,7	78,7	0	0	0	+	*	*
Kokosfett, gereinigt	900	3766	0	100	1,7	0	0	0,1	1	2	2
Kürbiskernöl	900	3766	0	100	49,7	0	0	0	3	0	1
Leinöl	900	3766	0	100	67,1	0	0	0	4	1	1
Maiskeimöl	900	3766	0	100	56,5	0	0	0	2	1	1
Margarine (Pflanzenmargarine)	722	3023	0,2	80	19,7	0,4	0	19,1	7	101	7
Diätmargarine	722	3019	0,2	80	32,7	0,2	0	19,1	1	39	7
Halbfettmargarine	368	1540	1,6	40	12,9	0,4	*	57,9	4	390	7
Mayonnaise, 50 % Fett	490	2050	0,5	52	17,2	5	0	38,9	52	750	9
80 % Fett	727	3040	1,1	78,9	32[a]	3	0	15,1	142	481	18
Olivenöl	900	3766	0	100	9,1	0	0	0,2	1	1	+
Palmöl	900	3766	0	100	10,1	0	0	+	1	1	1
Rapsöl (Rüböl)	900	3766	0	100	31,5	0	0	0	2	1	1
Safloröl (Distelöl)	900	3766	0	100	75,6	0	0	+	0	0	1
Sesamöl	900	3766	0	100	43,7	0	0	+	1	2	20
Sojaöl	900	3766	0	100	60,6	0	0	+	2	0	1
Sonnenblumenöl	900	3766	0	100	63,6	0	0	0,2	0,5	1	1
Traubenkernöl	900	3766	0	100	66,4	0	0	0	1	0	1
Walnussöl	900	3766	0	100	64,6	0	0	+	1	0	1
Weizenkeimöl	900	3766	0	100	63,5	0	0	0	3	1	1

a = mit Maisöl zubereitet

Calcium mg	Phosphor mg	Magnesium mg	Eisen mg	VITAMINE A (Retinol-Äquivalent) µg	E (Tocopherol-Äquivalent) mg	B1 (Thiamin) mg	B2 (Riboflavin) mg	Niacin mg	B6 (Pyridoxin) mg	C (Ascorbinsäure) mg	Lebensmittel (je 100 g verzehrbarer Anteil)
											Tierische Fette und Öle
13	21	3	0,1	653	2,2	0,01	0,02	+	0,01	+	Butter, Süß- und Sauerrahmbutter
115	90	14	+	360	1,4	0,03	0,01	0,1	0,02	+	Milchhalbfett
6	1	1	0,2	890	3,6	*	*	+	+	0	Butterschmalz
1	5	0	+	*	2,7	*	*	*	*	*	Gänseschmalz
0	10	1	0,1	*	0,5	*	*	*	*	*	Hammeltalg
1	1	0	0,1	25500	3,3	*	0	0	*	*	Lebertran
0	7	3	0,1	280	1,3	0	0	0	*	1	Rindertalg
+	2	+	0,1	0	1,5	0	0	0	*	0	Schweineschmalz
											Pflanzliche Fette und Öle
*	*	*	*	*	72	*	*	*	*	0	Arganöl
1	1	1	+	+	52	*	*	*	*	0	Baumwollsamenöl
0	1	1	0,1	0	25,5	*	*	*	*	0	Erdnussöl
*	*	*	*	*	3,8	*	*	*	*	0	Hanföl
2	1	+	+	+	0,6	0	0	0	*	0	Kokosfett, gereinigt
0	*	*	*	*	4	*	*	*	*	0	Kürbiskernöl
1	1	1	*	*	5,2	*	*	*	*	0	Leinöl
15	*	*	1,3	23	31,1	*	*	*	*	0	Maiskeimöl
10	10	13	+	608[b]	13,6	+	+	+	*	+	Margarine (Pflanzenmargarine)
12	8	1	*	533[b]	12,5	+	0,03	+	+	0	Diätmargarine
12	8	0,5	0,1	500	6	+	0,03	+	+	0	Halbfettmargarine
10	30	2	0,3	30	5	0,01	0,02	*	*	0	Mayonnaise, 50 % Fett
18	60	23	1	84	15	0,02	0,04	+	0,01	0	80 % Fett
1	*	*	0,1	120	13,2	0	0	0	0	0	Olivenöl
1	1	1	*	4340	24,5	*	*	*	*	0	Palmöl
1	1	1	0,1	550	30	*	*	*	*	0	Rapsöl (Rüböl)
*	*	*	*	*	48,2	*	*	*	*	0	Safloröl (Distelöl)
10	*	*	0,1	*	28,3	0,01	0,07	0,1	*	0	Sesamöl
*	*	*	*	583	29	*	*	*	*	0	Sojaöl
1	1	1	*	4	50	0	*	*	*	0	Sonnenblumenöl
*	*	*	*	*	37	*	*	*	*	0	Traubenkernöl
*	*	*	*	*	8	*	*	*	*	0	Walnussöl
1	1	1	0,1	*	185	*	*	*	*	0	Weizenkeimöl

b = je nach Vitaminzusatz

Lebensmittel (je 100 g verzehrbarer Anteil)	ENERGIE		HAUPTNÄHRSTOFFE							MINERALSTOFFE	
			Eiweiß (Protein)	Fett gesamt	Fett MUFS	Kohlenhydrate verwert-bar	Kohlenhydrate nicht ver-wertbar (Ballast-stoffe)	Wasser	Choles-terin	Natrium	Kalium
	kcal	kJ	g	g	g	g	g	g	mg	mg	mg
Samen und Nüsse											
Cashewkerne	571	2387	17,2	42,2	7,5	30,5	2,9	4	0	15	552
Chiasamen	486	2033	16,5	30,7	23,7	42,1	34,4	5,8	0	16	407
Erdmandeln (Chufas, Tigernüsse)	370	1546	8,1	24	*	40	24	11,4	0	34	486
gemahlen	397	1661	3,3	24,1	2,8	44,6	21,7	6,5	0	4	723
Erdnusskerne	564	2360	25,3	48,1	14,4	7,5	11,7	5,2	0	11	661
geröstet	585	2446	25,6	49,4	14,8	9,4	11,4	1,6	0	5	777
Erdnussflocken	520	2176	13	28	10	54	4,9	3	0	770	165
Erdnusspaste (Erdnussmus)	630	2636	28	50	12	17	8,1	1,8	0	17	670
Haselnusskerne	644	2696	12	61,6	8,6	10,5	8,2	5,6	0	2	630
Haselnussmus	676	2830	16,6	64,8	6,6	6,1	5,5	4,4	0	*	763
Kastanien (Maronen)	196	818	3,4	1,9	0,5	41,2	8,4	48	0	2	707
Kokosmilch, Konserve, i. D.	175	732	1,8	18	*	3	*	*	*	*	*
Kokosnuss, reif	363	1520	3,9	36,5	0,7	4,8	9	48	0	35	379
Kokosraspel	606	2536	5,6	62	1	6,4	24	2,2	0	28	750
Kokoswasser	9	36	0,3	0,2	+	1,4	0	94,2	0	47	282
Kürbiskerne	565	2363	24,4	45,6	23,6	14,2	8,8	2,1	0	18	814
Leinsamen, ungeschält	376	1558	24,4	30,9	20,8	0	35	6,1	0	60	725
Macadamianüsse	703	2941	7,5	73	1,7	4	11,4	3	0	5	265
Mandelmus, pur	666	2790	15,1	59,1	11,2	19,7	1,5	1	0	6	758
Mandeln, süß	583	2441	18,7	54,1	13,1	5,4	13,5	5	0	20	835
Mohnsamen	477	1997	20,2	42,2	31,1	4,2	20,5	6,1	0	21	705
Paranüsse	670	2803	13,6	66,8	29,8	3,6	6,7	5,6	0	2	644
Pekannüsse	703	2941	9,3	72	16	4,4	9,5	3	0	3	604
Pinienkerne	674	2820	13	60	22,7	20,5	1	3	0	4	600
Pistazienkerne	594	2485	20,8	51,6	7,6	11,6	10,6	5,3	0	6	1020
Sesamsamen	565	2365	17,7	50,4	19,4	10,2	11,2	5	0	45	458
Sonnenblumenkerne, geschält	580	2428	22,5	49	28	12,3	6,3	6,6	0	2	725
Walnusskerne	663	2772	14,4	62,5	42,1	10,6	6,1	5	0	2	570

Calcium mg	Phos-phor mg	Magne-sium mg	Eisen mg	VITAMINE A (Retinol-Äquivalent) µg	E (Tocopherol-Äquivalent) mg	B1 (Thiamin) mg	B2 (Riboflavin) mg	Niacin mg	B6 (Pyridoxin) mg	C (Ascorbin-säure) mg	Lebensmittel (je 100 g verzehrbarer Anteil)
											Samen und Nüsse
31	375	270	2,8	10	0,8	0,63	0,25	1,8	0,42	0	Cashewkerne
631	860	335	7,7	16	0,5	0,62	0,17	8,8	*	2	Chiasamen
100	219	94	4,1	0,2	0,7	*	*	*	*	1	Erdmandeln (Chufas, Tigernüsse)
18	252	82	7,2	*	*	*	*	*	*	*	gemahlen
40	341	163	1,8	0,3	10,3	0,9	0,15	15,3	0,44	0	Erdnusskerne
65	410	180	2,3	110	10	0,25	0,14	14,3	0,4	0	geröstet
16	107	43	0,9	27	5	0,18	0,04	3,3	0,13	0	Erdnussflocken
65	410	175	2	0	8,6	0,13	0,13	15	0,4	0	Erdnusspaste (Erdnussmus)
225	330	150	3,8	5	26,6	0,4	0,2	1,4	0,31	3	Haselnusskerne
153	295	167	3,5	3	22,9	0,24	0,11	*	0,41	*	Haselnussmus
33	87	45	1,4	4	1,2	0,23	0,22	0,9	0,35	27	Kastanien (Maronen)
*	*	*	*	*	*	*	*	*	*	*	Kokosmilch, Konserve, i. D.
20	94	39	2,3	0	0,8	0,06	0,01	0,4	0,06	2	Kokosnuss, reif
22	160	90	3,6	0	0,1	0,04	0,6	0,8	0,2	1	Kokosraspel
27	33	28	0,1	0	0	+	+	0,1	0,03	2	Kokoswasser
41	830	402	12,5	38	4	0,22	0,32	7,8	0,9	+	Kürbiskerne
198	662	90	8,2	0	1,3	0,17	0,16	1,4	0,2	1	Leinsamen, ungeschält
51	201	108	0,2	0	1,5	0,28	0,12	1,5	0,28	0	Macadamianüsse
270	450	300	3,7	*	5	0,13	0,61	*	0,08	1	Mandelmus, pur
252	454	170	4,1	23	25,2	0,22	0,6	4,1	0,16	0	Mandeln, süß
1460	854	333	9,5	5	4	0,86	0,17	1	0,44	0	Mohnsamen
130	674	160	3,4	3	7,6	1	0,04	0,2	0,11	2	Paranüsse
73	290	142	2,4	13	3,1	0,86	0,13	2	*	2	Pekannüsse
12	605	235	5,2	8	13,7	1,3	0,23	4,5	0,11	2	Pinienkerne
130	500	160	7,3	25	5,2	0,69	0,2	1,5	0,25	7	Pistazienkerne
783	607	347	10	7	2,5	0,8	0,25	4,5	0,79	0	Sesamsamen
98	618	420	6,3	3	21,8	1,9	0,14	4,1	0,6	0	Sonnenblumenkerne, geschält
87	410	135	2,1	10	6	0,35	0,1	1	0,87	3	Walnusskerne

Lebensmittel (je 100 g verzehrbarer Anteil)	ENERGIE		HAUPTNÄHRSTOFFE							MINERALSTOFFE	
			Eiweiß (Protein)	Fett gesamt	Fett MUFS	Kohlenhydrate verwertbar	Kohlenhydrate nicht verwertbar (Ballaststoffe)	Wasser	Cholesterin	Natrium	Kalium
	kcal	kJ	g	g	g	g	g	g	mg	mg	mg
Getränke, alkoholische											
Alkoholfreies Schankbier (0,04–0,6 % vol.)[a]	25	105	0,3	0	0	5,4	0	93,2	0	3	40
Altbier (5 % vol.)[a]	43	180	0,5	0	0	3,5	0	92,1	0	6	49
Apfelwein (5 % vol.)	45	189	+	0	0	2,6	0	93	0	1	120
Bockbier, hell, untergärig (7 % vol.)[a]	62	259	0,7	0	0	4,6	0	88,6	0	3	72
Branntwein (32 % vol.)	117	743	0	0	0	0	0	68	0	+	1
Branntwein (38 % vol.)	210	882	0	*	*	*	0	62	*	1	1
Dessertweine (16–18 % vol.)	160	672	0,1	*	*	15	*	75	*	2	100
Diät-Vollbier (5 % vol.)[a]	33	140	0,4	0	0	0,8	0	94,4	0	4	45
Doppelbockbier, dunkel (8 % vol.)[a]	69	289	0,8	0	0	3,8	0	87,2	0	2	79
Exportbier, hell (5 % vol.)[a]	47	195	0,5	0	0	2,9	0	91,5	0	2	51
Fruchtwein (8–10 % vol.)	74	311	+	*	*	5	*	88	*	2	100
Kölschbier (5 % vol.)[a]	42	176	0,4	0	0	4	0	92,4	0	6	48
Lagerbier (Vollbier), hell (5 % vol.)[a]	37	156	0,5	0	0	2,8	0	92,2	0	2	46
Leichtbier, untergärig (2,5–3,0 % vol.)[a]	27	113	0,4	0	0	2	0	94	0	2	34
Liköre (30 % vol.)	166	697	*	*	*	30	0	50	*	1	2
Malzbier (Malztrunk) (0,04–0,6 % vol.)[a]	48	199	0,4	0	0	11,6	0	88,4	0	7	27
Obstbranntwein (40–45 % vol.)	248	987	*	*	*	*	*	55	*	*	3
Pilsener Lagerbier (5 % vol.)[a]	43	173	0,5	0	0	3,1	0	92	0	3	50
Qualitätswein, rot (10–12 % vol.)	67	278	0,2	*	*	2,6	0	88	*	3	90
weiß (10–12 % vol.)	70	294	0,1	*	*	2,6	0	88	*	2	82
Sekt (11–12 % vol.)	83	349	0,1	*	*	5	0	86	*	3	70
Tafelwein, weiß (9–10 % vol.)	65	273	0,1	*	*	2,5	*	88	*	1	90
Weinbrand (38 % vol.)	240	1003	*	*	*	2	0	65	*	2	+
Weizenvollbier, hefefrei (5 % vol.)[a]	46	190	0,5	0	0	3	0	91,6	0	3	49
hefehaltig (5 % vol.)[a]	46	190	0,5	0	0	3	0	91,7	0	2	44
Whisky (43 % vol.)	247	1033	*	*	*	+	0	64,7	*	+	3
Getränke, alkoholfreie											
Colagetränk	43	182	+	*	*	10,9	*	89	*	4	1
Fruchtsaftgetränk	49	206	0,2	*	*	12	0,3	92,5	*	4	*
Limonade	49	206	*	*	*	12	*	92,5	*	7	1
Orange, ca. 8 % Saftgehalt, kalorienarm	9	38	+	+	*	2	*	96	*	*	*
Orange, ca. 30 % Saftgehalt, kalorienarm	12	50	0,2	+	*	2,8	*	95	*	*	*
Zitrone, ca. 5 % Saftgehalt, kalorienarm	7	29	+	+	*	1,5	*	98,5	*	5	1

a = Quelle: Mitteilung von Prof. Dr. A. Piendl, Freising-Weihenstephan, 1988; der Alkoholgehalt in Volumenprozent basiert auf Angaben in g je 100 g.

Calcium mg	Phosphor mg	Magnesium mg	Eisen mg	VITAMINE A (Retinol-Äquivalent) µg	E (Tocopherol-Äquivalent) mg	B1 (Thiamin) mg	B2 (Riboflavin) mg	Niacin mg	B6 (Pyridoxin) mg	C (Ascorbinsäure) mg	Lebensmittel (je 100 g verzehrbarer Anteil)
											Getränke, alkoholische
5	20	7	+	0	0	+	0,02	0,62	0,04	0	Alkoholfreies Schankbier (0,04–0,6 % vol.)[a]
4	29	11	+	0	0	+	0,05	0,76	0,04	0	Altbier (5 % vol.)[a]
10	7	5	0,5	*	*	*	*	*	0,01	*	Apfelwein (5 % vol.)
4	50	12	+	0	0	+	0,04	1,27	0,04	0	Bockbier, hell, untergärig (7 % vol.)[a]
*	6	*	*	*	*	0,01	0,01	*	*	*	Branntwein (32 % vol.)
*	*	*	*	*	*	0,01	0,01	*	*	*	Branntwein (38 % vol.)
10	10	8	0,5	*	*	*	0,02	0,1	0,01	*	Dessertweine (16–18 % vol.)
4	31	10	+	0	0	+	0,03	0,71	0,04	0	Diät-Vollbier (5 % vol.)[a]
3	51	13	+	0	0	+	0,06	1,4	0,04	0	Doppelbockbier, dunkel (8 % vol.)[a]
3	36	10	+	0	0	+	0,04	0,95	0,05	0	Exportbier, hell (5 % vol.)[a]
10	6	4	0,5	*	*	*	*	*	0,01	*	Fruchtwein (8–10 % vol.)
4	26	9	+	0	0	+	0,03	0,78	0,04	0	Kölschbier (5 % vol.)[a]
2	32	8	+	1	0	+	0,03	0,91	0,05	0	Lagerbier (Vollbier), hell (5 % vol.)[a]
4	25	8	+	0	0	+	0,02	0,7	0,03	0	Leichtbier, untergärig (2,5–3,0 % vol.)[a]
2	3	1	*	*	*	*	*	*	*	*	Liköre (30 % vol.)
4	17	7	0,1	0	0	+	0,03	0,53	+	0	Malzbier (Malztrunk) (0,04–0,6 % vol.)[a]
2	*	*	*	*	*	*	*	*	*	*	Obstbranntwein (40–45 % vol.)
4	31	10	+	0	0	+	0,03	0,79	0,06	0	Pilsener Lagerbier (5 % vol.)[a]
10	10	9	0,9	0	+	+	+	0,02	0,02	2	Qualitätswein, rot (10–12 % vol.)
10	15	10	0,6	0	*	+	0,01	0,1	0,02	*	weiß (10–12 % vol.)
10	10	8	0,5	*	*	*	0,01	0,1	0,02	*	Sekt (11–12 % vol.)
6	10	8	0,5	*	*	*	0,01	0,1	0,02	*	Tafelwein, weiß (9–10 % vol.)
*	*	1	*	*	*	*	*	*	*	*	Weinbrand (38 % vol.)
3	31	10	+	0	0	+	0,04	0,83	0,04	0	Weizenvollbier, hefefrei (5 % vol.)[a]
3	32	8	+	0	0	+	0,04	0,73	0,04	0	hefehaltig (5 % vol.)[a]
+	+	+	*	*	*	*	*	*	*	*	Whisky (43 % vol.)
											Getränke, alkoholfreie
4	6	1	*	0	*	*	*	*	*	*	Colagetränk
19	*	2	0,4	*	*	*	*	*	*	6	Fruchtsaftgetränk
1	5	1	2	*	*	*	*	*	*	*	Limonade
*	*	*	*	*	*	*	*	*	*	*	Orange, ca. 8 % Saftgehalt, kalorienarm
*	*	*	*	*	*	*	*	*	*	*	Orange, ca. 30 % Saftgehalt, kalorienarm
20	3	2	0,4	*	*	*	*	*	*	*	Zitrone, ca. 5 % Saftgehalt, kalorienarm

Lebensmittel (je 100 g verzehrbarer Anteil)	ENERGIE		HAUPTNÄHRSTOFFE							MINERALSTOFFE	
			Eiweiß (Protein)	Fett gesamt	Fett MUFS	Kohlenhydrate verwertbar	Kohlenhydrate nicht verwertbar (Ballaststoffe)	Wasser	Cholesterin	Natrium	Kalium
	kcal	kJ	g	g	g	g	g	g	mg	mg	mg
Süßwaren											
Bienenhonig, i. D.	327	1367	0,3	0	*	81	(0)	17	(0)	2	45
Bonbons, Hartkaramellen	388	1623	0,5	0,3	*	97	(0)	2,5	*	25	9
Milchkaramellen	393	1651	3	5	0,1	84	(0)	8	11	121	117
Gummibärchen	328	1377	6	*	*	76	*	18	*	60	360
Kakaohaltiges Getränkepulver, i. D.	366	1543	4,4	2,8	*	80,2	6	*	*	+	*
Kakaopulver, schwach entölt (dunkel)	340	1423	20	24	0,4	11	30	5	(0)	17	1920
Kaugummi, 1 St. zu 3,3 g	10	42	0	0	*	2,6	(0)	+	*	*	*
Konfitüre, i. D.	266	1119	0,6	+	0,1	66	3	29	(0)	10	15
Marzipan	493	2063	8	25	5	59	1	9	(0)	5	210
Nougat	500	2092	5	24	3,1	66	+	1	(0)	3	155
Nuss-Nougat-Creme	528	2210	4	31	4,8	58,4	1	0,6	*	44	442
Rübensirup	270	1146	2,9	0	0	64,5	6	*	0	20	*
Schokolade (70 % Kakaomasse)	520	2180	8	40	1	33	5	1	(0)	60	*
milchfrei (40 % Kakaomasse)	479	2005	5,3	30	1,1	47	15	1	(0)	19	397
Vollmilchschokolade	531	2221	9,2	30	0,9	56	+	1	2	58	465
mit Haselnüssen (20 %)	556	2335	9,5	36,5	2,7	47,5	5,6	1	1	80	440
Zucker	400	1680	0	0	0	100	0	+	(0)	+	2

Lebensmittel (je 100 g verzehrbarer Anteil)	ENERGIE		HAUPTNÄHRSTOFFE						
			Eiweiß (Protein)	Fett gesamt	Fett MUFS	Kohlenhydrate verwertbar	Kohlenhydrate nicht verwertbar (Ballaststoffe)	Wasser	Cholesterin
	kcal	kJ	g	g	g	g	g	g	mg
Süßspeisen[a]									
CREMESPEISEN OHNE KOCHEN									
Fruchtcreme, Trockenprodukt	322	1352	0,5	+	*	80	*	*	*
verzehrfertig	109	458	3	3	1,3	17,5	2,8	75	3
Schokoladencreme, Trockenprodukt	456	1915	4	16,5	*	73	*	*	*
verzehrfertig	144	605	3	6	0,5	19,5	0,2	*	88
Vanillecreme, Trockenprodukt	401	1684	1,5	13	*	69,5	*	*	*
verzehrfertig	139	584	3	5,5	0,2	19,5	*	*	25
PUDDING UND SAUCEN									
Dessertsoße, Frucht, verzehrfertig	200	840	+	0	0	50	*	50	*
Schoko, verzehrfertig	145	607	2	1	*	32	*	65	*
Götterspeise, Gelee, Trockenprodukt	313	1310	65,8	0	0	12,5	*	20	*
verzehrfertig mit Wasser	60	251	1,4	0	0	13,6	1	83	47

Calcium mg	Phosphor mg	Magnesium mg	Eisen mg	VITAMINE A (Retinol-Äquivalent) µg	E (Tocopherol-Äquivalent) mg	B1 (Thiamin) mg	B2 (Riboflavin) mg	Niacin mg	B6 (Pyridoxin) mg	C (Ascorbinsäure) mg	Lebensmittel (je 100 g verzehrbarer Anteil)
											Süßwaren
5	5	3	1	+	*	0,03	0,05	0,1	0,16	1	Bienenhonig, i. D.
4	12	3	0,1	*	*	*	*	*	*	*	Bonbons, Hartkaramellen
21	16	5	0,8	43	0,1	0,03	0,04	*	*	*	Milchkaramellen
360	4	110	4,2	*	10,3	*	*	*	1,5	18	Gummibärchen
*	*	*	*	*	*	*	*	*	*	*	Kakaohaltiges Getränkepulver, i. D.
114	656	414	12	+	0,9	0,1	0,4	2,7	0,1	0	Kakaopulver, schwach entölt (dunkel)
1	4	6	4,5	*	*	*	*	*	*	*	Kaugummi, 1 St. zu 3,3 g
10	15	10	+	2	0,1	+	+	0,2	0,01	2	Konfitüre, i. D.
43	220	120	2	0	8,5	0,1	0,45	1,5	0,06	2	Marzipan
75	125	65	3	0	8,4	0,12	0,06	0,4	0,11	1	Nougat
13	200	75	3,5	31	10	0,12	0,20	2,0	0,13	1	Nuss-Nougat-Creme
*	*	90	13	*	*	5,4	*	*	*	*	Rübensirup
*	*	*	*	*	*	*	*	*	*	*	Schokolade (70 % Kakaomasse)
60	290	100	3	+	2	0,04	0,1	0,8	0,05	0	milchfrei (40 % Kakaomasse)
245	235	70	3	53	1,9	0,1	0,35	0,4	0,11	+	Vollmilchschokolade
240	250	65	3	+	7	0,15	0,32	0,6	0,1	1	mit Haselnüssen (20 %)
2	+	+	+	0	0	0	0	0	0	0	Zucker

Lebensmittel (je 100 g verzehrbarer Anteil)	ENERGIE kcal	kJ	HAUPTNÄHRSTOFFE Eiweiß (Protein) g	Fett gesamt g	Fett MUFS g	Kohlenhydrate verwertbar g	nicht verwertbar (Ballaststoffe) g	Wasser g	Cholesterin mg
Rote Grütze, Trockenprodukt	332	1389	+	0	0	83	*	16	*
verzehrfertig mit Wasser	85	351	0	0	0	21	1,4	79	*
Schokopudding, Trockenprodukt	320	1344	4,5	2,5	*	70	*	*	*
verzehrfertig mit Milch	127	533	3	3,5	*	21	*	*	*
Vanille-, Mandel-, Sahnepudding, Tr.-Pr.	346	1453	0,5	0	0	86	*	*	*
verzehrfertig mit Milch	105	441	2,9	3,3	*	16	*	*	*
Vanillesoße, Trockenprodukt	338	1420	0,6	*	*	84	*	*	*
verzehrfertig mit Milch	97	407	3	3,4	*	14	*	*	*
SPEISEEIS									
Fruchteis	80	336	+	+	0,1	20	0,6	80	5
Milchspeiseeis	127	531	5	3	0,1	20	*	72	9
Sahneeis (Rahmeis)	220	925	2	17	0,8	15	*	66	63
Softeis	115	483	3	3	0,1	19	*	70	9

a = Die Werte stellen das Mittel handelsüblicher Produkte dar und sind teils analytisch, teils durch Berechnung ermittelt.
Werte für Mineralstoffe und Vitamine sind in den meisten Fällen nicht bekannt.

Lebensmittel (je 100 g verzehrbarer Anteil)	ENERGIE kcal	kJ	HAUPTNÄHRSTOFFE Eiweiß (Protein) g	Fett gesamt g	Kohlenhydrate g
FERTIGPRODUKTE					
Gemüsezubereitungen					
TIEFKÜHLKOST					
Apfel-Rotkohl (Ig)	54	227	+	2	3
Brechbohnen (Bo)	33	138	3	0	3
Brokkoli-Sahne-Gratin (Bo)	127	528	5	8	8
Chinesische Gemüsepfanne (Bo)	84	348	2	5	6
Dicke Bohnen (Bo)	95	399	8	1	13
Erbsen, extra zart (Bo)	95	398	7	1	13
Junger Spinat (Bo)	24	99	3	+	1
Leipziger Allerlei mit Butter (Ig)	104	435	3	7	6
Pfannengemüse Französisch (Ig)	49	205	3	1	6
Pfannengemüse Italienisch (Ig)	38	159	2	1	6
Pilzragout, edles (Bo)	99	408	2	8	4
Rahm-Kohlrabi (Ig)	57	239	1	3	5
Rahmspinat (Bo)	52	214	2	3	3
Ratatouille (Bo)	124	513	1	9	8
Suppengemüse (Ig)	31	130	2	1	4
Fleischzubereitungen					
NASSKONSERVEN					
Fleischklößchen in Tomatensoße (Er)	96	402	4	6	6
Gulaschtopf mit Kartoffeln (Ma)	77	322	3	5	6
Gulaschtopf Ungarische Art (Er)	86	361	4	4	8
Hackbällchen Köttbullar (Er)	112	464	4	9	5
Kohlrouladen (Er)	74	309	3	5	4
Königsberger Klopse (Er)	136	569	5	10	6
Ravioli Bolognese (Ma)	87	366	3	3	11
Reistopf mit Huhn (Ma)	83	345	2	5	7
TIEFKÜHLKOST					
Bami Goreng (Bo)	107	450	7	3	12
Hirschbraten in Waldpilzrahms. (Bo)	95	398	12	3	6
Hühnerfrikassee (Bo)	101	422	11	5	3
Kohlroulade (Bo)	108	451	6	7	6

Lebensmittel (je 100 g verzehrbarer Anteil)	ENERGIE kcal	kJ	HAUPTNÄHRSTOFFE Eiweiß (Protein) g	Fett gesamt g	Kohlenhydrate g
Königsberger Klopse (Bo)	146	607	7	10	5
Lammrücken-Medaillons (Bo)	143	601	21	6	1
Lasagne Bolognese (Bo)	144	603	8	6	13
Nasi Goreng (Bo)	140	586	8	7	11
Rinderroulade in Bratensoße (Bo)	97	409	13	4	4
Sauerbraten (Bo)	122	512	14	4	9
Tafelspitz (Bo)	118	537	12	3	4
Fischzubereitungen					
TIEFKÜHLKOST					
Fischstäbchen (Ig)	189	795	13	8	17
Lachsfilet (Bo)	168	702	19	10	0
Lachsforellenfilet (Bo)	136	569	19	7	0
Pangasiusfilet (Ig)	74	312	14	2	0
Schlemmerfilet Champignon (Ig)	202	845	13	13	9
Seelachsfilet (Bo)	81	344	18	1	0
Seemannsschmaus (Ig)	239	1009	13	13	17
Getreidezubereitungen und Mehlspeisen					
TIEFKÜHLKOST					
Elsässer Flammkuchen (Bo)	238	993	6	13	22
Maultaschen Original (Bo)	166	695	6	9	14
Mini-Baguette (Bo) Salami	208	875	9	7	27
Champignon	225	949	9	13	32
Pizza Diavola (Bo)	195	816	10	7	21
Margherita (Bo)	216	909	12	7	25
Pizza »Die Ofenfrische« (Oe)					
Bolognese	189	791	9	4	28
Salami	232	976	10	8	28
Spinat	204	854	7	8	27
Thunfisch	190	795	9	5	26
Pizzettis, Käse (Bo)	316	1320	11	17	30
Salami (Bo)	267	1119	12	12	26
Quiche Lorraine (Bo)	248	1037	8	15	21
Semmelknödel (Bo)	214	903	7	6	32

Stand Jan. 2015 Hersteller: Bo = Bofrost Er = Erasco He = Hengstenberg Ig = Iglo Kn = Knorr Ma = Maggi Oe = Dr. Oetker Pf = Pfanni

Lebensmittel (je 100 g verzehrbarer Anteil)	ENERGIE kcal	kJ	HAUPTNÄHRSTOFFE Eiweiß (Protein) g	Fett gesamt g	Kohlenhydrate g
Nudelgerichte					
TROCKENPRODUKTE, nach Anleitung zubereitet					
Hüttenschmaus, 1 Portion (Kn)					
Emmentaler Makkaroni	300	1200	10	6	47
Schinken-Hörnli	330	1400	9	11	47
Schwäbische Käsespätzle	300	1300	11	8	45
Spaghetteria, 1 Portion (Kn)					
Alla Francesco	340	1400	12	11	51
Spaghetti Carbonara	340	1400	13	8	52
Wirtshaus, 1 Portion (Ma)					
Schinken-Nudeln	301	1275	12	2	58
Schwäbische Käsespätzle	246	1038	8	5	43
Kartoffelgerichte					
TROCKENPRODUKTE (Pf), 1 Portion, nach Anleitung zubereitet					
Gnocchi, 250 g	380	1600	9	1	82
Kartoffelknödel					
halb und halb, 190 g	220	924	3	1	35
roh, 190 g	190	790	3	1	42
Kartoffelpüree					
Besonders locker, 200 g	150	600	4	4	20
Salate und eingelegte Gemüsezubereitungen					
NASSKONSERVEN (He)					
Apfelrotkohl	50	212	2	+	9
Gewürzgurken	25	107	1	+	5
Karottensalat	44	185	1	+	8
Maiskölbchen	36	152	2	+	5
Mixed Pickles	27	112	1	+	4
Paprika	31	132	1	+	5
Rote-Bete-Salat	47	148	1	+	9
Sahne-Merrettich	292	1207	3	26	9
Sauerkraut Mildessa	22	91	2	+	2
Selleriesalat	48	202	1	+	9
Silberzwiebeln	52	222	1	+	4

Lebensmittel (je 100 g verzehrbarer Anteil)	ENERGIE kcal	kJ	HAUPTNÄHRSTOFFE Eiweiß (Protein) g	Fett gesamt g	Kohlenhydrate g
Eintöpfe und Suppen					
NASSKONSERVEN, 100 g					
Chili con Carne (Er)	96	400	6	3	9
Ein-Teller-Eintöpfe (Ma)					
Gulaschtopf mit Kartoffeln	79	331	3	5	6
Linsentopf mit Speck	74	311	4	2	9
Ravioli Bolognese	87	366	3	3	11
Erbsen-Eintopf (Er)	83	381	6	2	10
Gemüsetopf, bunter (Er)	35	145	1	1	5
Hühner-Nudeltopf (Er)	55	228	2	3	5
Linsen-Eintopf (Er)	85	359	5	3	10
Serbische Bohnensuppe (Er)	68	285	3	2	8
Ungarische Gulaschsuppe (Er)	48	201	3	2	4
TROCKENPRODUKTE, nach Anleitung zubereitet					
Aktiv Instantsuppen (Kn), zubereitet, 100 ml					
Champignon-Cremesuppe	68	285	1	2	11
Chinesische Nudelsuppe	55	290	2	1	10
Hühner-Nudel-Suppe	47	197	2	1	9
Lauch-Creme-Suppe	30	335	1	3	11
Tomaten-Mozzarella-Suppe mit Nudeln	50	207	2	1	9
Feinschmecker (Kn), 250 ml					
Blumenkohl-Brokkoli-Suppe	127	525	2	8	10
Champignoncremesuppe	65	465	2	7	11
Fränkische Grünkernsuppe	160	680	4	11	13
Kürbis Cremesuppe	110	480	3	2	7
Heiße Tasse, »Creme« (Er), 150 ml					
Käse Lauch	71	297	1	3	8
Kartoffel Frischkäse	72	299	2	3	9
Waldpilze	81	342	1	4	11
Heiße Tasse, »1 Portion« (Er), 175 ml					
China Nudel	86	361	3	1	17
Rindfleisch Nudel	90	400	4	2	15
Tomate Nudel	133	555	3	1	13

Stand Jan. 2015 Hersteller: Bo = Bofrost Er = Erasco He = Hengstenberg Ig = Iglo Kn = Knorr Ma = Maggi Oe = Dr. Oetker Pf = Pfanni

Lebensmittel (je 100 g verzehrbarer Anteil)	ENERGIE kcal	kJ	HAUPTNÄHRSTOFFE Eiweiß (Protein) g	Fett gesamt g	Kohlenhydrate g
Meisterklasse Suppen (Ma), 250 ml					
Blumenkohl-Brokkoli-Suppe	110	461	3	2	12
Flädlesuppe	46	196	3	1	8
Hühnersuppe mit Nudeln	43	183	2	2	7
Rindfleischsuppe mit Fleischklößchen	67	284	3	1	12
Spargelcremesuppe	75	314	4	2	11
Tomatensuppe mit Reis	89	380	2	+	19
Zwiebelsuppe	58	242	2	1	8
Suppenliebe (Kn), 1 Portion, 250 ml					
Hochzeitssuppe	50	190	2	1	8
Kaiser Teller	65	240	2	2	9
Rindfleischsuppe	90	400	4	2	15
Zwiebelsuppe	50	210	2	2	8
Bouillon (Kn), zubereitet, 100 ml					
Gemüse oder Rind	3	15	+	+	+
Hühner	4	16	+	+	+
Fond (Ma), 100 g					
Geflügel	152	616	3	1	33
Gemüse	136	569	1	+	33
Rind	140	586	2	+	32
Fertigsaucen					
TROCKENPRODUKTE					
Basis-Saucen (Kn), 100 ml, nach Anleitung zubereitet					
Bratensoße extra	42	167	1	2	6
Helle Soße	55	230	1	3	8
Klarer Bratensaft	42	174	1	3	4
Rahmsoße	60	252	1	3	7
Delikatess-Saucen (Ma), 100 ml, nach Anleitung zubereitet					
Curry Sauce	54	227	1	3	5
Gulasch Sauce	44	184	1	2	6
Jäger Sauce	48	201	1	3	5
Kräuter Sauce	78	325	2	5	6
Feinschmecker Saucen (Kn), 100 ml, nach Anleitung zubereitet					
3 Pfeffer Sauce	80	340	2	6	6
Jäger Sauce	55	240	2	3	6
Kräuter-Käse-Sauce	85	340	2	5	7
Meisterklasse Saucen klassisch (Ma), 100 ml, nach Anleitung zubereitet					
Champignon-Rahm Sauce	152	633	2	13	6
Kräuter-Sauce	127	533	1	11	8
Sauce Hollandaise	501	2097	16	31	38
VERSCHIEDENES (Trockenprodukte)					
Klassische Mehlschwitze (Mo)	580	2400	6	40	46
Saucenbinder (Mo)	356	1490	1	+	88
NASSPRODUKTE, 100 ml					
Sauce Hollandaise (Kn)	465	1915	2	50	2
Tomato al Gusto Basilikum (Kn)	32	134	1	1	6
Tomato al Gusto Pizza (Kn)	37	155	1	1	6
Würzsaucen (Ma)					
Maggi Würze	84	358	12	0	8
Maggi-Curry-Sauce	127	532	2	4	22
Magic Asia Sauce	124	518	+	+	30
Süßspeisen					
TROCKENPRODUKTE (Oe), 100 g, nach Anleitung zubereitet					
Garant, Schokolade	101	428	3	2	19
Vanille	84	355	3	1	15
Götterspeise, Himbeere	71	304	1	0	16
Kaltschale Sauerkirsch	68	289	+	0	17
Mousse a la Vanille	123	519	5	3	19
Mousse au Chocolat	151	635	5	5	21
Paradies-Creme, Karamell	119	519	3	4	19
Mandel	124	519	3	4	19
Stracciatella	120	504	3	4	17
Rotweincreme	208	871	2	10	20

Stand Jan. 2015

Hersteller: Kn = Knorr Ma = Maggi Mo = Mondamin Oe = Dr. Oetker

Lebensmittel (je 100 g verzehrbarer Anteil)	ENERGIE kcal	kJ	HAUPTNÄHRSTOFFE Eiweiß (Protein) g	Fett gesamt g	Kohlenhydrate g
FERTIGDESSERTS (Oe), 1 Becher/Portion					
Onken, Joghurt Mild Himbeere	126	534	5	3	19
Kirsche	134	566	5	3	21
Rote Grütze	126	536	+	+	28
Rote Grütze mit Vanillesoße	165	699	2	2	33
Wölkchen, Schoko-Haselnuss	175	733	5	8	20
Vanille	159	663	4	8	18
Speiseeis					
Cornetto (La), 1 Stück					
Buttermilch-Zitrone, 86 g	240	1004	3	11	31
Cornetto, 75 g	336	1381	5	22	33
Erdbeer, 75 g	260	1088	3	11	38
Haselnuss, 75 g	310	1297	4	18	33
Cremissimo (La), 100 g					
Bourbon-Vanille	220	910	3	11	27
Schokolade	230	960	5	11	28
Walnuss	240	1000	4	13	28
Eiscreme von Meisterhand (Bo), 100 g					
Malaga	225	945	3	10	30
Schokosplitter	209	876	4	11	23
Stracciatella	253	1057	3	14	28
Magnum, Classic (La), 85 g	305	1277	4	19	30
Mandel	315	1318	5	19	31
Vienetta Blättereis (La), 100 g					
Cappuccino	130	544	2	8	11
Schokolade	120	502	2	8	11
Backmischungen					
TROCKENPRODUKTE (Oe), 100g, nach Anleitung zubereitet					
Großmutters Back-Ideen					
Donauwellen	339	1414	4	21	33
Russischer Zupfkuchen	379	1583	8	23	36
Gugelhupf	393	1645	6	20	47
Marmorkuchen	380	1592	6	20	44

Lebensmittel (je 100 g verzehrbarer Anteil)	ENERGIE kcal	kJ	HAUPTNÄHRSTOFFE Eiweiß (Protein) g	Fett gesamt g	Kohlenhydrate g
Nusskuchen	393	1645	6	20	48
Pizzateig	270	1139	6	7	46
Zitronenkuchen	423	1771	5	22	53
Frühstückscerealien					
Corn Flakes (Kel)	378	1604	7	1	84
Beeren-Müsli (Kel)	355	1485	7	5	32
Bircher-Müsli (Kel)	366	1532	9	11	55
Himbeer-Müsli (Kel)	370	1549	12	11	51
Multikorn (Kö)					
Fleks	337	1411	11	3	66
Knusper-Vollkorn-Müsli	392	1641	10	5	72
Müsli (Kö)					
Cranberry	349	1461	11	6	64
Karibik	387	1630	9	10	62
Knusper-Honig-Nuss	455	1907	10	18	62
Schoko	406	1705	11	11	61
Seitenbacher-Vollkorn-Müsli	332	1405	11	4	63
Vitalis (Oe)					
Aprikosen Müsli	320	1340	10	6	57
Früchtemüsli	355	1501	9	4	67
Knusper + Nuss	489	2045	10	23	56
Knuspermüsli	420	1765	10	15	62
Schoko Müsli	412	1733	10	12	62
Fastfood					
1 Portion (Mc)					
Apfeltasche	252	1053	2	14	28
Big Mac	495	2071	27	25	40
Cheeseburger	300	1255	16	13	30
Chicken McNuggets, 107 g	251	1053	17	14	16
Chicken Wings	475	1985	44	28	7
Hamburger, 100 g	239	1000	12	9	28
McChicken Classic	455	1895	20	19	48
Pommes frites, mittel	341	1424	4	17	42

Stand Jan. 2015 Hersteller: Bo = Bofrost Kel = Kellogg's La = Lagnese Kn = Knorr Kö = Kölln Mc = McDonald's Oe = Dr. Oetker

Lebensmittel (je 100 g verzehrbarer Anteil)	ENERGIE kcal	ENERGIE kJ	HAUPTNÄHRSTOFFE Eiweiß (Protein) g	HAUPTNÄHRSTOFFE Fett gesamt g	HAUPTNÄHRSTOFFE Kohlenhydrate g
ENERGIEREDUZIERTE PRODUKTE (für Übergewichtige, nach § 14a DiätVO)					
FERTIGGERICHTE					
Fleischgerichte					
Frühlings-Frikadelle (Un)	75	314	5	3	8
Gemüse Mahlzeit (Un)	60	251	1	2	9
Hackbällchen (Un)	86	360	4	4	7
Kasseler (Un)	67	280	5	2	6
Königsberger Klopse (Un)	106	444	5	3	14
Rindergulasch (Un)	85	355	7	2	9
Rinderroulade (Un)	85	355	6	3	8
Schweinefilet auf Gemüse (Un)	70	293	6	2	7
Schweinegeschnetzeltes (Un)	82	343	6	2	9
Wirsingroulade (Un)	62	259	2	2	7
Geflügelgerichte (Un)					
Chop Suey	103	431	7	1	16
Curryhuhn	99	414	7	2	13
Ente, klassisch	69	295	4	1	10
Huhn süß-sauer	98	410	7	1	15
Huhn Toscana	85	355	5	1	6
Hühnerfrikassee	97	406	7	2	12
Thai Red Curry	99	415	5	3	13
Fischgericht (Un)					
Alaska-Seelachsfilet in Kräutersauce	58	245	5	1	6
Feinkostsalate (Un)					
Curry-Hähnchensalat	146	610	9	8	9
Farmersalat	136	569	1	10	10
Fleischsalat	215	885	5	18	7
Geflügelsalat	146	612	10	8	9
Heringssalat	192	802	6	12	14
Kartoffelsalat mit Crème fraîche	137	572	1	8	13

Lebensmittel (je 100 g verzehrbarer Anteil)	ENERGIE kcal	ENERGIE kJ	HAUPTNÄHRSTOFFE Eiweiß (Protein) g	HAUPTNÄHRSTOFFE Fett gesamt g	HAUPTNÄHRSTOFFE Kohlenhydrate g
Putensalat mit Mais und Erbsen	150	627	10	8	8
Shrimpssalat	199	825	10	15	6
Wurst (Un)					
Apfel-Zwiebel-Leberwurst	262	1130	14	20	6
Baguette-Salami	269	1120	24	19	1
Cervelatwurst	250	1000	19	19	1
Fränkische Fleischwurst	228	945	13	19	1
Geflügel-Frikadelle	234	977	13	16	10
Geflügel-Leberwurst	254	1050	14	21	2
Gemüse-Putenwurst	94	395	13	3	4
Gemüsefrikadelle	178	745	9	9	14
Genießerbraten	102	427	20	2	1
Gourmet-Aufschnitt	193	808	25	10	1
Kalbsfleischleberwurst	264	1096	17	21	2
Landleberwurst	248	1029	14	21	1
Pfälzer Leberwurst	254	1050	15	21	1
Puten-Wiener	198	829	15	15	1
Putenleberwurst	259	1075	18	20	1
Putensalami	262	1089	22	19	1
Saftige Würstchen	191	795	13	15	1
Salami	261	1085	22	19	1
Teewurst	306	1270	16	27	1
Teewurst grob	310	1284	16	27	+
Käse und Käsezubereitungen (Un)					
SCHMELZKÄSE/SCHMELZKÄSE-ECKEN					
Allgäuer, Toasties	200	840	22	11	4
Feine Ecken	190	795	17	10	7
Holländer, Toasties	200	837	17	12	7
Kräuter	170	711	16	9	5
Schmelzli	170	711	16	9	5
Tomate-Paprika	157	656	15	9	5

Stand Jan. 2015

Hersteller: Un = Unilever (»Du darfst«) We = Weight Watchers

Lebensmittel (je 100 g verzehrbarer Anteil)	ENERGIE kcal	kJ	HAUPTNÄHRSTOFFE Eiweiß (Protein) g	Fett gesamt g	Kohlenhydrate g
SCHNITTKÄSE, 30 % Fett i. Tr.					
Aufschnitt, mild	260	1100	29	16	0
Bergamer	278	1159	31	17	0
Edamer, mild	269	1120	29	17	0
Gouda, mittelalt	283	1181	31	18	0
Maasdamer, mild	270	1100	31	16	0
FRISCH- UND WEICHKÄSE					
Finesse mit Kräutern	130	540	10	8	5
Grüner-Pfeffer-Weichkäse	200	820	22	12	+
Brotaufstriche (Un)					
Streichgenuss					
Ei-Bacon	172	720	8	13	6
Thunfisch	193	808	7	15	9
Tomate-Mozzarella	184	770	5	13	11
Streichfette (Un)					
Die Leichte mit Joghurt	244	990	2	24	4
Leichte Butter	360	1500	2	39	2
Desserts					
(Na), 100 g, nach Anleitung zubereitet					
Creme-Dessert					
Rote Grütze	50	213	1	7	10
Schokolade	78	327	4	4	7
Vanille	74	308	3	3	8
Joghurt-Schnitten					
Erdbeere	123	516	4	2	26
Pfirsich	124	524	4	1	24
Pudding					
Schokolade	68	285	4	2	10
Vanille	66	280	3	2	10
Sahne, sprühfertig	203	841	3	15	12

Lebensmittel (je 100 g verzehrbarer Anteil)	ENERGIE kcal	kJ	HAUPTNÄHRSTOFFE Eiweiß (Protein) g	Fett gesamt g	Kohlenhydrate g
Kompott (Na)					
Apfelmus	55	235	+	+	12
Aprikosen	28	118	1	+	6
Birnen	33	138	+	+	7
Pfirsiche	28	120	1	+	5
Schattenmorellen	35	148	1	+	7
Fruchtaufstriche (Na)					
Aprikose	130	552	+	+	31
Erdbeere	130	551	+	0	31
Himbeere	132	559	1	0	36
Kirsche	150	620	1	+	31
Pflaumenmus	112	472	1	+	25
Schwarze Johannisbeere	128	540	1	+	30
Waldfrucht	131	556	1	+	31
Getränke (Na)					
EISTEE					
Pfirsich	1	5	+	+	1
Zitrone	1	5	+	+	+
FRUCHTNEKTARE					
Ananas-Maracuja	21	90	+	+	5
Apfel, mild	21	89	+	+	5
Multivitamin	24	103	+	+	5
Orange, mild	23	99	+	+	5
Sauerkirsche	16	66	+	+	4
Schwarze Johannisbeere	11	45	+	+	2

Stand Jan. 2015

Hersteller: Na = Natreen Un = Unilever (»Du darfst«)

Mineralstoffgehalte ausgewählter Mineral- und Heilwässer
(angegeben in mg/Liter)

Quelle	Natrium	Kalium	Calcium	Magnesium	Chlorid	Fluorid
MINERAL- UND HEILWÄSSER						
Adelheidquelle	966	44	132	102	131	0,7
Adelholzener	10	1	70	31	23	0,2
Adelholzener Primus Heilquelle	5	1	94	31	4	0,1
Alpquell (Österreich)	4	2	243	41	3	*
Apollinaris	380	30	90	110	100	*
Bad Dürrheimer Bertoldsquelle	8	2	325	55	18	*
Bad Dürrheimer Johannisquelle	13	*	289	50	*	*
Bad Nauheimer Mineralwasser	15	3	64	16	7	*
Bad Tönissteiner Heilbrunnen	104	14	166	123	29	*
Bad Vilbeler Elisabethen Quelle	6	5	107	20	9	0,9
Bad Vilbeler UrQuelle	87	13	164	25	69	*
Bad Wildunger Helenenquelle	39	4	184	95	17	*
Brohler Classic Mineral- u. Heilbrunnen	370	22	88	78	190	*
Brohler Highlight	61	11	42	40	45	*
Caspar Heinrich Quelle Heilwasser	24	3	281	83	38	*
Celtic (Frankreich)	2	2	8	2	5	*
Christinenbrunnen	371	10	55	6	304	3,0
Contrex (Frankreich)	9	3	486	84	8	*
Diemeltaler Heil- u. Mineralquelle	12	2	125	35	24	*
Dreikönigsquelle	10	20	60	20	20	*
Evian (Frankreich)	5	1	78	24	5	*
Finkenbach Quelle	1	3	12	3	1	0,1
Franken Brunnen Hochsteinquelle	38	6	267	66	94	0,2
Franken Brunnen Theresienquelle	507	30	110	40	630	*
Fürst Bismarck Quelle	14	*	79	5	22	*
Gasteiner Kristallklar Heilw. (Österreich)	74	3	12	1	25	*
Gemminger Mineralquelle	41	5	426	71	11	*
Gerolsteiner	118	11	348	108	40	0,2
Güstrower Schloßquell	16	2	98	12	20	0,3
Harzer Grauhof Brunnen	16	*	116	10	32	*
Hassia Sprudel	236	25	193	40	124	*
Henniez (Schweiz)	6	1	108	20	12	*
Heppinger	856	53	116	165	245	*
Hirschquelle	261	12	216	29	41	1,3
Ileburger Sachsenquelle	12	2	71	11	14	*
Kaiser Friedrich Quelle	1020	30	130	90	1034	*
Kisslegger Sprudel	188	1	2	1	9	2,1
Krumbach	8	3	104	22	12	0,1
Lauchstädter Heilbrunnen	56	12	177	45	67	*

Mineralstoffgehalte ausgewählter Mineral- und Heilwässer
(angegeben in mg/Liter)

Quelle	Natrium	Kalium	Calcium	Magnesium	Chlorid	Fluorid
Lichtenauer Mineralquelle	12	2	62	9	20	0,2
Luisen Brunnen	232	20	344	45	313	*
Margonwasser	20	1	84	18	31	*
Märkischer Mineralbrunnen	58	2	44	7	15	*
Neuselters Mineralquelle	90	6	100	27	60	0,5
Passugger Heilwasser (Schweiz)	46	3	286	24	19	*
Perrier (Frankreich)	14	1	140	4	31	*
Prinzenburger Felsenquelle Karat	5	1	55	6	13	0,1
Ramlösa (Schweden)	222	2	2	1	23	2,8
Reginaris Mineralbrunnen	300	20	190	110	38	*
Rennsteig Sprudel	12	4	73	27	15	*
Rhäzünser Heilwasser (Schweiz)	109	7	198	41	12	*
Rhenser Mineralbrunnen	80	4	118	31	120	0,5
Rhön Sprudel	3	17	45	26	9	0,6
Rietenauer	35	7	412	80	20	*
Römerquelle (Österreich)	13	2	146	65	5	*
Römerquelle Niedernau	11	2	417	49	18	*
Rosbacher Klassisch	85	4	209	93	141	*
Rosbacher UrQuell	40	3	262	131	50	0,1
San Pellegrino (Italien)	45	3	208	56	74	*
Sankt Martin Heilwasser	123	9	217	27	104	0,3
Schillerbrunnen Bad Lauchstädt	42	12	151	39	47	*
Schlossquelle Friedrichsroda	188	3	296	106	205	*
Schwarzwald Sprudel	120	7	190	20	10	*
Selters Mineralwasser	290	10	110	40	260	*
Spa Reine (Belgien)	3	1	4	1	5	*
Spreequell Mineralwasser	48	4	208	23	94	*
St. Gero Heilwasser	119	11	347	108	40	0,2
St. Margareten	19	2	566	47	90	0,4
Staatlich Fachingen	602	28	122	53	151	*
Sylt-Quelle Heil- u. Mineralwasser	126	17	22	22	186	*
Teinacher	100	6	100	20	20	0,9
Thüringer Waldquell	28	3	106	50	40	*
Überkinger sanft	18	18	170	16	25	3,0
Valser Mineralquelle (Schweiz)	11	2	436	58	3	*
Vera (Italien)	2	1	36	13	2	*
Volvic (Frankreich)	8	5	10	6	8	*
Wernigeröder Mineralquelle	25	2	93	27	35	*
Wüteria Heiligenquelle	11	3	118	48	43	0,2

Moderne Ernährung

Lebensmittel sind »Mittel zum Leben«. Sie liefern dem Körper die Nährstoffe, die er für seine Gesundheit und Leistungsfähigkeit braucht: Energie und Baustoffe für die Zellen sowie eine Vielzahl von Wirkstoffen, mit deren Hilfe unser Organismus reibungslos funktioniert. Es ist nicht egal, was wir essen. Die richtige Kombination macht den Unterschied.

Die Bedeutung der Nahrung

Die Nahrung liefert unserem Körper all jene Stoffe, die er für sein Wachstum, für die Aufrechterhaltung der körperlichen und geistigen Funktionen und für die Regulation der Körpertemperatur braucht. Die Aufnahme von Nahrung und Wasser ist aber auch nötig, um beispielsweise abgestorbene Zellen oder ausgeschiedene Flüssigkeit zu ersetzen – und somit für den gesamten Stoffwechsel.
Unentbehrlich für den »Betrieb« unseres Organismus sind dabei die unter dem Begriff »Nährstoffe« zusammengefassten Nahrungsbestandteile: Eiweiß, Fett, Kohlenhydrate, Vitamine und Mineralstoffe sowie Wasser. Mit welchen konkreten Lebensmitteln wir unseren Nährstoffbedarf decken, ist in gewisser Weise unerheblich, denn viele Lebensmittel sind untereinander austauschbar.

Gleiche Nährstoffe trotz unterschiedlichen Nahrungsangebots

So grundverschieden die Kost der Europäer, Asiaten und Afrikaner auch ist, so sehr sich die jeweils vorhandenen Nahrungsmittel und die daraus zusammengestellte Ernährung unterscheiden – sie liefern dennoch immer wieder die gleichen Nährstoffe. Die Menschen können sich mit ganz unterschiedlichen Kostformen vollwertig ernähren – vorausgesetzt, sie treffen die richtige Auswahl.
Den größten Anteil in der Ernährung der Weltbevölkerung – auch in Ländern, die unter Nahrungsmangel leiden – haben Lebensmittel mit einem hohen Anteil an komplexen Kohlenhydraten, also stärkereiche Produkte. In Ländern, in denen vorwiegend Getreide angebaut wird, ernährt man sich hauptsächlich von Gerichten und Produkten mit Weizen, Roggen, Mais, Reis oder Hirse.
Keines dieser Lebensmittel allein kann den Bedarf an allen Nährstoffen decken. Es muss deshalb mit anderen Produkten ergänzt werden. So sind manche stärkereiche Lebensmittel relativ eiweißarm oder enthalten nur wenig hochwertiges Eiweiß. Diese werden am besten mit eiweißreichen Lebensmitteln tierischer oder pflanzlicher Herkunft ergänzt, etwa Haferflocken mit Milch oder Pizza mit Käse.

»Gute« oder »schlechte« Lebensmittel?

Da nicht die Nahrungsmittel selbst, sondern die in ihnen enthaltenen Nährstoffe für eine im Sinne der Ernährungswissenschaft richtige und vollwertige Ernährung maßgeblich sind, ist es nicht gerechtfertigt, bestimmten Lebensmitteln einen eindeutig positiven oder negativen Stempel aufzudrücken, das heißt, sie als eindeutig gesund oder schädlich zu bewerten. Entscheidend ist vielmehr die Menge, die wir von einem bestimmten Nahrungsmittel verzehren, und dass am Ende des Tages und im Verlauf der Woche das Verhältnis aller aufgenommenen notwendigen Nährstoffe ausgeglichen ist.
Dieses generelle Ziel ist am besten durch eine vielseitig zusammengesetzte, gemischte Kost zu erreichen. Dazu gehört allerdings, dass Lebensmittel, die im Verhältnis zu ihrem Energiegehalt ein großes Nährstoffangebot mitbringen – der Fachjargon nennt sie Lebensmittel mit hoher Nährstoffdichte –, bevorzugt werden und der Genuss reiner Kalorienträger wie Zucker eingeschränkt wird.

»Nährstoffdichte«: Kriterium zur Qualitätsbewertung von Nahrungsmitteln

Lebensmittel mit hoher Nährstoffdichte bringen viele Vitamine, Mineralstoffe oder andere essenzielle Nährstoffe, wie zum Beispiel essenzielle Fettsäuren, in vorteilhafter Menge mit. Im Gegensatz dazu haben Zucker und zuckerhaltige Süßwaren eine geringe Nährstoffdichte, weil sie in der Regel keine oder nur wenige wertvolle Nährstoffe wie Vitamine oder Mineralstoffe enthalten.

Energie- und Nährstoffbedarf

Energie aus der Nahrung: nutzbar gemacht durch Verbrennung

Der Organismus deckt seinen Energiebedarf für das Wachstum, für die Aufrechterhaltung der Körpertemperatur und für alle Stoffwechselleistungen aus der Verbrennung von Fett und Kohlenhydraten. Eiweiß wird nur zu einem geringen Teil für die Verbrennung herangezogen, weil es primär andere Aufgaben im Körper zu erfüllen hat.

Chemisch gesehen werden bei der Verbrennung, zum Beispiel von Kohle, die drei Elemente Kohlenstoff (C), Wasserstoff (H) und Sauerstoff (O_2) zu Kohlendioxid (CO_2) und Wasser (H_2O) umgewandelt. Die Nährstoffe Fett, Kohlenhydrate und Eiweiß könnten wir prinzipiell auch im Ofen verbrennen und mit der dabei frei werdenden Energie heizen.
Die Verbrennung der Nährstoffe im Stoffwechsel unterscheidet sich von der im Ofen nur dadurch, dass sie nicht so rapide, sondern langsam und in vielen Teilschritten erfolgt. Die dabei frei werdende Energie wird durch den Stoffwechsel für die verschiedenen Leistungen des Körpers nutzbar gemacht.
Die Endprodukte der Verstoffwechselung von Fetten und Kohlenhydraten sind Kohlendioxid und Wasser, die mit der Atmung durch die Lunge bzw. durch die Nieren und den Darm ausgeschieden werden.

Der Begriff der »Kalorie« und des »Joule«
Der in Kalorien ausgedrückte Brennwert – also die nutzbare frei werdende Wärmeenergie – beträgt für Fett 9 Kilokalorien (kcal) und für Kohlenhydrate sowie Eiweiß jeweils 4 Kilokalorien (kcal) je Gramm. Die Kalorie ist eine Einheit für den Wärme- oder Energiegehalt einer Substanz.
Es hat sich eingebürgert, dass wir von »1 Kalorie« sprechen, obwohl damit »1 Kilokalorie (kcal)« gemeint ist. Eine Kilokalorie (kcal) ist die Menge an Energie, die notwendig ist, um bei normalem Atmosphärendruck 1 Liter Wasser von 14,5° C auf 15,5° C zu erwärmen. Die Einheit »Kalorie« wurde aufgrund internationaler Vereinbarungen offiziell durch die Einheit »Joule« ersetzt, weil diese besser geeignet ist, um verschiedene Energiearten in der Physik ineinander umzurechnen. In der Praxis werden heute beide Einheiten verwendet. Genau berechnet entspricht 1 Kilokalorie (kcal) 4,184 Kilojoule (kJ). Vereinfacht rechnet man 1 kcal = 4 kJ.
Der Energiebedarf des erwachsenen Menschen ergibt sich aus zwei Parametern des Verbrauchs: Der eine ist der Grundumsatz für so grundlegende Leistungen wie die Atmung und die Tätigkeit des Herzmuskels. Dieser Energiebedarf fällt selbst bei völliger Ruhe an, also auch im Schlaf. Dazu kommt zum anderen der Energiebedarf für den Arbeits- oder Leistungsumsatz, den jede Art von körperlicher Betätigung zusätzlich verursacht. Einen Überblick des durchschnittlichen Energieverbrauchs bei ausgewählten körperlichen Tätigkeiten bietet die folgende Tabelle.

Durchschnittlicher Kalorienverbrauch bei ausgewählten Tätigkeiten am Beispiel von zwei Verbrauchergruppen

	Frauen 25–50 Jahre 164 cm 59 kg	Männer 25–50 Jahre 176 cm 74 kg
Tätigkeit	Kalorienverbrauch pro Stunde	
Aquafitness	446	580
Arbeiten am Computer	84	109
Bergwandern	335	435
Billardspielen	139	181
Fußballspielen	390	507
Gartenarbeit	223	290
Gehen (4 km/h)	167	240
Golfspielen	251	326
Gymnastik	223	290
Hausarbeit	195	254
Judo, Jiu-Jitsu, Karate	558	725
Klavierspielen	140	181
Laufen (10 km/h)	558	725
Laufen (8 km/h)	446	580
Radfahren	335	435
Rudern	390	507
Schwimmen	390	507
Skifahren (alpin)	390	507
Skiwandern (Langlauf)	446	580
Tanzen	251	326
Tennisspielen	390	507
Tischtennisspielen	223	290

Welches Gewicht ist »richtig«?
Ob die Energiezufuhr durch die Nahrung dem tatsächlichen Bedarf entspricht, lässt sich leicht aus dem Körpergewicht ablesen. Dafür stehen verschiedene Formeln zur Verfügung, mit denen man das »richtige« Körpergewicht ermitteln und infolgedessen Unter- und Übergewicht definieren kann.
Eine dieser Formeln ist der »Broca-Index«, benannt nach dem Arzt Broca, der sie entwickelt hat. Der Broca-Index definiert das Normalgewicht als das Gewicht (in kg), das sich aus der Formel »Körpergröße (in cm) minus 100« ergibt. Eine Frau mit 165 cm Körpergröße hätte damit ihr Normalgewicht bei 65 kg. Nach Broca liegt dann Übergewicht vor, wenn das tatsächliche Körpergewicht das Normalgewicht um 15 % oder mehr übersteigt. Der Broca-Index hat den Nachteil, dass er kleine Personen tendenziell zu oft, große dagegen eher zu selten als übergewichtig einstuft.

Neue Berechnungsformel
Eine bessere Formel zur Ermittlung von Normal- und Übergewicht ist der »Body-Mass-Index« (BMI), der kleinere Menschen nicht benachteiligt.
Der BMI ergibt sich aus einer Division: Gewicht in Kilogramm geteilt durch Körpergröße in Meter (!) zum Quadrat. Eine 165 cm große Frau mit einem Gewicht von 65 kg würde den BMI 23,9 erreichen:

$$\text{BMI} = \frac{65\ \text{Kilogramm}}{(1{,}65\ \text{Meter})^2} = \frac{65}{2{,}72} = 23{,}9$$

Für die Beurteilung des BMI gibt es detaillierte Tabellen, die akzeptable Werte – je nach Geschlecht – von leichtem bis starkem Übergewicht abgrenzen. Je nach Altersgruppe ist ein BMI von z. B. 19–24 (19–34 Jahre), 21–26 (35–54 Jahre) bzw. 23–28 (ab 55 Jahre) akzeptabel. Liegt der BMI darüber, ist Übergewicht gegeben, das abgebaut werden sollte.
Übergewichtige Menschen sollten den Verzehr kalorienreicher und insbesondere fettreicher Nahrungsmittel einschränken. Denn bei starkem Übergewicht drohen verkürzte Lebenserwartung, Herz-Kreislauf-Schäden und Erkrankungen des Stoffwechsels wie Diabetes oder Gelenkerkrankungen.

Die Inhaltsstoffe unserer Nahrung

Unsere Nahrung ist aufgebaut aus den energieliefernden Nährstoffen, also Fetten, Kohlenhydraten und Eiweiß, sowie aus nicht-energieliefernden Substanzen wie Vitaminen und Mineralstoffen. Weiter unterscheiden wir zwischen lebenswichtigen, funktionell wichtigen und austauschbaren Nährstoffen.

Lebenswichtige Nährstoffe
Die Nahrungsbestandteile, ohne die der Körper seine Stoffwechselvorgänge nicht aufrechterhalten kann, sind lebenswichtig (essenziell). Diese Substanzen kann der Körper nicht selbst bilden, weshalb sie regelmäßig zugeführt werden müssen. Bei kurzen Unterbrechungen der Zufuhr können sie Vorräten im Organismus entnommen werden.
In diese Gruppe von Nährstoffen gehören bestimmte Fettsäuren, gewisse Bestandteile des Eiweißes (Aminosäuren) sowie alle Vitamine, Mineralstoffe und Spurenelemente. Die Zeit, die bei Mangelversorgung bis zu sichtbaren Folgeerscheinungen vergeht, hängt von der Möglichkeit und Menge der Speicherung im Körper ab. Fettlösliche Vitamine können relativ gut gespeichert werden, vor allem in der Leber, während die meisten wasserlöslichen Vitamine nur kurze Zeit speicherbar sind und es bei ihnen schneller zu Mangelerscheinungen kommt.

Funktionelle Inhaltsstoffe
Nahrungsbestandteile, ohne die der Körper zwar auskommen kann, deren ungenügende Zufuhr aber Stoffwechselstörungen oder Erkrankungen bewirkt, werden als funktionell bezeichnet. Zu dieser Gruppe zählen Bestandteile pflanzlicher Nahrungsmittel, die nicht primär als Energielieferanten oder als lebensnotwendige Nährstoffe gelten; sie werden deshalb als biologisch wirksame oder sekundäre Inhaltsstoffe bezeichnet. Am besten bekannt sind die in Getreide und Gemüse enthaltenen Ballaststoffe mit ihrer großen Bedeutung für die Darmfunktion. Zu dieser Gruppe zählen aber auch Phytosterine aus Pflanzen, die die Cholesterinaufnahme in den Körper hemmen, sowie viele Farb-, Geschmacks- und Duftstoffe, die Gemüse, Obst und Gewürzen ihre Farbe und ihren typischen Geschmack und Geruch verleihen. Manchen davon wird eine gewisse vorbeugende Wirkung gegen ernährungsabhängige Erkrankungen von Herz und Gefäßen sowie gegen Krebs zugeschrieben.

Wie Sie die Nährstoffe richtig kombinieren
Weitgehend untereinander austauschbar in ihrer Rolle als Energielieferanten sind Fette und Kohlenhydrate und in einem gewissen Ausmaß auch Eiweiß. Wichtig ist vor allem ein ausgewogenes Verhältnis der drei Hauptnährstoffe untereinander. Für den gesunden Erwachsenen wird folgende Verteilung der täglichen Kalorienaufnahme empfohlen: mindestens 8 bis 10 Prozent Eiweiß, 30 Prozent Fett, mindestens 50 Prozent Kohlenhydrate. Bei einer Tageszufuhr von 2000 Kalorien entspricht das 40 bis 50 g Eiweiß, 65 g Fett und mindestens 250 g Kohlenhydraten.

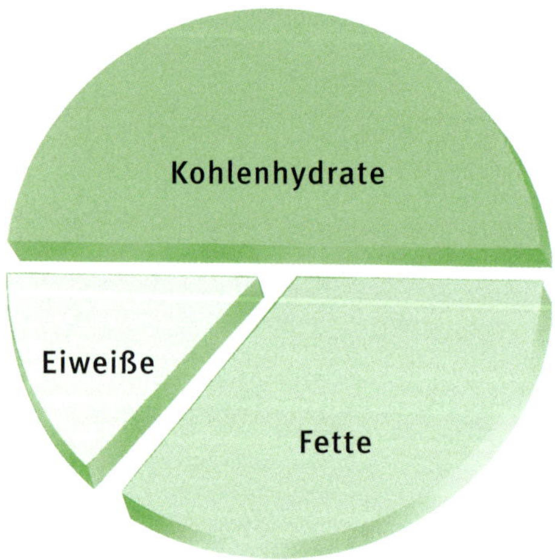

Ideale Zusammensetzung der Hauptnährstoffe

Fette

Nahrungsfette sind aus den Bestandteilen Glycerin und Fettsäuren aufgebaut. Sie sind unsere Hauptenergielieferanten und enthalten auch eine Reihe weiterer Bestandteile wie die fettlöslichen Vitamine, Farb- und Aromastoffe und Antioxidanzien, die das Fett vor Oxidation, also dem Verderb durch Sauerstoffeinwirkung, schützen, sowie Cholesterin und pflanzliche Sterine. Diese Fettbegleitstoffe zusammengenommen machen allerdings nur etwa 1 Prozent des Nahrungsfetts aus.

Gesättigte und ungesättigte Fettsäuren
In vielen Fettsäuren sind so viele Wasserstoffatome enthalten, wie es nach den Gesetzen der chemischen Bindung möglich ist. Sie sind, wie man sagt, mit Wasserstoffatomen »gesättigt«, und deshalb nennt man sie gesättigte Fettsäuren.
Daneben gibt es Fettsäuren, die 2, 4, 6 oder 8 Wasserstoffatome weniger haben als die gesättigten. Man nennt sie »einfach ungesättigt«, wenn sie 2 Wasserstoffatome weniger haben, sonst »mehrfach ungesättigt« (Polyenfettsäuren).
Bei den gesättigten Fettsäuren unterscheidet man je nach Molekülgröße (Kettenlänge) zwischen kurz-, mittel- und langkettigen Fettsäuren. Mittelkettige Fettsäuren werden leichter in den Körper aufgenommen und schneller abgebaut als die langkettigen. Sie werden aus diesem Grund für verschiedene Diäten und bei Fettstoffwechselstörungen empfohlen. Natürlicherweise kommen solche kurz- und mittelkettigen Fettsäuren allerdings nur in relativ geringer Menge zum Beispiel in Butter vor. Im Rahmen eines Diätplans müssen deshalb spezielle Diätfette (MCT-Fette) mit kurz- und mittelkettigen Fettsäuren verwendet werden.
Gesättigte und einfach ungesättigte Fettsäuren (zum Beispiel die den Hauptteil des Olivenöls ausmachende Ölsäure) kann der Körper aus kleineren Molekülen aufbauen oder aus Kohlenhydraten wie Stärke oder Zucker umbauen.
Nicht aufbauen kann der Körper dagegen eine Reihe mehrfach ungesättigter Fettsäuren, die deshalb als essenziell (lebensnotwendig) bezeichnet werden.
Zu ihnen gehören hauptsächlich die Omega-6-Fettsäuren, Vertreter der Linolsäuregruppe, die in Pflanzenölen und tierischen Fetten vorkommen, sowie Vertreter der Linolensäuregruppe, die Omega-3-Fettsäuren, die in Fischölen und manchen Pflanzenölen (Leinsamen-, Raps- und Sojaöl) enthalten sind (siehe Tabellen auf Seite 106 bis 110).

Cis- und Transfettsäuren

Die ungesättigten Fettsäuren, die für den Körper essenziell sind, kommen in den Nahrungsfetten in der Regel in einer bestimmten chemischen Form vor, nämlich als »cis-Fettsäuren«. Eine Ausnahme macht das Fett in der Milch von Wiederkäuern, beispielsweise Kuhmilch, das kleine Mengen sogenannter »Transfettsäuren« enthält.

Transfettsäuren kommen aber auch in gehärteten oder stark erhitzten Fetten vor. Weil sie den LDL-Cholesterinwert des Bluts und damit das Risiko von Gefäßschädigungen erhöhen, soll der Anteil der Transfettsäuren in der täglichen Ernährung generell möglichst gering sein.

Dank der modernen Speiseöl- und Margarineherstellung ist der Gehalt der Nahrungsfette an Transfettsäuren sehr gering; bei gemischter Kost werden etwa 3 bis 5 g pro Tag aufgenommen.

Wenig Fett, wenig gesättigte Fettsäuren essen

Insgesamt sollen die Fette nur etwa 25 bis 30 % der Gesamtenergiezufuhr ausmachen. Beim Erwachsenen ist die Zufuhr großer Mengen gesättigter Fettsäuren ein hohes Risiko für die Entstehung von Herz- und Gefäßkrankheiten. Zur Vorbeugung ist deshalb folgende Fettsäurenzufuhr empfehlenswert:

- maximal 10 % der kcal als gesättigte Fettsäuren (GFS),
- 12 % bis 17 % der kcal als einfach ungesättigte Fettsäuren (EUFS) und
- 3 % (bis 7 %) der kcal als mehrfach ungesättigte Fettsäuren (MUFS),
  - 2,5 % als Linolsäure (Omega-6-Fettsäure),
  - 0,5 % als Alpha-Linolensäure (Omega-3-Fettsäure).

Die Tabellen auf Seite 106 bis 110 informieren über die verschiedenen Fettsäuregruppen.

Kohlenhydrate

Kohlenhydrate bilden in allen Kostformen den Hauptanteil. Sie sollten im Vergleich zu Fett und Eiweiß der Hauptbestandteil der täglichen Ernährung sein. Zu empfehlen ist ein Kohlenhydratanteil von mindestens 50 Prozent der Gesamtenergiezufuhr.

Bei den Kohlenhydraten sind zwei Gruppen zu unterscheiden: Zum einen die hochmolekularen Kohlenhydrate, sogenannte Polysaccharide (»Mehrfachzucker«) wie die Stärke oder Bestandteile der Pflanzenfaser, die Zellulose.

Zur anderen Gruppe gehören die niedermolekularen, leicht löslichen Formen des Zuckers, die auch als Mono- oder Disaccharide (Einfach- bzw. Zweifachzucker) bezeichnet werden. Darunter fällt beispielsweise der klassische Haushaltszucker.

Auch Ballaststoffe sind Kohlenhydrate

Während der Körper Kohlenhydrate wie Zucker und Stärke ohne Weiteres abbauen und im Stoffwechsel verwerten kann, sind Faserbestandteile wie die Zellulose unverdaulich. Sie müssen von Darmbakterien aufgeschlossen werden, um dem Körper als Nährstoff verfügbar gemacht zu werden (siehe auch Seite 74). Soweit Analysedaten vorliegen, enthält die GROSSE GU NÄHRWERT-KALORIEN-TABELLE auf Seite 6 bis 57 Angaben über die verwertbaren Kohlenhydrate und Ballaststoffe.

Stärke und Einfachzucker

Stärke kann vom Körper nur verwertet werden, wenn sie vorher im Mund, hauptsächlich aber im Darm, in ihre Bausteine aufgespalten wird. Man könnte daher denken, es wäre belanglos, ob man die hochmolekulare (langkettige) Stärke oder gleich niedermolekularen (kurzkettigen) Zucker verzehrt. Das stimmt jedoch nicht, denn bei der Verdauung von stärkehaltigen Lebensmitteln zusammen mit

Lebensmittelpyramide

Die Pyramidenform verdeutlicht, welchen Anteil die Lebensmittelgruppen jeweils an der Tageskost haben sollen.

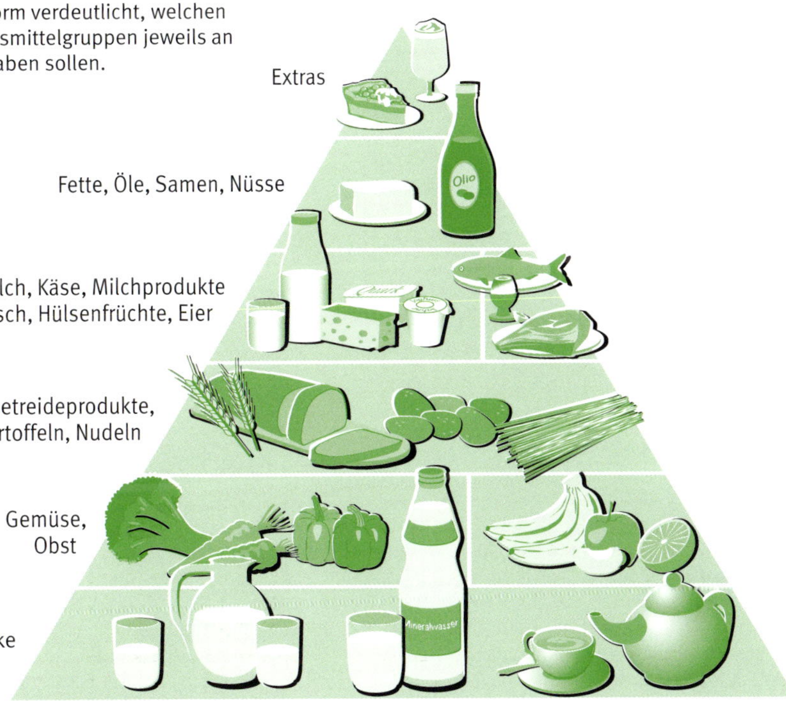

Ballaststoffen wird der entstehende Zucker langsamer aufgenommen und im Stoffwechsel verarbeitet als reiner Haushalts- oder Traubenzucker.
Das wirkt sich günstig aus, weil es den Blutzuckerspiegel senkt und das erneute Aufkommen des Hungergefühls bei Weitem länger hinausschiebt als der Verzehr von Einfachzucker.
Stärke nehmen wir selten in reiner Form auf – etwa im Fall von Stärkepudding –, sondern meist in Lebensmitteln, die weitere wichtige Nährstoffe enthalten, wie etwa Getreide. Stärkereiche Lebensmittel sind daher ernährungsphysiologisch oft besonders wertvoll. Zucker hingegen bringt in der Regel keine Vitamine oder Mineralstoffe mit.

Nur gelegentlich etwas Süßes

Eine generelle Warnung vor Zucker ist dennoch unberechtigt, weil es auf die Zusammensetzung der gesamten Kost ankommt. Das heißt, dass der Genuss einzelner weniger wertvoller Lebensmittel mit einem reichlichen Verzehr hochwertiger Nahrungsmittel mit hohem Gehalt an essenziellen Nährstoffen durchaus ausgeglichen werden kann.
Um Missverständnissen vorzubeugen, sei darauf hingewiesen, dass es bei Menschen, die ihren Energiebedarf überwiegend durch Lebensmittel mit geringer Nährstoffdichte decken, zu Fehlernährung und Übergewicht kommen kann. Hier spielt jedoch nicht nur der Zuckerverzehr eine Rolle, sondern die gesamte Ernährungsweise. Ein Verzehr von Zucker wird von Seiten der Ernährungswissenschaftler dann toleriert, wenn er 10 % der täglichen Energieaufnahme nicht übersteigt.

Eiweiß

Was wir im Allgemeinen als »Eiweiß« bezeichnen, nennen die Wissenschaftler »Protein« (vom griechischen »proton« = das Erste, Wichtigste). Diese Bezeichnung ist auch besser, weil sie die Verwechslung mit dem Weißen des Hühnereis, dem Eiklar, ausschließt. Eiweiß enthält außer den drei Elementen, aus denen Fette und Kohlenhydrate bestehen (C, O, H), noch ein viertes Element, den Stickstoff (N), der im Organismus eine wichtige Rolle spielt, weil er zum Aufbau vielfältiger Verbindungen benötigt wird, zum Beispiel als Bestandteil des Harns.
Lebenswichtig ist nicht das Protein selbst, sondern seine Bausteine, die Aminosäuren. Die Mengen und Arten von Aminosäuren, aus denen sich die Proteine zusammensetzen, sind ganz unterschiedlich. Beides bestimmt aber maßgeblich, welchen Wert das jeweilige Protein in der Ernährung hat.

Tierisches und pflanzliches Eiweiß

Generell ist tierisches Eiweiß gegenüber pflanzlichem wertvoller; man sagt auch biologisch höherwertig. Das liegt daran, dass das Protein aus Tierprodukten wie Fleisch, Fisch, Ei oder Milchprodukten dem körpereigenen Eiweiß von seiner Aminosäurenzusammensetzung her ähnlicher ist als pflanzliche Eiweiße etwa aus Hülsenfrüchten oder Getreide.
Dennoch lässt sich auch ohne Fleischkonsum, also bei überwiegend vegetarischer Kost, durch sinnvolle Kombination verschiedener Eiweißquellen eine im Eiweißgehalt vollwertige und ausgewogene Kost zusammenstellen. Gut ergänzen sich zum Beispiel zwei Drittel Kartoffeln mit einem Drittel Ei oder drei Viertel Milch mit einem Viertel Weizenmehl. Zu empfehlen ist also im Hinblick auf die Eiweißversorgung die ovo-lakto-vegetarische Ernährungsform.
Eine ungenügende Proteinzufuhr führt zu Störungen der körperlichen und geistigen Entwicklung. Unsere Leistungsfähigkeit und Leistungsbereitschaft lassen nach, die Widerstandsfähigkeit gegenüber Infektionskrankheiten sinkt. Deshalb ist auf eine ausreichende Zufuhr hochwertiger Proteine zu achten.
Andererseits ist bei der heutigen Ernährung in den westlichen Industrieländern, wie Untersuchungen gezeigt haben, die Eiweißzufuhr eher zu reichlich als zu knapp bemessen, weshalb hierzulande – außer bei speziellen Stoffwechselerkrankungen – Eiweißmangel heute kaum noch vorkommt. Eine ständig überhöhte Eiweißzufuhr dagegen kann den Stoffwechsel und die Nieren überlasten und langfristig zu Erkrankungen führen.
Nach den derzeitigen Empfehlungen der Ernährungswissenschaft sollte Eiweiß nicht mehr als 12 bis 15 Prozent der Energiezufuhr ausmachen.

Mineralstoffe

Zu den Mineralstoffen zählen die anorganischen Bestandteile der Nahrung, die im Stoffwechsel und für das Wachstum viele Funktionen haben. Sie liefern keine Energie, sind aber für den Organismus essenziell, da er sie nicht selbst bilden kann, sondern sie mit der Nahrung aufnehmen muss.
Mineralstoffe unterscheidet man nach der Menge, in der sie im Körper vorkommen. Die sogenannten Mengenelemente machen mehr als 50 mg pro kg Körpergewicht aus (0,005 Prozent); Stoffe mit noch geringerer Konzentration heißen Spurenelemente.
Zu den Mengenelementen gehören Natrium, Kalium, Calcium, Phosphor und Magnesium. Welche Mengen wir – laut den aktuellen Referenzwerten für die Nährstoffzufuhr – davon benötigen, sehen Sie in den Tabellen auf den Seiten 77 bis 79.
Die einzige Ausnahme von der Einteilung in Mengen- und Spurenelemente bildet das Eisen, weil es zu den Letzteren gezählt wird, obwohl es in größerer Menge im Körper enthalten ist.
Ein anderes Unterscheidungsmerkmal ist die vom Körper vom jeweiligen Element benötigte Menge. Der Bedarf an den Mengenelementen liegt in der Größenordnung von Gramm, während der Bedarf an den Spurenelementen sich im Bereich von Milli- oder Mikrogramm bewegt.

Natrium und Kalium regulieren im Körper den Wasserhaushalt sowie die Muskelkontraktion und sind an vielen Stoffwechselvorgängen beteiligt.

Calcium und Phosphor sind wichtig für Aufbau und Erhaltung von Knochen und Zähnen. Calcium wird zudem für die Blutgerinnung und die Muskelkontraktion benötigt. Der Bedarf ist schwierig zu bestimmen. Obwohl sich der gesunde Organismus an eine niedrige Calciumzufuhr anpassen kann (der Mindestbedarf liegt bei 500 mg), sollten Erwachsene am besten mehr als 800 mg Calcium pro Tag aufnehmen, um beispielsweise einer Knochenerweichung (Osteoporose) im höheren Alter vorzubeugen. Die empfehlenswerte Calciumzufuhr je nach Lebensalter ist der Tabelle auf Seite 77 zu entnehmen.

Die Zufuhr an Phosphor dagegen liegt bei der hierzulande üblichen Ernährung weit oberhalb des Bedarfs. Eine Ausnahme bilden lediglich gestillte Neugeborene. Die in der Tabelle auf Seite 79 angegebenen Werte für eine gut verträgliche Phosphorzufuhr beruhen nicht etwa auf Bedarfsschätzungen, sondern sind als die Zufuhrwerte zu verstehen, die sich nebenbei ergeben, wenn man die Empfehlungen für die übrigen Nährstoffe so gut wie möglich berücksichtigt. Die beste Verwertung von Calcium ist bei einem Calcium-Phosphor-Verhältnis von 1:1,2 gegeben.

Magnesium ist ebenfalls am Aufbau der Knochen und Zähne beteiligt. Außerdem wird es für die Muskelarbeit und den Wasserhaushalt zahlreicher Enzyme benötigt. Eine unzureichende Magnesiumzufuhr führt daher relativ rasch zu Stoffwechselstörungen. Der Magnesiumbedarf von 300 bis 400 mg pro Tag wird – zumindest in Deutschland – durch die übliche Ernährung annähernd gedeckt.

Spurenelemente

Zu den Spurenelementen, die für unseren Körper essenziell sind, zählen **Eisen, Zink, Mangan, Kupfer, Selen, Chrom, Molybdän, Kobalt, Jod und Fluor**. Sie sind Bestandteile von Enzymen oder anderen Wirkstoffen im Körper und haben als solche wichtige Funktionen in verschiedenen Bereichen des Stoffwechsels. Für sie alle gilt, dass eine Unterversorgung beim Menschen zu vielfältigen – nicht immer klar zu diagnostizierenden – Mangelsymptomen führt.

Bedarfsdeckung nicht immer gewährleistet
Bei drei Spurenelementen ist die Zufuhr in bestimmten Bevölkerungsgruppen und in manchen Regionen häufig unzureichend: **Eisen, Jod** und **Fluor**. Der Mangel kann bei den Betroffenen die Gesundheit deutlich beeinträchtigen: bei Eisen die Blutbildung und den Sauerstofftransport im Blut, bei Jod die Funktion der Schilddrüse und bei Fluor die Widerstandsfähigkeit der Zähne gegenüber Karies.

In der GROSSEN GU NÄHRWERT-KALORIEN-TABELLE sind einige der Spurenelemente aufgeführt, für die zumindest umfangreiche analytische Werte vorliegen. Bei den meisten Spurenelementen ist, grob zusammengefasst, wahrscheinlich eine ausreichende Zufuhr gegeben – wenigstens dann, wenn die Ernährung vielseitig gestaltet wird und keine speziellen Erkrankungen vorliegen.
Eisenmangel betrifft die meisten Frauen im gebärfähigen Alter – und zwar deshalb, weil sie im Zuge der monatlichen Regelblutung regelmäßig Blut und damit als Bestandteil der roten Blutkörperchen auch Eisen verlieren.
Die Fluorzufuhr ist vor allem dort unzureichend, wo das Trinkwasser fluorarm ist, und damit in weiten Teilen Deutschlands.

Jodmangel ist ausgesprochen weit verbreitet. Eine Ausnahme bilden nur die Küstenregionen, in denen traditionell viel Seefisch gegessen wird, denn Jod ist ursprünglich im Meerwasser gelöst und findet sich unter den Nahrungsmitteln eigentlich nur in Seefisch in nennenswerten Mengen.
Eine zweite wichtige Jodquelle stellt heute jodiertes Speise- oder Meersalz dar. Die mittlerweile übliche Praxis, auch industriell hergestellte Lebensmittel und Speisen in Kantinen und Mensen mit Jodsalz zuzubereiten, zeigt Wirkung und hat die Jodversorgung deutlich verbessert.
Da für die meisten Lebensmittel analytische Angaben zum Eisen- und Fluorgehalt zur Verfügung stehen, sind diese beiden Elemente mit in die Haupttabelle aufgenommen worden.

Vollwertig essen und trinken nach den 10 Regeln der DGE

Vielseitig essen

Getreideprodukte mehrmals am Tag, dazu reichlich Kartoffeln
Vollkorn bevorzugen. Kartoffeln am besten in der Schale kochen.

Gemüse und Obst: Nimm 5 am Tag
Fünf Portionen Gemüse und Obst, möglichst frisch, nur kurz gegart – idealerweise zu jeder Haupt- und auch als Zwischenmahlzeit.

Täglich Milch, Milchprodukte, Käse
Einmal in der Woche Fisch. Fleisch, Wurstwaren sowie Eier in Maßen.

Wenig Fett und fettreiche Lebensmittel
Möglichst keine festen Fette, sondern Öl verwenden (Sonnenblumenöl, Rapsöl, Olivenöl).

Zucker und Salz in Maßen

Reichlich Flüssigkeit
Wasser ist absolut lebensnotwendig. Trinken Sie rund 1,5 Liter Flüssigkeit jeden Tag (Wasser, Mineralwasser, Kräuter- und Früchtetee). Alkoholische Getränke hingegen sollen nur in kleinen Mengen konsumiert werden. Männer z. B. 0,5 l Bier oder 0,25 l Wein oder 0,06 l Branntwein pro Tag, was etwa 20 g bzw. 25 ml reinem Alkohol entspricht. Frauen sollten sich auf die Hälfte dieser Mengen beschränken.

Schmackhaft und schonend zubereiten
Garen bei möglichst niedriger Temperatur, wenn möglich kurz, mit wenig Wasser und wenig Fett.

Nehmen Sie sich Zeit, genießen Sie Ihr Essen
Bewusstes Essen hilft, richtig zu essen. Das Auge isst mit. Lassen Sie sich Zeit beim Essen.

Achten Sie auf Ihr Wunschgewicht und bleiben Sie in Bewegung
Mit dem richtigen Gewicht fühlen Sie sich wohl und mit reichlich Bewegung bleiben Sie in Schwung. Tun Sie etwas für Fitness, Wohlbefinden und Ihre Figur!

Modifiziert nach:
Deutsche Gesellschaft für Ernährung e. V., 2007

Für den Gehalt an Mangan, Kupfer, Zink, Chrom, Selen und Jod liegen weit weniger Analysewerte vor; deshalb sind diese Spurenelemente in der Tabelle ab Seite 86 separat erfasst. Für Eisen, Jod und Zink sind außerdem Werte zur empfehlenswerten Zufuhr in der Tabelle auf Seite 77 angegeben.
Der genaue Bedarf an den übrigen Spurenelementen ist nicht bekannt. Deshalb können in der Tabelle auf Seite 79 nur Schätzwerte für eine angemessene Zufuhr genannt werden.

Vitamine

Vitamine sind für den Organismus essenzielle Nährstoffe. Bis auf wenige Ausnahmen kann er sie nicht selbst bilden. Vitamine werden für eine Vielzahl von Stoffwechselprozessen benötigt, vor allem als Katalysatoren, die bestimmte chemische Reaktionen im Körper ermöglichen.
Grundsätzlich unterscheiden wir zwischen den fettlöslichen Vitaminen (Vitamine A, D, E, K) und den wasserlöslichen (B-Vitamine, Niacin, Folsäure, Pantothensäure, Biotin, Vitamin C). Die fettlöslichen Vitamine können im Körper gespeichert werden. Nach einer regelmäßigen ausreichenden Zufuhr kann der Körper deshalb einige Zeit mit einer geringeren Aufnahme auskommen. Er greift dann auf seine Vorräte zurück. Die meisten wasserlöslichen Vitamine kann unser Organismus nur wenige Tage entbehren. Sie müssen also regelmäßig zugeführt werden.

Vitamin D ist notwendig für den Knochenstoffwechsel. Nur wenn wir genug davon zuführen, wird ausreichend Calcium in die Knochen eingebaut. Daher führt Vitamin-D-Mangel bei Kindern zu Rachitis, bei Erwachsenen zur Osteomalazie (Knochenerweichung). Vitamin D zählt zu den fettlöslichen Vitaminen – und zu den wenigen Ausnahmen, in denen der Körper von einer externen Zufuhr relativ unabhängig ist, denn die Vorstufe dieses Vitamins erzeugt der Organismus. UV-Strahlung (Sonnenlicht) wandelt es in die aktive, vitaminwirksame Form um. Wer sich also genügend dem Sonnen- oder Tageslicht aussetzt, ist nicht unbedingt auf die Zufuhr von Vitamin D angewiesen. Die Vitamin-D-Gehalte ausgewählter Lebensmittel sind – soweit bekannt – in der Tabelle ab Seite 80 zusammengestellt.

Vitamin A wird wissenschaftlich »Retinol« genannt (von lat. *retina;* Netzhaut). Vitamin-A-Mangel verursacht Funktionsstörungen von Haut und Schleimhäuten. Ein erstes Anzeichen ist die verringerte Fähigkeit, Hell-Dunkel-Kontraste wahrzunehmen – eine Funktionsstörung der Netzhaut. Das Dämmerungssehen ist beeinträchtigt, es kommt zur »Nachtblindheit«. Bei einem extremen Mangel, den es vor allem in Entwicklungsländern gibt (zum Beispiel Indien, Pakistan, Bangladesch), kann es zu Hornhautaustrocknung und Erblindung kommen.
Vitamin A kommt nur in Lebensmitteln tierischer Herkunft vor. In pflanzlichen finden sich die Vorstufe von Vitamin A, das »Beta-Carotin« und andere Carotine. Diese können im Körper in die vitaminwirksame Form umgewandelt werden. Aus Beta-Carotin wird jedoch nur zu einem Sechstel seines Gewichts Vitamin A, und auch bei den anderen Carotinen wird gegenüber dem eigentlichen Vitamin nur ein Teil der Wirkung erreicht. Der Gehalt an Vitamin A und Carotinen in Lebensmitteln wird daher in Retinol-Äquivalenten angegeben. Diese Angabe berücksichtigt die unterschiedliche Vitamin-A-Wirksamkeit. Der tägliche Bedarf an Vitamin A ist der Tabelle auf Seite 78 zu entnehmen.
Neuere Studien haben gezeigt, dass die Carotine und Carotinoide für den Menschen nicht nur als Vorstufe von Vitamin A eine Bedeutung haben, sondern auch eine gewisse Schutzwirkung gegenüber freien Radikalen im Körper besitzen. Diese Stoffe können durch spontane Reaktionen im Körper oder durch die Einwirkung von schädlichen Umwelteinflüssen entstehen und mit bestimmten Verbindungen zu aggressiven und schädlichen, eventuell sogar krebserregenden Substanzen reagieren. Den Carotinen und Carotinoiden wird ein gewisser Schutzeffekt vor Krebsarten wie Lungen-, Speiseröhren- oder Magenkrebs zugeschrieben. Als wirksam werden 2 bis 4 mg Beta-Carotin pro Tag angesehen.
Eine gemischte Kost mit reduzierter Fettaufnahme, viel Gemüse, Obst und Getreideprodukten bietet die Gewähr, ausreichend Carotine aufzunehmen und damit möglicherweise manchen Krebserkrankungen vorzubeugen. Es gibt allerdings keinen Grund für gesunde Menschen, Präparate mit großen Beta-Carotin-Mengen einzunehmen. Dennoch besteht keine akute Gefahr, wenn der Körper mehr als die Richtmengen an Beta-Carotin verarbeiten muss.

Vitamin A: in zu hoher Dosierung riskant
Da Vitamin A fettlöslich ist, werden über den Bedarf hinaus zugeführte Mengen im Körper gespeichert. Eine übertriebene Vitamin-A-Zufuhr kann zu ganz gravierenden Folgen wie Knochenveränderungen oder Entzündungen und Blutungen in verschiedenen Gewebearten führen. Wird in der Schwangerschaft zu viel Vitamin A zugeführt, können sogar Missbildungen beim Embryo auftreten. Aus diesen Gründen sollen Vitamin-A-haltige Präparate nur nach ärztlicher Anweisung eingenommen werden. Eine überhöhte Aufnahme mit der Nahrung ist hingegen nicht zu befürchten, es sei denn, es werden zu häufig Innereien wie Leber gegessen. Denn die Leber ist eines der wichtigsten Speicherorgane für Vitamin A. In der Schwangerschaft soll beispielsweise – wegen des Risikos für den heranwachsenden Embryo – Leber nicht öfter als einmal im Monat gegessen werden.

Vitamin E ist ein Bestandteil aller Zellmembranen. Als Antioxidans kommt ihm eine wichtige Schutzfunktion gegenüber dem Angriff freier Radikale und somit bei der Vorbeugung gegen Krebs und Arteriosklerose zu. Über den Vitamin-E-Bedarf des Menschen und eventuelle Risiken aufgrund überhöhter Zufuhr dieses Vitamins weiß man noch nicht genug, als dass man exakte Werte angeben könnte. Fest steht aber, dass der Bedarf an Vitamin E in engem Zusammenhang mit der Aufnahme an mehrfach ungesättigten Fettsäuren steht. Wird ihre Zufuhr erhöht, steigt der Vitamin-E-Bedarf parallel. Neuere Beobachtungen sprechen aber auch dafür, dass es zu einer Überdosierung kommen kann, wenn extrem große Mengen Vitamin E – zum Beispiel in hochdosierten

Präparaten – zugeführt werden. Die empfehlenswerte Zufuhr ist der Tabelle »Referenzwerte für die Nährstoffzufuhr« auf Seite 78 zu entnehmen.

Vitamin K ist hauptsächlich für die Blutgerinnung wichtig. Allerdings ist es kein echter essenzieller Nährstoff, denn in einer gewissen Menge wird Vitamin K von den Darmbakterien des (gesunden) Menschen gebildet. Nicht ganz klar ist, inwieweit dieses im Körper gebildete (synthetisierte) Vitamin vom Organismus genutzt werden kann, denn das Vitamin K wird von der Darmflora in den unteren Darmabschnitten gebildet, wo an sich keine fettlöslichen Vitamine in nennenswerter Menge aufgenommen werden. Daher ist eine Zufuhr mit der Nahrung in bestimmten Grenzen unerlässlich. Andererseits sind bei gesunden Menschen keine ernährungsbedingten Symptome eines Vitamin-K-Mangels bekannt; auch nicht zum Beispiel bei einer vegetarischen Ernährung. Dies lässt vermuten, dass die Eigensynthese im Darm offensichtlich doch einen nennenswerten Beitrag zur Bedarfsdeckung leistet.

Neue Werte für Vitamin K
Da die Analysemethoden zur Bestimmung des Vitamin-K-Gehalts in Lebensmitteln in den letzten Jahren verbessert wurden, gibt es seit einiger Zeit neue Vitamin-K-Werte. Diese Werte sind zwar nicht ganz so umfassend. Sie erstrecken sich auf weniger Lebensmittel als die früheren Werte. Da aber mit einer gewissen Eigensynthese von Vitamin K im Körper zu rechnen ist, stellen Lücken in der Kenntnis um den Vitamin-K-Gehalt der Nahrung kein Risiko dar. Die aktuellen Werte sind in der Tabelle ab Seite 80 aufgeführt.

Bei mangelhafter Bildung von Gerinnungsfaktoren, also bei Blutungsneigung, wird eine besonders Vitamin-K-reiche Ernährung empfohlen. Andererseits sollen sich Menschen, die mit gerinnungshemmenden Medikamenten (Antikoagulanzien) behandelt werden, eher Vitamin-K-arm ernähren. So lautete wenigstens bis vor Kurzem die offizielle wissenschaftliche Empfehlung.

Empfindlichkeit von Vitaminen

Vitamin	Zerstörung durch Einfluss von				Kochverluste
	Hitze	Sauerstoff	Licht	Säure	in %
A	–	++	++	–	10–30
D	–	+	+	–	gering
E	–	+	+	–	50
K	+	–	+	–	–
B_1	++	+	–	–	30–50
B_2	+	–	+	–	0–50
B_6	+	–	+	–	0–40
B_{12}	–	+	+	–	–
Folsäure	+	–	–	+	0–90
Niacin	–	–	–	–	0–30
Pantothensäure	+	–	–	+	0–45
C	+	+	+	–	20–80

– = unempfindlich **+** = empfindlich **++** = sehr empfindlich

Heute wird weniger Wert gelegt auf eine Vitamin-K-arme Ernährung, sondern darauf, die Zufuhr von Vitamin K während einer Behandlung mit Gerinnungshemmern möglichst konstant zu halten, weil häufige Schwankungen der Aufnahme die Wirkung der Medikamente beeinträchtigen.

Vitamine der B-Gruppe ist die Sammelbezeichnung für Verbindungen mit zentralen, aber teilweise sehr unterschiedlichen Wirkungen im Stoffwechsel. Zur B-Gruppe zählen die »klassischen« B-Vitamine B_1 (Thiamin), B_2 (Riboflavin), B_6 (Pyridoxin), B_{12} (Cobalamin) sowie die Vitamine Niacin, Folsäure, Pantothensäure, Biotin und die Verbindungen Cholin, Inosit und p-Aminobenzoesäure.
Die Vitamine der B-Gruppe haben im Körper überwiegend die Funktion von Katalysatoren, sie unterstützen also bestimmte Prozesse im Stoffwechsel. Eine wichtige Vitamin-B-Quelle sind die Randschichten von Getreidekörnern. Vollkornmehl und Vollkornprodukte sind daher besonders reich an diesen Vitaminen. Bei hellem Mehl, bei dem die Schale zum Großteil entfernt ist, ist der Vitamin-B-Gehalt hingegen relativ gering.

Vitamine der B-Gruppe stecken auch in anderen Lebensmitteln. Zum Beispiel sind Milchprodukte eine Quelle für die Vitamine B_2 und B_{12}. Auch bei den Vitaminen der B-Gruppe ist die Lebensmittelanalytik noch weit davon entfernt, exakte Inhaltsangaben für alle dazugehörigen Stoffe machen zu können. Aus diesem Grund sind in der großen Tabelle lediglich Werte für die Vitamine B_1, B_2 und B_6 sowie Niacin aufgenommen worden. Für Folsäure, Vitamin B_{12}, Pantothensäure und Biotin liegen nur für einen Teil der Lebensmittel Analysewerte vor. Diese Vitamine sind in der Vitamin-Tabelle ab Seite 80 für ausgewählte Lebensmittel angegeben.
Vitamine der B-Gruppe kommen in tierischen und pflanzlichen Nahrungsmitteln vor. Eine Ausnahme macht das Vitamin B_{12}, das ausschließlich von Mikroorganismen gebildet werden kann und das deshalb – außer in fermentierten Nahrungsmitteln wie zum Beispiel Sauerkraut – nur in tierischen Lebensmitteln enthalten ist. Vitamin B_{12} kommt in pflanzlichen Lebensmitteln nur vor, wenn diese einer mikrobiellen Fermentation unterzogen worden sind. Für strenge Vegetarier sind solche fermentierten Produkte die einzigen Quellen für Vitamin B_{12}.

Vitamin-B-Mangel nicht selten
Eine Unterversorgung ist bei den Vitaminen der B-Gruppe keine Seltenheit; zumindest in manchen Bevölkerungsgruppen. Dies liegt zum einen daran, dass etliche dieser Stoffe nur kurzfristig im Körper gespeichert werden können, und zum anderen daran, dass viele Vitamine der B-Gruppe empfindlich sind, also bei längerer Lagerung des Lebensmittels oder der Verarbeitung zum Teil verloren gehen. Auch bei einer unausgewogenen, einseitigen Ernährung muss mit einer mangelhaften Vitamin-B-Zufuhr gerechnet werden.

Bedeutung der B-Vitamine
Die chemisch ganz verschiedenartigen Vitamine der B-Gruppe spielen vor allem eine Rolle für den Stoffwechsel und damit die Funktion des Nervensystems sowie der Haut und der Schleimhäute. Bei einem Mangel an **Vitamin B_1** drohen zum Beispiel Störungen der Nervenfunktion, bei einer Unterversorgung mit **Vitamin B_2** Schleimhautveränderungen. Mangel an **Niacin** und **Vitamin B_6** stört die Verwertung von Eiweiß, Fett und Kohlenhydraten und bewirkt ebenfalls Hautveränderungen. Bei Unterversorgung mit **Folsäure** können neben Anämie (Blutarmut) Schleimhautveränderungen im Mund sowie Magen-Darm-Störungen auftreten. Besondere Bedeutung hat Folsäure für Schwangere, da sie eine große Rolle in der Zellteilung und -differenzierung des Fötus spielt. Viele Schwangere sind nicht optimal versorgt mit diesem wichtigen Vitamin! Ein Mangel an **Vitamin B_{12}** schädigt infolge einer Störung der Zellbildung im Knochenmark nicht nur die Blutzellen, was wiederum Blutarmut verursacht (»megaloblastische Anämie«), sondern – je nach Stärke des Mangels – auch die Darmschleimhaut. Ein Vitamin-B_{12}-Mangel kann auch die Ursache für einen Folsäuremangel sein. Der sehr selten auftretende Mangel an **Biotin** äußert sich in Form von schuppigen Veränderungen der Haut an Händen, Armen und Beinen. Für eine gute Versorgung mit B-Vitaminen ist eine ausgewogene und abwechslungsreiche Mischkost, die Vollkorngetreide, frisches Gemüse, mageres Fleisch und auch Fisch einschließt, besonders wichtig.

Vitamin C ist als eines der ersten Vitamine erforscht worden, was auf die Vitamin-C-Mangelkrankheit zurückzuführen sein dürfte: Skorbut, der sich durch Zahnfleisch-, Magen- und Darmblutungen sowie Appetitlosigkeit äußert. Vitamin C schützt den Körper – ähnlich wie Vitamin E und Beta-Carotin – vor unkontrollierter Radikalbildung und damit vor Zellschädigung. Sicher ist, dass ein Vitamin-C-Mangel die Leistungsfähigkeit beeinträchtigt und die Widerstandsfähigkeit gegen Krankheiten einschränkt.

Viel Frischkost deckt den Bedarf
Bei einer gemischten Kost mit viel frischem Obst und Gemüse erübrigt sich im Allgemeinen die zusätzliche Einnahme hochdosierter Vitamin-C-Präparate. Ständige überhöhte Dosierungen können den Bedarf sogar noch steigern. Außerdem verbessern sie zwar die Bioverfügbarkeit (Verwertung) von Eisen und Folsäure im Körper, steigern andererseits aber den Bedarf des Körpers an Kupfer und Selen.
Vitamin C kommt in der Nahrung in zwei verschiedenen Formen vor, der Ascorbinsäure und der Dehydroascorbinsäure. Da beide Substanzen Vitamin-C-Wirksamkeit haben, sind sie als »Gesamtascorbinsäure« in der GROSSEN GU NÄHRWERT-KALORIEN-TABELLE aufgeführt. Die Referenzwerte für die tägliche Vitamin-C-Zufuhr sind auf der Seite 78 angegeben.

Nahrungsbestandteile ohne Nährstoffcharakter

Neben den vorher genannten Nährstoffen enthalten Nahrungsmittel unverdauliche Bestandteile, beispielsweise Ballaststoffe, und etliche andere Verbindungen, von denen die einen gesundheitsfördernd wirken (sekundäre Pflanzeninhaltsstoffe), die anderen eher unerwünschte Wirkungen auf unseren Organismus haben (etwa Cholesterin, Oxalsäure, Harnsäure bildende Substanzen). Da die Letzteren für Gesunde keine Rolle spielen, sondern erst, wenn bestimmte Stoffwechselerkrankungen vorliegen, wurde die Beschreibung der Inhaltsstoffe Cholesterin, Oxalsäure und Harnsäure bildende Substanzen in das 3. Buchkapitel (»Richtige Ernährung bei Krankheiten und Unverträglichkeiten « ab Seite 94) gezogen. Bei den unerwünschten Nahrungsinhaltsstoffen kann es sich aber auch um Schadstoffe, beispielsweise aus der Umwelt, handeln.

Ballaststoffe

Dieser Begriff umfasst eine Gruppe von Nahrungsbestandteilen, die man früher für »unnötigen Ballast« hielt, weil der Körper sie mit körpereigenen Enzymen nicht aufschließen kann. Sie können von Darmbakterien teilweise gespalten werden und werden so zu einem kleinen Teil für den Körper verwertbar. Zu den Ballaststoffen zählen Pflanzenfasern wie Zellulose, Pektin sowie der Holzbestandteil Lignin.

Ballast? Der Name täuscht
Ballaststoffe verbessern und regulieren die Verdauung und beugen chronischer Darmträgheit vor. Doch in jüngerer Zeit schreibt man ihnen noch einen weitaus größeren Nutzen zu: die Verhütung einer Reihe chronischer Darmkrankheiten bis hin zu Dickdarmkrebs sowie eine Senkung überhöhter Cholesterinwerte. Auch wenn diese Erkenntnisse noch nicht völlig gesichert sind und der Wirkungsmechanismus noch diskutiert wird, sollte die Ernährung ballaststoffreicher als bisher sein und mindestens 30 g Ballaststoffe pro Tag liefern. Sehr gute Quellen für Ballaststoffe sind Vollkorngetreideprodukte sowie bestimmte Obst- und Gemüsesorten.

Vor einigen Jahren verstand man unter Ballaststoffen jene Bestandteile der Nahrung, die in Wasser, Alkohol, Äther, verdünnter Schwefelsäure oder Natronlauge in Lösung gehen (Rohfaser). Heute rechnet man auch andere unverdauliche Stoffe dazu, für deren Bestimmung beispielsweise enzymatische Methoden entwickelt wurden. Die so ermittelten Werte liegen im Allgemeinen viel höher (Faktor 3 bis 4) als die früher als Rohfaser erfassten und ermittelten Bestandteile.

Die Ballaststoffgehalte in der GROSSEN GU NÄHRWERT-KALORIEN-TABELLE sind größtenteils als Annäherungswerte aufzufassen.

Sekundäre Pflanzenstoffe

Erst in jüngerer Zeit sind die sekundären Pflanzenstoffe ins Blickfeld gerückt. Sie haben vielfältige gesundheitsfördernde Wirkungen. Bekannt sind sie vor allem als Farb- und Aromastoffe wie die Carotinoide und Flavonoide. Auch zum Schutz vor natürlichen Feinden bilden Pflanzen jene Stoffe, die alle unter dem Begriff sekundäre Pflanzenstoffe oder bioaktive Substanzen zusammengefasst werden.
Im Unterschied zu den Vitaminen und Mineralstoffen zählen diese über 10 000 Substanzen nicht zu den essenziellen Nährstoffen, da keine Mangelerscheinungen auftreten, wenn sie in der Nahrung fehlen. Die sekundären Pflanzenstoffe tragen jedoch dazu bei, das Risiko beispielsweise für Krebs oder Herz-Kreislauf-Krankheiten zu senken.
Zur Gruppe der vor Krebs schützenden Stoffe zählen unter anderem die Glucosinolate (z. B. Suforaphan in Brokkoli) oder die Monoterpene (z. B. in Limonen). Die Carotinoide (z. B. Lycopin in Tomaten) und die Phenolsäuren (z. B. Quercetin in Traubensaft und Rotwein) schützen die Zellen vor Schäden, die freie Radikale auslösen können.
Darüber hinaus scheinen die sekundären Pflanzenstoffe auch günstig auf das Immunsystem, den Cholesterin- und Blutzuckerspiegel, den Blutdruck sowie bei Entzündungen zu wirken. Allerdings sollten Sie diese Stoffe nicht in Form von Präparaten einnehmen, sondern naturbelassen aus Obst, Gemüse, Hülsenfrüchten und Getreide. Vorkommen und Gehalt einiger sekundärer Pflanzenstoffe in Lebensmitteln zeigt die Tabelle ab Seite 91.

Ubichinone

Ubichinone sind Bestandteile der Mitochondrien, der Energiezentralen der Körperzellen. Dort werden aus ihnen energiereiche Verbindungen gebildet (Adenosintriphosphat; ATP), ohne die energieverbrauchende Vorgänge im Körper nicht ablaufen könnten. In der Natur gibt es zehn Sorten Ubichinone, auch Coenzym Q_1 bis Q_{10} genannt. Der Mensch braucht zur Energiegewinnung das Coenzym Q_{10}. Der Organismus kann Coenzym Q_{10} selbst herstellen und aus der Nahrung aufnehmen. Auch die Vorstufen Q_1 bis Q_9 können in der Leber zum Coenzym Q_{10} umgewandelt werden. Eine Tabelle auf Seite 92 zeigt den Ubichinongehalt wichtiger Gemüsesorten.

Säuglingsernährung

Muttermilch ist trotz ihrer unbestrittenen Schadstoffbelastung die beste Nahrung für Säuglinge in den ersten Lebensmonaten. Denn die Muttermilch ist in ihrer Zusammensetzung in idealer Weise den Bedürfnissen des Säuglings angepasst, und sie verändert ihre Zusammensetzung über die ersten Monate je nach den Nährstoffen, die der Säugling in den jeweiligen Phasen seiner Entwicklung braucht. Der enge Kontakt zur Mutter beim Stillen hat auch großen Einfluss auf die psychische Entwicklung des Kindes.

Wenn Stillen nicht möglich ist …
Es gibt gewichtige Gründe (z. B. Frühgeburt, Trinkschwäche, Unverträglichkeiten, Enzymdefekte und Stoffwechselerkrankungen beim Säugling, Arzneibehandlung der Mutter etc.), die es notwendig machen, das Stillen einzuschränken oder ganz einzustellen. In solchen Fällen muss in Absprache mit dem Kinderarzt ein geeigneter Ersatz für die Muttermilch ausgewählt werden.
Im Handel erhältlich sind Säuglingsanfangsnahrungen »Pre« (Milchzucker), »1, B« (Milchzucker, Stärke, teilweise zusätzlich andere Kohlenhydrate), Folgenahrungen »2, 3, C« und Spezialnahrungen (Hypoallergene »H. A.« Anfangs- und Folgemilch, Spezialnahrungen auf Sojabasis, stark hydrolisierte Nahrungen). Angaben zu Empfehlungen und Schatzwerten für die tägliche Nährstoffzufuhr von Säuglingen können den Tabellen ab Seite 77 entnommen werden.

Light-Produkte

Da derzeit noch keine gesetzlichen Regelungen vorliegen, kann der Hinweis »light« oder »leicht« unterschiedliche Bedeutungen haben: Ein Light-Produkt kann leicht bekömmlich, besonders kalorienarm oder kalorienreduziert sein oder auch weniger Alkohol, Kohlensäure oder Koffein enthalten.
Am häufigsten werden in Lebensmitteln Energieträger wie Fett, Zucker oder Alkohol durch Stoffe mit weniger Kalorien bei gleichem Sättigungseffekt ersetzt. Der Austausch natürlicher Fette gegen energieärmere Stoffe ist vor allem in den USA gängig geworden. Zu den »Pseudofetten« gehören Stoffe wie Olestra® (Saccharosepolyester) oder Simplesse® (mikropartikuläre Proteinmischung). Diese Substanzen sind in Deutschland teilweise noch verboten, einige dürften aber rechtlich als Lebensmittel einzustufen sein und an Bedeutung bei der Herstellung von Light-Produkten gewinnen. Angaben zum Energiegehalt und den Nährstoffen ausgewählter energiereduzierter Produkte liefert die Tabelle ab Seite 62.

Bedeutung von Lebensmittelzusätzen

Die Nahrung kann Zusatzstoffe enthalten, die zum Beispiel zur Verlängerung der Haltbarkeit, für einen bestimmten Geschmack, eine spezielle Struktur und Beschaffenheit eingesetzt werden.
Früher durften Lebensmitteln zu diesen Zwecken bestimmte Substanzen zugesetzt werden, ohne dass nachgeprüft wurde, ob sie gesundheitsschädlich sein könnten. Dies hat sich grundlegend gewandelt: Heute dürfen nach dem deutschen Lebensmittelgesetz, das quer durch alle Industrieländer zu den strengsten zählt, nur noch Substanzen verwendet werden, deren gesundheitliche Unbedenklichkeit nachgewiesen ist. Das bedeutet etwa bei Konservierungsstoffen, dass insgesamt nur noch Sorbinsäure, Benzoesäure und deren Derivate, PHB-Ester und Propionsäure zugesetzt werden dürfen – und zwar innerhalb bestimmter Höchstwerte und auch nur den im Gesetz besonders aufgeführten Lebensmitteln. Außerdem ist eine genaue Kennzeichnung vorgeschrieben, also

die Angabe der Bezeichnung oder der E-Nummer der verwendeten Substanz. Verdorbene Lebensmittel stellen heute ein größeres Gesundheitsrisiko dar als die zugelassenen Konservierungsmittel. Um eine Überdosierung zu verhindern, wurde der sogenannte ADI-Wert (= Acceptable Daily Intake) eingeführt. Das ist die tolerierbare Tagesdosis, die ein Mensch lebenslang ohne Nebenwirkungen aufnehmen kann.

Gefährdung durch Umweltschadstoffe

Die zunehmende Technisierung macht zwar das Leben bequemer, erhöht aber die Gefährdung durch die Umwelt: So ist die Nahrung nicht nur wichtiger Nährstofflieferant, sondern kann auch Quelle von Schadstoffen sein, die aus der Luft, dem Wasser und dem Boden in die pflanzlichen und mit dem Futter in die tierischen Nahrungsmittel gelangen.
Um Lebensmittel auf Schadstoffe zu untersuchen, werden zahlreiche Stichproben gezogen. Nur selten sind Reste von Schädlingsbekämpfungsmitteln in Mengen nachzuweisen, die die Grenze der gesundheitlichen Unbedenklichkeit übersteigen.
Die Anwendung von Pestiziden ist zur Sicherung der Ernte oftmals unumgänglich, und das Eindringen toxischer Substanzen in Lebensmittel ist nicht immer zu verhindern. Die zuständigen Behörden und die Erzeuger müssen dafür Sorge tragen, dass solche Lebensmittel nicht in den Handel und so zum Verbraucher gelangen.

Schadstoffe relativ harmlos
Die Gefahr, die von etwaigen Schadstoffen in Lebensmitteln ausgeht, hat eine untergeordnete Bedeutung im Vergleich zu dem Risiko, das die weit verbreitete Fehlernährung – zu viel Energie, zu viel Fett, zu viel Alkohol – in den westlichen Industrieländern für die Häufigkeit sogenannter Zivilisationskrankheiten wie zum Beispiel Herz- und Kreislauferkrankungen darstellt. Eine vollwertige und ausgewogene Ernährung mit vielen Vitaminen und Mineralstoffen und einem höheren Ballaststoffanteil ist die beste Garantie dafür, das Stoffwechselgleichgewicht zu bewahren und lange gesund und leistungsfähig zu bleiben.

Nitrat und Nitrit werden oft als Beispiele für die mögliche Gefährdung des Menschen durch Umweltschadstoffe und moderne Bewirtschaftungsmethoden genannt. Werden in bestimmten Gebieten große Mengen an stickstoffhaltigem Kunst- und Naturdünger ausgebracht, kann der Nitratgehalt im Grund- und Oberflächenwasser sowie im Trinkwasser erhöht sein. Daher wurde in Deutschland für Trinkwasser ein Grenzwert von höchstens 50 mg Nitrat pro Liter festgelegt. Die örtlichen oder regionalen Wasserversorger (Wasserwerke) müssen gewährleisten, dass dieser Grenzwert eingehalten wird.
Nitrat stellt für Pflanzen eine wesentliche Stickstoff- und damit Nährstoffquelle dar. Es ist deshalb in allen Pflanzenteilen zu finden. Manche Pflanzen können Nitrat in besonders großer Menge speichern, zum Beispiel Spinat, Kopfsalat, Rote Bete, Rettich und verschiedene Kohlarten.
Nitrat und dessen Abbaustufe Nitrit kommen aber auch in Lebensmitteln vor, denen Nitrat- oder Nitritsalz zum Zweck der Konservierung und zur intensiveren Färbung zugesetzt werden. Zu nennen sind beispielsweise manche Fleischprodukte wie gepökelte Schinken- und Rohwurst.
Der Nitratgehalt von Trinkwasser und manchen Lebensmitteln sowie dessen Auswirkungen auf den menschlichen Organismus sind derzeit Gegenstand einer wissenschaftlichen Debatte. Im Vordergrund stehen dabei die Abbauprodukte des Nitrats, von denen eine Gesundheitsgefährdung ausgehen kann. Nitrat wird im Körper nämlich in Nitrit umgewandelt, das unter anderem blutdrucksenkend und gefäßerweiternd wirkt und den Sauerstofftransport im Blut hemmt. Bei Säuglingen kann eine übermäßige Zufuhr von Nitrat sogar lebensgefährlich werden. Nitrit kann im Körper aber auch weiter zu Nitrosaminen umgewandelt werden, die möglicherweise krebserregend sind. Zur Veranschaulichung, welche Lebensmittel möglicherweise besonders viel Nitrat enthalten, ist der Nitratgehalt ausgewählter Lebensmittel in der Tabelle auf Seite 93 angegeben.

Auswirkung der Verarbeitung auf den Nähr- und Gesundheitswert

In den Medien wird immer wieder die Ansicht diskutiert, dass Lebensmittel dann für den Menschen am besten seien, wenn sie in möglichst natürlicher, unveränderter und unverarbeiteter Form aufgenommen werden. Durch diese Naturbelassenheit sollen sie ihren vollen Wert für Ernährung und Gesundheit am besten behalten.
Der Mensch hat im Lauf seiner Geschichte gelernt, aus den von Flora und Fauna geschaffenen Produkten diejenigen als Nahrung auszuwählen, die dafür besonders geeignet sind. Manche Lebensmittel sind allerdings seit jeher erst nach einer Verarbeitung zum Verzehr und Genuss geeignet. Sie werden erst durch eine bestimmte Behandlung, sei es durch Erhitzen, durch Räuchern oder durch Einlegen in Lake, so nahrhaft und verträglich, wie es für den Menschen zweckmäßig ist. Hierfür zwei Beispiele: Rohe Bohnen enthalten toxische Stoffe, die erst bei der mit der Zubereitung verbundenen Erhitzung, also durch das Kochen der Bohnen, neutralisiert werden. Rohe Kartoffelstärke wird erst verdaulich, wenn sie durch Erhitzen verquollen ist.

Naturbelassen: nicht immer höherwertig
Die Begriff »naturbelassen« oder »natürlich« ist weder eine Garantie für den Nährwert noch für die Verträglichkeit eines Lebensmittels. Hitzeempfindliche Nährstoffe können natürlich durch Maßnahmen der Zubereitung und Konservierung in einem gewissen Ausmaß zerstört werden. Solche Verluste treten aber oft schon dann auf, wenn zwischen Ernte und Verzehr zu viel Zeit verstreicht. Eine möglichst schnell nach der Ernte vorgenommene, korrekt durchgeführte Haltbarmachung insbesondere durch Gefrieren (Tiefkühlkost) ist zwar auch mit Nährwertverlusten verbunden, diese können jedoch bei schonendem Vorgehen geringer ausfallen als die häufig bei unbehandelten »frischen« Lebensmitteln eintretenden Lagerungsverluste. Abgesehen davon werden »frische« Produkte oft unreif geerntet.

D-A-CH-Referenzwerte für die tägliche Nähr- und Mineralstoffzufuhr (2015)

	Ruheenergieverbrauch kcal/Tag m/w[b]	Richtwerte für die Energiezufuhr[a] kcal m/w[b]	Nährstoffe Protein g pro kg Körpergewicht	Essenzielle Fettsäuren % der Energie Ω-6	Ω-3	Wasser (Getränke und Speisen) ml	Mineralstoffe Calcium mg	Magnesium mg m/w[b]	Eisen mg m/w[b, c]	Jod µg[d]	Zink mg m/w[b]
Säuglinge	kcal/kg Körpergewicht										
0 bis unter 4 Monate		100	2,7/2,0/1,5[e]	4,0	0,5	680	220	24	0,5	40	1
4 bis unter 12 Monate		80	1,3/1,1[f]	3,5	0,5	1000	330	60	8	80	2
Kinder		kcal/Tag									
1 bis unter 4 Jahre	820/760	1200/1100	1,0	3,0	0,5	1300	600	80	8	100	3
4 bis unter 7 Jahre	970/910	1400/1300	0,9	2,5	0,5	1600	750	120	8	120	5
7 bis unter 10 Jahre	1170/1080	1700/1500	0,9	2,5	0,5	1800	900	170	10	140	7
10 bis unter 13 Jahre	1340/1230	1900/1700	0,9	2,5	0,5	2150	1100	230/250	12/15	180	9/7
13 bis unter 15 Jahre	1610/1380	2300/1900	0,9	2,5	0,5	2450	1200	310/310	12/15	200	9,5/7
Jugendliche und Erwachsene			g pro Tag m/w[b]								
15 bis unter 19 Jahre	1850/1430	2600/2000	62/48	2,5	0,5	2800	1200	400/350	12/15	200	10/7
19 bis unter 25 Jahre	1730/1370	2400/1900	57/48	2,5	0,5	2700	1000	400/310	10/15	200	10/7
25 bis unter 51 Jahre	1670/1310	2300/1800	57/48	2,5	0,5	2600	1000	350/300	10/15	200	10/7
51 bis unter 65 Jahre	1580/1220	2200/1700	55/47	2,5	0,5	2250	1000	350/300	10/10	180	10/7
65 Jahre und älter	1530/1180	2100/1700	53/46	2,5	0,5	2250	1000	350/300	10/10	180	10/7
Schwangere		+ 255–500[g]	58[i]	2,5	0,5	2700	1000[j]	310[k]	30	230	10[i]
Stillende		+ 500[h]	63	2,5	0,5	3100	1000[i]	390	20[l]	260	11

a = Unter Berücksichtigung der Referenzmaße von Körpergröße und -gewicht. Die angegebenen Werte gelten bei ausschließlich sitzender Tätigkeit mit wenigen oder ohne Anstrengungen in der Freizeit. Körperlicher Aktivitätslevel (physical activity level) PAL = 1,4 (Ruheenergie × 1,4). Für andere Aktivitätslevel gelten diese PAL:
überwiegend sitzend, wenig/keine Anstrengungen in der Freizeit: Ruheenergie × 1,6–1,7
überwiegend gehend und stehend Arbeit: Ruheenergie × 1,8–1,9
körperlich anstrengende Arbeit/anstrengende Freizeitaktivität: Ruheenergie × 2,0–2,4

b = m: männlich; w: weiblich

c = nicht menstruierende Frauen, die weder schwanger sind noch stillen: 10 mg

d = Referenzwerte Jod für Deutschland und Österreich. Davon abweichend Schweiz: 0 bis unter 12 Monate: 50 µg, 1 bis unter 7 Jahre: 90 µg, 7 bis unter 13 Jahre: 120 µg, 13 bis 65 Jahre und älter: 150 µg, Schwangere und Stillende: 200 µg

e = 0–1/1–2/2–4 Monate

f = 4–6/6–12 Monate

g = Schwangere im 2. Trimester + 250 kcal/Tag und im 3. Trimester + 500 kcal/Tag. Diese Angaben gelten nur bei Normalgewicht vor der Schwangerschaft, bei einer wünschenswerten Gewichtsentwicklung während der Schwangerschaft (Körpergewichtszunahme von 12 kg bis Ende zur Niederkunft) und bei unverminderter körperlicher Aktivität.

h = Richtwert für die zusätzliche Energiezufuhr bei ausschließlichem Stillen in den ersten 4–6 Monaten

i = ab 4. Schwangerschaftsmonat

j = Schwangere und Stillende unter 19 Jahren: 1200 mg Calcium

k = Schwangere unter 19 Jahren: 350 mg Magnesium

l = Gilt für stillende und nicht stillende Frauen zum Ausgleich der Verluste in der Schwangerschaft

D-A-CH-REFERENZWERTE FÜR DIE TÄGLICHE VITAMINZUFUHR (2015)

	Vitamine A (Retinol-Äquivalent) mg m/w[a]	D (Calciferol) µg[b]	E (Tocopherol-Äquivalent) mg m/w[a]	K µg m/w[a]	B_1 (Thiamin) mg m/w[a]	B_2 (Riboflavin) mg m/w[a]	Niacin mg m/w[a]	B_6 (Pyridoxin) mg m/w[a]	Folsäure[c] (Äquivalent) µg	B_{12} µg	C (Ascorbin-Säure) mg
Säuglinge											
0 bis unter 4 Monate	0,5	10[d]	3	4	0,2	0,3	2	0,1	60	0,4	20
4 bis unter 12 Monate	0,6	10[d]	4	10	0,4	0,4	5	0,3	80	0,8	20
Kinder											
1 bis unter 4 Jahre	0,6	20	6/5	15	0,6	0,7	8	0,4	120	1,0	20
4 bis unter 7 Jahre	0,7	20	8/8	20	0,7	0,8	9	0,5	140	1,5	30
7 bis unter 10 Jahre	0,8	20	10/9	30	0,9/0,8	1,0/0,9	11/10	0,7	180	1,8	45
10 bis unter 13 Jahre	0,9	20	13/11	40	1,0/0,9	1,1/1,0	13/11	1,0	240	2,0	65
13 bis unter 15 Jahre	1,1/1,0	20	14/12	50	1,2/1,0	1,4/1,1	15/13	1,4	300	3,0	85
Jugendliche und Erwachsene											
15 bis unter 19 Jahre	1,1/0,9	20	15/12	70/60	1,4/1,1	1,6/1,2	17/13	1,6/1,2	300	3,0	105/90[e]
19 bis unter 25 Jahre	1,0/0,8	20	15/12	70/60	1,3/1,0	1,4/1,1	16/13	1,5/1,2	300	3,0	110/95[e]
25 bis unter 51 Jahre	1,0/0,8	20	14/12	70/60	1,2/1,0	1,4/1,1	15/12	1,5/1,2	300	3,0	110/95[e]
51 bis unter 65 Jahre	1,0/0,8	20	13/12	80/65	1,1/1,0	1,3/1,0	15/11	1,5/1,2	300	3,0	110/95[e]
65 Jahre und älter	1,0/0,8	20	12/11	80/65	1,0/1,0	1,2/1,2	14/11	1,4/1,2	300	3,0	110/95[e]
Schwangere	1,1[f]	5	13	60	1,2[f]	1,3[f]	14[f]	1,9[f]	550[g]	3,5	105
Stillende	1,5	5	17	60	1,3	1,4	16	1,9	450	4,0	125

a = m: männlich; w: weiblich
b = Die Vitamin-D-Versorgung muss über die Zufuhr mit der Nahrung hinaus durch endogene Synthese und/oder Einnahme eines Präparats sichergestellt werden. Wer sich häufig genug dem direkten Sonnenlicht aussetzt, kann ohne ein Präparat auskommen (D/A/CH).
c = Summe folatwirksamer Verbindungen in der üblichen Nahrung = Folat-Äquivalente
1 µg Folat-Äquivalent = 1 µg Nahrungsfolat = 0,5 µg synthetische Folsäure
d = Empfohlen werden Tabletten mit täglich 10–12,5 µg Vitamin D ab Ende der ersten Lebenswoche.
e = Raucher: 150 mg Vitamin C
f = ab 4. Schwangerschaftsmonat
g = Frauen, die schwanger werden wollen oder könnten, sollten sich folatreich ernähren und zusätzlich pro Tag 400 µg synthetische Folsäure (= 800 µg Folsäureäquivalent) als Präparat einnehmen, um Neuralrohrdefekten vorzubeugen. Die Einnahme spätestens 4 Wochen vor Beginn der Schwangerschaft beginnen und während des ersten Drittels der Schwangerschaft beibehalten (D/A/CH).

D-A-CH-REFERENZWERTE FÜR DIE TÄGLICHE MINERALSTOFF- UND VITAMINZUFUHR (2015)

Mineralstoffe								Vitamine		
Natrium[a] mg	Kalium[a] mg	Phosphor mg	Fluorid[b] mg	Kupfer mg	Mangan mg	Chrom µg	Selen µg m/w[c]	Pantothensäure mg	Biotin µg	
										Säuglinge
100	400	120	0,25	0,2–0,6	*	1–10	10	2	5	0 bis unter 4 Monate
180	650	300	0,5	0,6–0,7	0,6–1,0	20–40	15	3	5–10	4 bis unter 12 Monate
										Kinder
300	1000	500	0,7	0,5–1,0	1,0–1,5	20–60	15	4	10–15	1 bis unter 4 Jahre
410	1400	600	1,1	0,5–1,0	1,5–2,0	20–80	20	4	10–15	4 bis unter 7 Jahre
460	1600	800	1,1	1,0–1,5	2,0–3,0	20–100	30	5	15–20	7 bis unter 10 Jahre
510	1700	1250	2,0	1,0–1,5	2,0–5,0	20–100	45	5	20–30	10 bis unter 13 Jahre
550	1900	1250	3,2/2,9	1,0–1,5	2,0–5,0	20–100	60	6	25–35	13 bis unter 15 Jahre
										Jugendliche und Erwachsene
550	2000	1250	3,2/2,9	1,0–1,5	2,0–5,0	30–100	70/60	6	30–60	15 bis unter 19 Jahre
550	2000	700	3,8/3,1	1,0–1,5	2,0–5,0	30–100	70/60	6	30–60	19 bis unter 25 Jahre
550	2000	700	3,8/3,1	1,0–1,5	2,0–5,0	30–100	70/60	6	30–60	25 bis unter 51 Jahre
550	2000	700	3,8/3,1	1,0–1,5	2,0–5,0	30–100	70/60	6	30–60	51 bis unter 65 Jahre
550	2000	700	3,8/3,1	1,0–1,5	2,0–5,0	30–100	70/60	6	30–60	65 Jahre und älter
550	2000	800[d]	3,1	1,0–1,5	2,0–5,0	30–100	60	6	30–60	**Schwangere**
550	2000	900[d]	3,1	1,0–1,5	2,0–5,0	30–100	75	6	30–60	**Stillende**

a = angegeben ist der geschätzte tägliche Mindestbedarf
b = angemessene Fluoridgesamtzufuhr
c = m: männlich; w: weiblich
d = Schwangere/Stillende unter 19 Jahren: 1250 mg Phosphor

Gehalt ausgewählter Lebensmittel an Vitamin D, K, Pantothensäure, Biotin, Folsäure, B_{12} (angegeben in µg / 100 g Ware)

Lebensmittel	D (Calciferol)	K	Pantothensäure	Biotin	Folsäure (Äquivalente)	B_{12}
Getreide und Getreideprodukte						
Buchweizen, Korn, geschält	*	*	1200	*	*	0
Grütze	*	*	*	*	*	0
Vollkornmehl	*	*	1500	*	*	0
Gerste, Korn, entspelzt	*	*	680	*	65	0
Graupen	*	*	500	*	20	0
Grütze	*	*	490	*	19	0
Hafer, Korn, entspelzt	*	50	710	13	33	0
Flocken (Vollkorn)	*	63	1100	20	87	0
Mehl	*	4,1	*	*	*	0
Mais, Korn	*	40	650	6	26	0
Cornflakes, ungesüßt	*	*	170	*	5,7	0
Vollmehl	*	*	550	6,6	10	0
Reis, Korn, Naturreis	*	*	1700	12	16	0
poliert	*	*	630	3	11	0
Mehl	*	*	*	*	10	0
Roggen, Korn	*	*	1500	5	143	0
Keime, getrocknet	*	*	800	*	*	0
Mehl, Type 815	*	*	*	*	15	0
Weizen, Korn	*	0–20	1200	6	87	0
Keime, getrocknet	*	131	1000	17	520	0
Mehl, Type 405	*	*	210	1,5	10	0
Mehl, Type 550	*	*	400	1,1	16	0
Mehl, Type 1050	*	*	630	2,9	22	0
Mehl, Type 1700	*	30	1200	8,3	50	0
Speisekleie	*	83	2500	44	195	0
Back- und Teigwaren						
Eierteigwaren (Nudeln), roh	*	*	300	1	22	0
Grahambrot	*	*	791	1,7	30	0
Knäckebrot	*	*	1100	7	88	0
Pumpernickel	*	*	*	*	23	0
Roggenbrot	*	3	470	*	16	0
Roggenmischbrot	*	*	260	*	32	0
Roggenvollkornbrot	*	*	*	*	14	0
Weißbrot	*	1,9	690	2,9	22	0
Weizenbrötchen	*	*	500	1	36	0
Weizenmischbrot	*	*	250	*	*	0
Weizenvollkornbrot	*	3,4	650	3,5	29	0
Obst und Obstprodukte						
Acerola, roh	*	*	330	2,5	*	0
Ananas, roh	*	0,1	180	*	4	0
in Dosen, Gesamtinhalt	*	0,3	30	*	2–9	0
Saft	*	*	100	*	2	0
Apfel, roh, ungeschält	*	0,4–5	100	4,5	7,5	0
Mus	*	0,6	70	0,3	4	0
Saft	*	0,1	55	1	3,1	0
Apfelsine, roh	*	3,8	240	2,3	27–42	0
Saft, frisch gepresst	*	*	230	1,4	41	0
Saftkonzentrat	*	*	*	*	33	0
Saft, ungesüßte Handelsware	*	*	160	0,8	20	0
Aprikosen (Marillen), roh	*	3,3	290	*	3,6	0
getrocknet	*	*	830	*	5,1	0
in Dosen, Gesamtinhalt	*	5	100	*	*	0
Avocado, roh	*	19	1100	10	30	0
Banane, roh	*	0,3	230	5,5	14	0
Birne, roh	*	4,9	62	0,1	14	0
in Dosen, Gesamtinhalt	*	0,2	20	*	5,9	0
Brombeeren, roh	*	*	220	*	*	0
Cashew-Apfel (-Birne)	*	*	110	1,5	*	0
Dattel, getrocknet	*	*	800	*	21	0
Erdbeeren, roh	*	1,5–14	300	4	43	0
in Dosen, Gesamtinhalt	*	*	210	1	12	0
Feige, roh	*	*	300	*	6,7	0
getrocknet	*	*	390	*	14	0
Grapefruit (Pampelmuse), roh	*	*	250	0,4	11	0
Saft, frisch gepresst	*	*	160	0,5	1	0
Saft, Handelsware	*	*	150	0,5	8,8	0
Hagebutten, roh	*	92	*	*	*	0

Der Vitamingehalt schwankt je nach Sorte und Herkunft zum Teil erheblich.

Gehalt ausgewählter Lebensmittel an Vitamin D, K, Pantothensäure, Biotin, Folsäure, B_{12} (angegeben in µg / 100 g Ware)

Lebensmittel	D (Calciferol)	K	Pantothen-säure	Biotin	Folsäure (Äquivalente)	B_{12}
Heidelbeeren, roh	*	12	160	1	11	0
in Dosen, gesüßt, Gesamtinhalt	*	*	*	*	15	0
Himbeeren, roh	*	10	300	*	30	0
in Dosen, gesüßt, Gesamtinhalt	*	*	170	*	13	0
Sirup	*	*	30	*	*	0
Holunderbeeren, schwarz, roh	*	*	180	1,8	17	0
Saft, frisch gepresst	*	*	210	0,7	6	0
Honigmelone, roh, Fruchtfleisch	*	0,4–1	*	*	30	0
Johannisbeeren, rot, roh	*	11	60	2,6	11	0
schwarz, roh	*	30	400	2,4	8–16	0
Nektar, rot, Handelsware	*	*	+	+	+	0
Kirschen, süß, roh	*	1,5	190	0,4	52	0
sauer, roh	*	*	*	*	75	0
süß, im Glas	*	*	100	*	11	0
Kiwi, roh	*	33	*	*	*	0
Mandarine, roh	*	*	*	0,5	7	0
Mango, roh	*	*	*	*	36	0
Oliven, grün, mariniert	*	*	560	*	*	0
Pfirsich, roh	*	2,3	140	1,9	2,7	0
in Dosen, Gesamtinhalt	*	*	50	0,2	5	0
Pflaumen, roh	*	8–12	180	0,1	2	0
getrocknet	*	*	460	*	4	0
Preiselbeeren, roh	*	*	25–220	*	2,6	0
Sanddornbeeren, roh	*	*	150	3,3	10	0
Stachelbeeren, roh	*	*	200	0,5	19	0
Wassermelone, roh	*	0,2	1600	*	5	0
Weintrauben, roh	*	3–19	63	1,5	43	0
getrocknet	*	*	100	*	4	0
Saft, Handelsware	*	0,4	49	1,2	0,2–3	0
Zitrone, roh, geschält	*	0,2	270	*	6,3	0
Saft	*	*	100	0,3	0,9	0
Gemüse und Gemüseprodukte						
Aubergine, roh	*	0,5	230	*	31	0
Bleichsellerie (Stauden-), roh	*	29	430	100	7	0
Blumenkohl, roh	*	5–300	1000	1,5	88	0
Bohnen, grün, roh	*	47	500	7	70	0
getrocknet	*	*	1200	*	*	0
in Dosen, Gesamtinhalt	*	*	90	*	13	0
Brokkoli, roh	*	99–205	1300	0,5	114	0
Brunnenkresse, roh	*	250	*	*	*	0
Chicorée, roh	*	*	*	4,8	50	0
Chinakohl, roh	*	80	200	*	66	0
Endivie, roh	*	*	*	*	109	0
Erbsen, grün						
Schote und Samen, roh	*	29	720	5,3	159	0
Samen in Dosen, Gesamtinhalt	*	*	110	1,5	12	0
Samen tiefgefroren	*	33	740	6	25	0
Sprossen	*	*	1100	*	92	0
Feldsalat, roh	*	*	*	*	145	0
Fenchel, Knolle, roh	*	*	*	*	37	0
Grünkohl (Braunkohl), roh	*	817	100–1400	500	187	0
Gurke, roh	*	13	240	0,9	15	0
Kartoffel (Erdapfel), roh	*	0,8–16	400	0,4	22	0
Knollensellerie, roh	*	41	510	*	76	0
Kohlrabi, roh	*	7	100	2,7	70	0
Kohlrübe (Steckrübe), roh	*	*	110	100	42	0
Kopfsalat, roh	*	109	110	1,9	59	0
Kürbis, roh	*	*	400	0,4	36	0
Mangold, roh	*	*	170	*	30	0
Meerrettich (Kren)	*	*	*	*	*	0
Möhre (Karotte), roh	*	15	270	5	26	0
in Dosen, Gesamtinhalt	*	*	*	1,5	*	0
Paprikaschote, roh	*	11	230	*	57	0
Pastinake, roh	*	1	500	0,1	59	0
Petersilienblatt, roh	*	360–790	300	400	149	0
Petersilienwurzel, roh	*	*	*	*	*	0
Porree (Lauch), roh	*	14–54	140	1,6	103	0
Portulak, roh	*	381	*	*	*	0
Radieschen, roh	*	*	180	*	24	0

Der Vitamingehalt schwankt je nach Sorte und Herkunft zum Teil erheblich.

Gehalt ausgewählter Lebensmittel an Vitamin D, K, Pantothensäure, Biotin, Folsäure, B_{12} (angegeben in µg / 100 g Ware)

Lebensmittel	D (Calciferol)	K	Pantothen-säure	Biotin	Folsäure (Äquivalente)	B_{12}
Rettich, roh	*	0,3	180	*	24	0
Rhabarber, roh	*	11	84	*	2,5	0
Rosenkohl, roh	*	177–570	100–1400	400	101	0
Rote Rübe (Rote Bete), roh	*	*	130	*	83	0
Rotkohl, roh	*	5–44	320	2	35	0
Sauerkraut, roh, abgetropft	*	7,7	230	*	31	*
Schnittlauch, roh	*	190–570	*	*	*	0
Spargel, roh	*	39	620	2	108	0
in Dosen, Gesamtinhalt	*	*	130	1,7	55	0
Spinat, roh	*	200–400	250	6,9	145	0
Süßkartoffel (Batate), roh	*	*	830	4,3	12	0
Tomate, roh	*	5,6	310	4	22	0
Saft	*	4	200	2,5	13	0
Weiße Rübe, roh	*	2	200	2	20	0
Weißkohl, roh	*	60–149	260	3,1	31	0
Wirsing, roh	*	*	210	100	90	0
Zucchini, roh	*	11	*	*	*	0
Zuckermais, roh	*	3	890	*	43	0
Zwiebel, roh	*	0,7	170	3,5	11	0
getrocknet	*	*	1100	28	110	0
Pilze						
Champignon (Zucht-), roh	1,9	8–23	2100	16	25	0
in Dosen, Gesamtinhalt	*	*	800	*	*	0
Morchel (Speise-), roh	3,1	*	*	*	*	0
Pfifferling, roh	2,1	*	*	*	*	0
Steinpilz, roh	3,1	*	2700	*	*	0
Hülsenfrüchte und Hülsenfrüchteprodukte						
Augenbohnen (Kuhbohnen)	*	*	1400	*	540	0
Bohnen, weiß	*	*	870	*	205	0
Erbsen	*	81	2000	19	151	0
Kichererbsen	*	264	1300	*	340	0
Limabohnen	*	6	1300	*	360	0
Linsen	*	123	1600	*	168	0
Linsen, Sprossen	*	*	600	*	84	0
Mungbohnen, trocken	*	170	1700	*	490	0
Sprossen	*	*	390	*	46	0
Sojabohnen	*	39	1700	60	250	0
Sojakäse (Tofu)	*	*	68	*	15	0
Sojamehl, vollfett	*	200	1800	*	190	0
Sojasprossen	*	*	1400	*	160	0
Urdbohnen, trocken	*	130	3500	7,5	140	0
Milch						
Kuhmilch, H-Milch, 0,1 % Fett	+	+	280	1,5	5	0,3
1,5 % Fett	+	0,2	350	3,5	4,2	0,4
3,5 % Fett	0,1	*	350	3,5	4,7	0,4
Rohmilch, Vorzugsmilch	0,1	0,4	350	3,5	6,7	0,4
Trinkmilch, 3,5 % Fett	0,1	0,5	350	3,5	5	0,4
Muttermilch	0,1	0,3	210	0,6	8	0,1
Schafsmilch	*	*	350	9	*	0,5
Stutenmilch	*	*	300	*	*	0,3
Ziegenmilch	0,3	*	310	3,9	0,8	0,1
Sauermilchprodukte						
Buttermilch	*	*	300	1,5	5	0,2
Joghurt, mager, 0,1 % Fett	+	*	360	3,6	12	0,4
fettarm, 1,5 % Fett	+	*	330	3,3	13	0,4
3,5 % Fett	0,1	0,3	350	3,5	13	0,4
Kondensmilch, 7,5 % Fett	0,1	*	640	6,3	6	0,4
gezuckert, 8 % Fett	0,1	*	820	3,2	10	0,5
10 % Fett	0,1	*	840	8,2	8	0,5
Molke, süß	*	*	340	1,4	1	0,2
Molkenpulver	*	*	4900	43	12	2,4
Sahne, 10 % Fett (Kaffeesahne)	0,8	*	80	3,4	6	0,4
30 % Fett (Schlagsahne)	1,1	*	300	3,4	4	0,4
Saure Sahne (Rahm)	*	*	340	3	7	0,3
Trockenmilchpulver						
aus Vollmilch	1,2	3,6	2700	24	40	1,5

Der Vitamingehalt schwankt je nach Sorte und Herkunft zum Teil erheblich.

Gehalt ausgewählter Lebensmittel an Vitamin D, K, Pantothensäure, Biotin, Folsäure, B_{12} (angegeben in µg/100 g Ware)

Lebensmittel	D (Calciferol)	K	Pantothensäure	Biotin	Folsäure (Äquivalente)	B_{12}
Käse						
FRISCHKÄSE, SPEISEQUARK						
Doppelrahmfrischkäse	*	*	440	4,4	*	0,5
Körniger Frischkäse (Hüttenkäse)	*	0,4	*	*	*	2
Kräuterfrischkäse, 70 % Fett i. Tr.	0,6	40	480	4,6	21	0,6
Mozzarella	*	*	*	2	10	*
Rahmfrischkäse, 50 % Fett i. Tr.	*	*	546	5,5	*	0,7
Speisequark, 20 % Fett i. Tr.	0,1	23	680	6,4	16	0,8
40 % Fett i. Tr.	0,2	50	610	6	28	0,7
Magerquark	*	1,2	740	7	16	0,9
HARTKÄSE, SCHNITTKÄSE, WEICHKÄSE, SCHMELZKÄSE						
Brie, 50 % Fett i. Tr.	*	*	690	6,2	65	1,7
Camembert, 30 % Fett i. Tr.	0,2	*	900	5	66	3,1
45 % Fett i. Tr.	0,3	*	800	4,5	44	2,8
50 % Fett i. Tr.	0,3	*	760	4,3	56	2,6
60 % Fett i. Tr.	*	*	700	2,8	38	2,4
Chester (Cheddar), 50 % Fett i. Tr.	0,3	2,3	290	1,9	19	1
Edamer, 45 % Fett i. Tr.	*	*	*	*	*	2,1
40 % Fett i. Tr.	0,3	*	350	1,5	20	1,9
Edelpilzkäse, 50 % Fett i. Tr.	*	*	2000	3	40	0,6
Emmentaler, 45 % Fett i. Tr.	1,1	2,6	400	3	*	3,1
Gorgonzola	*	*	*	2	31	1,2
Gouda, 45 % Fett i. Tr.	1,3	*	340	*	21	*
Gruyère (Greyerzer), 45 % Fett i. Tr.	*	*	520	1,3	10	2
Limburger, 20 % Fett i. Tr.	*	*	1400	8,6	69	*
40 % Fett i. Tr.	*	*	1200	8,6	62	*
Münsterkäse, 45 % Fett i. Tr.	*	*	190	*	12	1,4
Parmesan, 37 % Fett i. Tr.	0,7	*	530	3	20	*
Roquefortkäse	*	*	1700	*	49	0,6
Schmelzkäse, 45 % Fett i. Tr.	3,1	*	520	3,6	*	0,3
60 % Fett i. Tr.	*	*	470	2,8	*	0,3
Tilsiter, 30 % Fett i. Tr.	*	*	350	*	*	2,5
45 % Fett i. Tr.	*	*	350	*	*	2,2

Lebensmittel	D (Calciferol)	K	Pantothensäure	Biotin	Folsäure (Äquivalente)	B_{12}
Fische, Meerestiere						
Flunder	*	3	*	*	11	1
Heilbutt						
Schwarzer (Grönlandheilbutt)	15	*	*	*	12	1
Weißer	5	*	305	3,1	8,6	1
Hering (Atlantikhering)	25	2,7	940	4,5	5	8,5
Kabeljau (Dorsch)	1,3	2,5	256	2,2	8	1,2
Katfisch (Steinbeißer)	0,5	*	*	*	*	*
Makrele	4	7,1	460	4,3	1,2	9
Ostseehering	7,8	*	*	*	11	11
Rotbarsch (Goldbarsch)	2,3	*	*	*	*	*
Sardine	11	*	*	*	*	*
Schellfisch	*	1,2	221	2,5	8,9	0,7
Scholle	*	1,2	800	11	1,5	1,5
Seelachs (Köhler)	*	1,6	*	*	*	3,5
Sprotte	*	21	*	*	*	*
Steinbutt	*	0,8	*	*	*	*
Thunfisch	4,5	*	*	*	15	4,3
Sonstige Meerestiere						
Austern	8	0,1	320	10	7	15
Garnele (Speisekrabbe)	*	*	80	0,5	12	1,7
Hummer	*	*	2400	4,5	16	1
Miesmuschel (Blau- oder Pfahlmuschel)	*	*	*	*	33	8
Steckmuschel (Klaffmuschel)	*	*	*	2,3	2,7	153
Süßwasserfische						
Aal (Flussaal)	20	40	*	*	13	1
Felchen (Renke)	*	*	*	*	9	*
Forelle (Bachforelle)	*	7,6	1700	4,5	9,4	*
Hecht	*	*	*	*	6	*
Karpfen	*	2,6	*	*	*	*
Lachs (Salm)	16	*	1000	7,4	3,4	2,9
Zander	*	3	*	*	*	*

Der Vitamingehalt schwankt je nach Sorte und Herkunft zum Teil erheblich.

Gehalt ausgewählter Lebensmittel an Vitamin D, K, Pantothensäure, Biotin, Folsäure, B_{12} (angegeben in µg / 100 g Ware)

Lebensmittel	D (Calciferol)	K	Pantothensäure	Biotin	Folsäure (Äquivalente)	B_{12}
Fischdauerwaren						
Aal, geräuchert	90	*	*	*	*	1
Bückling	30	*	1000	5,1	*	9,7
Hering, mariniert (Bismarck-)	13	*	*	*	*	*
Kaviar, echter (russischer)	5,9	*	*	*	*	*
Krebsfleisch in Dosen	*	*	490	4,6	0,3	0,5
Lachs in Dosen	11,5	*	744	9,4	14	4,5
Ölsardinen in Dosen	*	*	511	9,1	7,7	0,2
Salzhering	*	*	*	*	*	12,6
Stockfisch (Kabeljau, getrocknet)	*	*	*	*	*	1
Thunfisch in Öl (ganzer Inhalt)	*	*	218	2,1	4,6	1,3
Geflügel						
Gans	*	*	*	*	4	*
Huhn, Brathuhn	*	*	960	2	12	0,4
Brust, mit Haut	*	*	840	*	9	0,4
Keule (Schlegel), mit Haut	*	*	840	*	11	*
Hühnerleber	1,3	80	7200	*	380	26
Puter (Truthahn), ausgewachsenes Tier	*	*	1100	*	16	*
Brust, ohne Haut	*	*	590	*	7	0,5
Keule, ohne Haut	*	*	1100	*	*	*
Jungtier (Babyputer)	*	*	840	*	12	*
Hammel, Lamm						
Brust	*	*	*	2	*	*
Keule (Schlegel)	*	*	590	6	3	3
Leber	2,0	*	7600	130	280	35
Muskelfleisch (ohne Fett)	*	*	480	*	*	2,7
Niere	*	*	4500	*	*	63
Kalbfleisch						
Bug (Schulter)	*	*	850	*	5	1,2
Filet	*	*	*	*	3	*
Leber	0,3	89	7900	75	240	60
Muskelfleisch (ohne Fett)	*	*	850	*	5	2
Niere	*	*	4000	80	63	25
Zunge	*	*	2000	3,3	5	4
Rindfleisch						
Filet	*	*	1000	4,6	10	2
Hochrippe (dicke Rippe, Rostbraten)	*	*	261	*	1,2	*
Hüfte	*	*	590	3,8	9,9	2,2
Leber	1,7	75	7300	100	592	65
Lende (Roastbeef)	*	*	330	*	*	*
Muskelfleisch (ohne Fett)	*	13	309	3	3	5
Niere	*	*	3900	58	170	33
Oberschale	*	*	1000	4,6	9,4	2
Schweinefleisch						
Bug (Schulter)	*	*	*	*	1,0	0,6
Kotelett	*	*	530	5,5	1,6	*
Leber	0–250	56	6800	27	136	39
Muskelfleisch (ohne Fett)	*	18	700	5	2,5	2
Niere	*	*	3100	32–130	93	15
Schnitzel (Oberschale)	*	*	680	5,1	9,1	1
Wild und sonstige Fleischarten						
Fasan	*	*	930	*	*	0,8
Hase	*	*	800	+	5	1
Wachtel	*	*	660	*	*	*
Fleischwaren, Wurstwaren						
Frankfurter Würstchen	*	*	430	*	*	*
Leberpastete	*	*	1200	*	60	3,2
Luncheonmeat (Frühstücksfleisch)	*	*	200	*	1	2,7
Salami	*	*	*	*	*	1,4

Der Vitamingehalt schwankt je nach Sorte und Herkunft zum Teil erheblich.

Gehalt ausgewählter Lebensmittel an Vitamin D, K, Pantothensäure, Biotin, Folsäure, B_{12} (angegeben in µg / 100 g Ware)

Lebensmittel	D (Calciferol)	K	Pantothensäure	Biotin	Folsäure (Äquivalente)	B_{12}
Schinken, gesalzen und gekocht	*	*	580	*	5,1	0,6
Speck, durchwachsen	*	*	*	*	*	0,7
Eier						
Hühnerei (Gesamtinhalt)	2,9	8,9	1600	25	67	1,9
Hühnereigelb	5,6	*	3700	53	162	2
Hühnereiklar	0	*	140	7	9,2	0,1
Fette und Öle						
Butter (Süß- und Sauerrahm-)	0,3–2,5	7	47	+	+	+
Milchhalbfett	0,9–2,5	*	350	*	*	0,5
Butterschmalz	*	8	*	*	*	*
Erdnussöl	*	0,7	*	*	*	0
Kokosfett, gereinigt	*	10	*	*	*	0
Kürbiskernöl	*	112	*	*	*	0
Maiskeimöl	*	31	*	*	*	0
Margarine (Pflanzenmargarine)	2,5	*	*	*	*	0
Diätmargarine	2,5	*	*	*	*	0
Halbfettmargarine	2,5	*	*	*	*	0
Olivenöl	*	33	*	*	*	0
Palmöl	*	8	*	*	*	0
Rapsöl (Rüböl)	*	150	*	*	*	0
Safloröl (Distelöl)	*	11	*	*	*	0
Sesamöl	*	10	*	*	*	0
Sojaöl	*	3–145	*	*	*	0
Sonnenblumenöl	*	9,4	*	*	*	0
Traubenkernöl	*	280	*	*	*	0
Walnussöl	*	15	*	*	*	0
Weizenkeimöl	*	24	*	*	*	0
Nüsse und Samen						
Cashewkerne	*	26	1200	*	*	0
Erdnusskerne	*	*	2900	34	169	0
geröstet	*	*	2100	*	*	0
Haselnusskerne	*	9	1200	*	71	0
Kokosmilch	*	*	50	*	*	0
Kokosnuss	*	*	200	*	30	0
Leinsamen, ungeschält	*	5	*	*	*	0
Mandeln, süß	*	*	580	0,4–20	45	0
Maronen (Kastanien)	*	*	500	1,5	*	0
Paranüsse	*	*	230	*	39	0
Pekannüsse	*	10	*	*	*	0
Pistazienkerne	*	60	*	*	58	0
Walnusskerne	*	2	820	2–37	77	0
Süßwaren						
Honig	*	25	70	*	*	*
Marzipan	*	*	350	2	*	*
Schokolade, milchfrei, mind. 40 % Kakaomasse	*	*	350	6	10	*
Milchschokolade	*	*	900	3	10	*
Zucker (Raffinade)	0	0	0	0	0	0
Rohzucker aus Zuckerrohr	*	*	5–40	*	*	0
Getränke						
Alkoholfreies Bier	*	*	77	0,7	15	*
Malzbier	*	*	85	0,5	*	*
Pilsener Lagerbier	*	*	150	1,2	6,3	*
Rotwein, schwere Qualität	*	*	200	1,4	0,2	0
Vollbier, hell	*	*	80	0,5	2,7	*
Weißwein, mittlere Qualität	*	*	22	0,5	7	0
Sonstiges						
Bäckerhefe	*	*	3500	33	716	0
Bierhefe	*	*	7200	115	3200	0
Kaffee, geröstet	*	10	230	*	22	0
Extraktpulver	*	*	400	*	*	0
Kakaopulver, schwach entölt	*	*	1100	20	38	0
Tee, schwarz	*	262	1300	*	*	0

Der Vitamingehalt schwankt je nach Sorte und Herkunft zum Teil erheblich.

Gehalt ausgewählter Lebensmittel an Jod, Fluor, Zink, Kupfer, Mangan, Chrom und Selen (angegeben in µg / 100 g Ware)

Lebensmittel	Jod	Fluor	Zink	Kupfer	Mangan	Chrom	Selen
Getreide und Getreideprodukte							
Amaranth, Samen	*	*	3700	1600	3000	*	*
Buchweizen, Korn, geschält	*	50	2700	584	1500	9	8
Dinkel, Korn, entspelzt	*	*	3700	400	4400	*	*
Vollkornmehl	*	*	2800	*	3300	21	*
Gerste, Korn, entspelzt	7	120	2800	427	1400	13	7
Graupen	*	43–480	2100	400	1300	*	1
Hafer, Korn, entspelzt	8	95	3200	410	3000	4	7
Flocken (Vollkorn)	5	80	4300	530	4500	*	10
Hirse, Korn, geschält	3	50	2900	610	1100	3	2
Kartoffelstärke	1	*	150	130	100	*	*
Mais, Korn	3	43	1700	240	396	9	12
Cornflakes, ungesüßt	1	*	260	200	50	*	3
Stärke	3	*	*	*	1000	*	*
Quinoa (Reismelde)	*	*	2500	787	2800	*	*
Reis, Korn, Naturreis	2	40	1600	300	2100	3	10
poliert	2	50	1055	215	989	2	7
Roggen, Korn	7	150	2900	392	2900	7	1
Mehl, Type 815	*	*	1500	210	2000	*	*
Mehl, Type 997	*	50	1600	267	1700	2	1
Mehl, Type 1150	*	*	2100	314	2300	1	*
Schrot	*	60	2500	375	2800	2	1
Weizen, Korn	7	*	2600	370	3100	*	2
Keime, getrocknet	*	140	18000	1100	16000	6	3
Mehl, Type 405	*	*	698	149	584	1	*
Mehl, Type 550	*	*	781	140	687	*	1
Mehl, Type 1050	*	12	1900	263	1800	*	2
Mehl, Type 1700	*	60	3400	465	3500	2	1
Speisekleie	31	156	9200	1300	13000	3	2
Back- und Teigwaren							
Eierteigwaren (Nudeln), roh	3	80	1300	195	584	4	20
Knäckebrot	6	*	3100	400	*	*	*
Roggenbrot	9	13	1300	*	920	8	3
Roggenmischbrot	*	*	1000	160	946	*	*
Roggenvollkornbrot	*	*	1500	236	1500	*	1
Weißbrot	6	72	670	220	600	5	5
Weizenbrötchen	2	1	1100	260	890	*	*
Weizenmischbrot	*	42	1300	191	1100	*	1
Weizenvollkornbrot	*	*	1500	244	1500	*	2
Obst und Obstprodukte							
Ananas, roh	1	14	123	61	320	*	1
Saft	*	*	81	64	*	*	*
Apfel, roh, ungeschält	1	9	99	52	43	4	1
Mus	*	4	100	30–260	30	*	+
Saft	1	10	120	59	120	3	*
Apfelsine, roh	1	5	87	51	35	1	1
Saft, frisch gepresst	1	1	42	80	30	1	6
Saft, ungesüßte Handelsware	*	*	120	57	30	13	*
Aprikosen (Marillen), roh	1	10	139	134	167	*	1
getrocknet	3	50	400	800	1500	*	*
Avocado, roh	1	*	625	232	162	*	*
Banane, roh	2	14	192	108	258	2	1
Birne, roh	1	10	119	75	60	27	1
Brombeeren, roh	+	*	190	100	970	*	*
Dattel, getrocknet	1	*	420	280	150	*	*
Erdbeeren, roh	3	16	263	46	400	1	1
Feige, roh	2	20	235	85	43	*	2
getrocknet	4	*	900	380	350	*	6
Granatapfel, roh	*	*	230	120	130	*	*
Grapefruit (Pampelmuse), roh	1	24	66	36	27	1	1
Saft, frisch gepresst	1	15	*	30	8	*	*
Saft, Handelsware	1	*	110	12	10	*	*
Heidelbeeren, roh	*	2	133	75	4000	+	*
in Dosen, gesüßt, Gesamtinh.	*	*	*	390	1900	*	*
Himbeeren, roh	3	*	361	89	384	1	1
Holunderbeeren, schwarz, roh	*	*	*	*	*	4	*
Saft, frisch gepresst	*	*	*	*	*	*	*
Honigmelone, roh, Fruchtfleisch	2	*	190	46	43	*	1

Der Gehalt an Spurenelementen schwankt je nach Sorte und Herkunft zum Teil erheblich.

Gehalt ausgewählter Lebensmittel an Jod, Fluor, Zink, Kupfer, Mangan, Chrom und Selen (angegeben in µg / 100 g Ware)

Lebensmittel	Jod	Fluor	Zink	Kupfer	Mangan	Chrom	Selen
Johannisbeeren, rot, roh	1	23	250	140	240	2	1
schwarz, roh	1	29	258	100	326	1	2
Kaki, roh	*	*	38	20	47	*	*
Kirschen, süß, roh	1	18	85	100	86	3	1
Kiwi, roh	*	*	110	95	94	*	*
Litschi, roh	*	*	210	200	110	*	*
Mandarine, roh	1	10	60	56	37	1	2
Mango, roh	2	*	118	64	170	*	1
Oliven, grün, mariniert	*	*	*	270	58	*	*
Papaya, roh	*	*	167	35	23	*	*
Passionsfrucht, roh	*	*	650	160	460	*	+
Pfirsich, roh	3	12	145	68	63	2	1
Pflaumen, roh	1	2	96	64	64	2	1
Preiselbeeren, roh	5	*	190	170	260	1	*
Stachelbeeren, roh	1	11	160	163	97	1	1
Wassermelone, roh	*	11	83	28	32	*	+
Weintrauben, roh	1	13	48	99	72	2	2
getrocknet	*	62	245	370	464	*	7
Saft, Handelsware	+	10	40	48	50	3	4
Zitrone, roh, geschält	2	10	103	129	45	*	1
Saft	5	*	25–200	200	0–50	*	*
Gemüse und Gemüseprodukte, Kräuter							
Artischocke, roh	*	*	*	320	380	*	1
Aubergine, roh	1	*	142	90	112	*	4
Bärlauch, roh	*	*	270	80	320	*	*
Bleichsellerie (Stauden-), roh	1	*	139	38	101	*	*
Blumenkohl (Karfiol), roh	1	9	295	45	180	2	1
Bohnen, grün, roh	3	12	346	80	222	2	1
Brokkoli, roh	15	10	459	56	469	16	1
Chicorée, roh	*	*	163	101	300	*	*
Chinakohl, roh	+	15	273	57	167	1	*
Endivie, roh	3	*	356	43	150	*	3
Erbsen, grün, Schote/Samen, roh	4	27	861	246	352	1	1
Sprossen	*	*	630	190	110	*	*
Feldsalat, roh	*	*	430	110	*	*	*
Gartenkresse, roh	*	24	*	*	*	*	*
Grünkohl (Braunkohl), roh	5	20	330	56	550	9	1
Gurke, roh	3	11	160	35	82	14	1
Kartoffel (Erdapfel), roh	2	10	345	89	147	3	2
Knoblauch, roh	3	*	575	149	460	*	6
Knollensellerie, roh	2	10	385	118	150	4	1
Kohlrabi, roh	1	*	246	47	110	*	1
Kohlrübe (Steckrübe), roh	4	30	95	80	68	*	*
Kopfsalat, roh	2	23	372	49	180	7	+
Kürbis, roh	1	*	200	80	66	2	*
Löwenzahnblätter, roh	*	*	830	260	920	*	1
Mangold, roh	*	*	340	76	*	*	*
Meerrettich (Kren)	1	*	1400	200	460	*	+
Möhre (Karotte), roh	2	19	266	49	170	4	1
Okra, roh	6	*	1300	14	140	*	+
Paprikaschote, roh	1	*	145	73	126	*	4
Pastinake, roh	4	10	850	140	400	4	2
Petersilienblatt, roh	3	80	730	144	756	7	1
Porree (Lauch), roh	9	10	314	53	190	5	1
Radieschen, roh	1	70	186	26	46	*	2
Rettich, roh	*	*	284	38	82	1	2
Rhabarber, roh	2	40	193	38	170	4	1
Rosenkohl, roh	1	*	540	65	330	14	1
Rote Rübe (Rote Bete), roh	+	12	357	82	244	3	1
Rotkohl, roh	3	12	236	40	160	1	1
Sauerkraut, roh, abgetropft	*	45	320	130	140	5	*
Schnittlauch, roh	4	*	490	59	*	*	*
Schwarzwurzel, roh	*	*	220	300	410	*	*
Spargel, roh	7	48	396	153	101	*	1
Spinat, roh	12	75	617	91	599	9	1
Süßkartoffel (Batate), roh	2	*	385	130	240	*	2
Tomate, roh	1	24	152	57	108	20	1
in Dosen, Gesamtinhalt	*	2	230	80	100	3	1
Weiße Rübe, roh	8	*	230	56	68	8	3

Der Gehalt an Spurenelementen schwankt je nach Sorte und Herkunft zum Teil erheblich.

GEHALT AN SPURENELEMENTEN

Gehalt ausgewählter Lebensmittel an Jod, Fluor, Zink, Kupfer, Mangan, Chrom und Selen (angegeben in µg/100 g Ware)

Lebensmittel	Jod	Fluor	Zink	Kupfer	Mangan	Chrom	Selen
Weißkohl, roh	3	12	224	33	200	8	2
Wirsing, roh	3	*	248	33	160	*	1
Zucchini, roh	2	*	248	45	125	*	1
Zuckermais, roh	3	*	563	45	160	*	1
Zwiebel, roh	2	42	207	44	126	13	2
Pilze							
Austernpilz, roh	*	*	866	118	158	*	*
Birkenpilz, roh	*	*	*	*	740	*	8
Butterpilz, roh	*	*	*	*	62	*	5
Champignon (Zucht-), roh	18	20	520	350	77	17	7
Pfifferling, roh	*	50	650	200–1000	180	*	1
Steinpilz, roh	4	63	1500	279	112	5	187
Hülsenfrüchte und Hülsenfrüchteprodukte							
Bohnen, weiß	2	95	2500	635	1600	20	14
Erbsen	14	40	3300	655	1200	4	3
Kichererbsen	*	*	2400	448	2700	5	9
Limabohnen	*	*	2800	840	1700	*	1
Linsen	*	26	3400	763	1500	5	10
Sprossen	*	*	890	220	130	*	*
Mungbohnen	*	*	2100	836	1200	*	13
Sprossen	*	*	390	120	100	*	*
Sojabohnen	6	*	4200	1200	2700	6	19
Sojakäse (Tofu)	*	*	950	186	600	*	*
Sojamehl, vollfett	1	110	4900	*	4000	*	*
Sojasprossen	*	*	960	230	170	*	*
Milch							
Kuhmilch, Trinkmilch, 0,1 % Fett	3	*	400	2	0,5–6,8	1	2
Trinkmilch, 1,5 % Fett	3	17	370	10	3	*	*
Trinkmilch, 3,5 % Fett	3	17	358	7	3	2	*
Roh-, Vorzugsmilch	3	17	380	10	3	3	1
Schafsmilch	*	*	480	15	7	+	1
Ziegenmilch	4	*	242	11	6	5	1

Lebensmittel	Jod	Fluor	Zink	Kupfer	Mangan	Chrom	Selen
Sauermilchprodukte							
Buttermilch	*	10	*	*	*	*	1
Joghurt, mager, 0,1 % Fett	4	20	450	12	3	*	*
fettarm, 1,5 % Fett	4	16	360	9	2	*	*
3,5 % Fett	4	14	450	10	3	4	2
Kondensmilch, 7,5 % Fett	7	35	780	21	5	*	1
Sahne, 30 % Fett (Schlagsahne)	2	12	260	6	2	*	1
Käse							
FRISCHKÄSE, SPEISEQUARK							
Feta, 45 % Fett i. Tr.	*	*	2900	*	*	*	*
Speisequark, 20 % Fett i. Tr.	4	23	500	14	60	1	5
40 % Fett i. Tr.	3	22	500	13	60	*	*
Magerquark	4	25	570	15	70	*	*
HARTKÄSE, SCHNITTKÄSE, WEICHKÄSE, SCHMELZKÄSE							
Appenzeller, 50 % Fett i. Tr.	*	*	4000	1300	25	*	*
Camembert, 30 % Fett i. Tr.	4	28	3400	80	*	*	3
45 % Fett i. Tr.	4	25	3100	70	*	*	3
Chester (Cheddar), 50 % Fett i. Tr.	*	*	3900	80	17	12	11
Edamer, 30 % Fett i. Tr.	5	40–170	5300	54	39	*	*
45 % Fett i. Tr.	4	40–140	4600	46	34	*	*
Edelpilzkäse, 60 % Fett i. Tr.	*	50	4100	140	190	*	2
Emmentaler, 45 % Fett i. Tr.	*	60	4600	1500	29	5	11
Gouda, 45 % Fett i. Tr.	4	*	3900	70	*	*	*
Gruyère, 45 % Fett i. Tr.	*	*	4100	1300	31	8	2
Harzer (Korbkäse, Mainzer Handkäse)	*	*	2000	80	*	*	*
Limburger, 20 % Fett i. Tr.	*	*	2400	127	*	*	*
40 % Fett i. Tr.	*	*	2100	110	*	*	*
Parmesan, 37 % Fett i. Tr.	*	*	3000	360	*	*	*
Provolone	*	*	3900	240	*	*	*
Schmelzkäse, 45 % Fett i. Tr.	5	*	*	460	*	*	*
Tilsiter, 45 % Fett i. Tr.	*	*	3700	70	45	*	*

Der Gehalt an Spurenelementen schwankt je nach Sorte und Herkunft zum Teil erheblich.

Gehalt ausgewählter Lebensmittel an Jod, Fluor, Zink, Kupfer, Mangan, Chrom und Selen (angegeben in µg / 100 g Ware)

Lebensmittel	Jod	Fluor	Zink	Kupfer	Mangan	Chrom	Selen
Fische, Meerestiere							
Flunder	26	110	500	47	39	2	35
Heilbutt, Weißer	37	*	405	41	12	1	*
Hering (Atlantikhering)	47	*	583	123	20–120	2	43
Kabeljau (Dorsch)	229	127	396	53	18	1	28
Katfisch (Steinbeißer)	44	6	590	13	*	*	*
Makrele	50	30	519	114	31	1	39
Ostseehering	50	100	965	12	21	1	18
Sardine	32	*	*	170	*	*	58
Schellfisch	135	35	270	34	20	*	30
Scholle	53	*	529	42	30	*	32
Seehecht	13	*	285	21	*	*	36
Seelachs (Alaska)	88	*	433	35	*	*	20
Seezunge	24	*	570	39	*	*	24
Steinbutt	16	*	395	14	*	*	*
Thunfisch	50	28	80	51	30	*	82
Sonstige Meerestiere							
Austern	58	120	22000	916	140	57	25
Garnele (Speisekrabbe)	91	160	2200	1100	30	26	50
Hummer	100	210	1600	700	34	*	130
Miesmuschel (Blau- oder Pfahlmuschel)	150	480	1800	181	2300	128	56
Süßwasserfische							
Aal (Flussaal)	4	30	2000	87	25	10	29
Barsch (Flussbarsch)	4	100	613	30	57	1	28
Brasse	*	100	782	39	91	1	45
Felchen (Renke)	*	100	1500	146	37	1	19
Forelle (Bachforelle)	4	30	514	147	15	2	25
Hecht	*	80	785	31	28	3	21
Karpfen	2	32	900	87	55	*	7–130
Lachs (Salm)	34	30	489	129	14	*	29
Schleie	*	*	1100	105	95	*	*
Zander	*	40	575	52	75	1	23

Lebensmittel	Jod	Fluor	Zink	Kupfer	Mangan	Chrom	Selen
Fischdauerwaren							
Aal, geräuchert	5	180	470	130	28	*	*
Bückling	72	360	*	330	32	*	*
Flunder, geräuchert	6	110	500	47	39	2	35
Hering, mariniert (Bismarck-)	91	70	530	120	*	*	*
Kaviar, echter (russischer)	*	*	950	110	50	*	*
Ölsardinen in Dosen, abgetropft	96	530	*	40	*	*	13
Thunfisch in Öl (ganzer Inhalt)	149	*	610	230	*	*	12
Geflügel							
Ente	*	*	1800	242	50	*	*
Gans	4	*	1300	330	50	*	*
Huhn, Brathuhn	*	33	1000	42	14	3	10
Hühnerleber	*	*	3200	322	300	*	55
Puter (Truthahn), ausgewachsenes Tier	*	*	2600	70	19	1	5
Brust, ohne Haut	*	*	1800	130	30	*	*
Keule, ohne Haut	*	*	2400	160	50	*	*
Hammel, Lamm							
Keule (Schlegel)	2	*	3700	100	15	5	2
Leber	3	*	4400	7600	330	*	*
Muskelfleisch (ohne Fett)	*	4	2900	170	*	*	4
Kalbfleisch							
Bug (Schulter)	3	90	*	250	30	*	*
Filet	*	20	2300	90	13	*	1
Leber	*	19	8400	5500	280	*	22
Muskelfleisch (ohne Fett)	3	25	3000	160	30	*	4
Niere	*	200	1800	370	50	*	40
Rindfleisch							
Brust	*	*	3600	74	9	*	1
Bug (Schulter)	*	20	5200	73	10	2	2
Filet	*	100	4400	76	20	*	*

Der Gehalt an Spurenelementen schwankt je nach Sorte und Herkunft zum Teil erheblich.

Gehalt ausgewählter Lebensmittel an Jod, Fluor, Zink, Kupfer, Mangan, Chrom und Selen (angegeben in µg / 100 g Ware)

Lebensmittel	Jod	Fluor	Zink	Kupfer	Mangan	Chrom	Selen
Hochrippe (Rostbraten)	*	*	4900	56	30	*	*
Hüfte	*	*	3900	73	18	*	*
Leber	14	130	4800	3200	338	*	21
Lende (Roastbeef)	*	*	4100	79	*	*	*
Muskelfleisch (ohne Fett)	5	2	4300	87	17	*	5
Niere	*	200	2100	433	102	*	114
Oberschale	*	20	3700	87	11	*	*
Schweinefleisch							
Bauch	*	*	1700	44	*	*	*
Kamm	*	59	2800	*	50–200	*	*
Leber	14	290	6500	1300	307	4	56
Muskelfleisch (ohne Fett)	5	10	2400	88	26	3	12
Schnitzel (Oberschale)	*	60	2600	310	40	*	*
Wild und sonstige Fleischarten							
Hirsch	*	*	3200	170	20	*	*
Kaninchen	*	*	1700	150	38	2	10
Wildschwein	*	*	2300	110	30	*	*
Fleischwaren, Wurstwaren							
Leberpastete	*	*	*	400	120	*	*
Schweinebratwurst	*	*	2100	64	*	*	*
Eier							
Hühnerei (Gesamtinhalt)	9	110	1300	65	71	3	10
Hühnereigelb	12	30	3800	*	125	6	18
Hühnereiklar	7	14–150	20	*	40	2	5
Fette und Öle							
Butter (Süß- und Sauerrahm-)	3	12–150	230	2–15	2,5–40	6	1
Milchhalbfett	4	17	370	9	3	*	*
Erdnussöl	*	*	*	3	2	*	*
Maiskeimöl	*	*	*	50	*	*	*
Schweineschmalz	10	*	*	0–20	*	*	*

Lebensmittel	Jod	Fluor	Zink	Kupfer	Mangan	Chrom	Selen
Nüsse und Samen							
Cashewkerne	10	140	2100	3700	840	*	*
Erdnusskerne	13	130	2800	767	1600	8	6
Haselnusskerne	2	17	1900	1300	5700	12	5
Kokosnuss	1	*	785	300–7000	1300	*	810
Kürbiskerne	12	90	7030	1480	100	*	*
Leinsamen, ungeschält	*	*	5500	1200	2600	6	*
Mandeln	2	90	2200	850	1900	6	4
Maronen (Kastanien)	+	*	*	230	750	*	2
Mohnsamen	*	*	8100	1000	12000	12	*
Paranüsse	+	*	4000	1300	600	100	103
Pistazienkerne	*	*	1400	*	*	*	6
Walnusskerne	3	680	2700	880	2000	*	6
Getränke							
Alkoholfreies Bier	*	*	8	5	16	*	*
Malzbier	*	*	5	8	13	*	*
Pilsener Lagerbier	*	*	6	10	16	*	*
Rotwein, leichte Qualität	*	6–40	180	80	0–200	*	1
Weißwein, mittlere Qualität	*	30	230	70	140	*	+
Sonstiges							
Bäckerhefe	1	*	4300	150	295	5	1
Bierhefe	4	*	8000	3300	530	*	8–90
Honig	1	7	350	90	30	13	5
Kaffee, geröstet	3	90	710	1700	*	5	5
Extraktpulver	*	400	470	64	1800	*	7
Kakaopulver, schwach entölt	3	120	8900	3800	2500	159	*
Schokolade, milchfrei, mind. 40 % Kakaomasse	6	75	1800	1400	920	30	2
Milchschokolade	6	75	1700	453	240	7	3
Speisesalz, jodiert	1500–2500	*	*	*	*	*	*
Meersalz	18	*	*	*	*	*	*
Tee, schwarz	11	10000	3200	2500	73000	158	5
Zucker (Raffinade)	*	*	*	*	10	*	0–0,3

Der Gehalt an Spurenelementen schwankt je nach Sorte und Herkunft zum Teil erheblich.

Carotinoidgehalt ausgewählter Lebensmittel
(in µg je 100 g verzehrbarer Anteil)

Lebensmittel	Beta-Carotin	Alpha-Carotin	Lutein	Zeaxanthin	Canthaxanthin	total
Bleichsellerie (Staudensellerie)	710		3600[a]			
Blumenkohl	7		18			40
Brokkoli	300		1210			1560
Buschbohnen	280	70	630			
Chicorée	3430					
Chinakohl	140					
Dill	4500		6700[a]			
Eisbergsalat	440		690			
Endivie	1090		2080			3600
Erbsen	360		1633			
Feldsalat	3980		9650			
Grünkohl	8680		18630			
Kartoffel	5		100	16		450
Kohlrabi	10	3	11	3		70
Kopfsalat	1450	40	2270			8480
Kürbis	3100	3800	1500[a]			
Möhre (Karotte)	8480	3370	290			
Paprikaschote, grün	120	10	410			700
Paprikaschote, rot	3500	510		2200	130	30370
Petersilie	5940	170	13780	340		25470
Porree (Lauch)	69		161			
Radieschen	9		12[a]			
Rhabarber	30		130			
Rosenkohl	540	50	2160			6150
Rotkohl	50		150			430
Spargel	1		28			60
Spinat	3250	90	8540	350		17310
Tomate	610	150	210		11440	12690
Tomatensaft (in Dosen)	900				8580	
Weißkohl	25		80	4		250
Wirsing	4700		21900[a]			
Zucchini	220		1330			
Zuckermais	48	55	522			
Zwiebel	2		18			20
Carotinoidgehalt in Hühnereiern (in µg je 100 g)						
Freilandeier (Sommer/Winter)	5	2	586	414	92	1115*
Eier aus Bodenhaltung	2	2	270	68	57	423*
Eier aus Käfighaltung	2	–	374	259	68	703*

Lebensmittel	Beta-Carotin	Alpha-Carotin	Lutein	Zeaxanthin	Canthaxanthin	total
Apfel	35		84	13		
Apfelsine (Orange)	11	6	20	8		400
Aprikose	800	27	70	18	5	1130
Avocado	35	10	275			590
Banane	30	35	26	4		60
Birne	7		60			80
Blut-Grapefruit	1310				3362	
Brombeeren	120	20	650			900
Clementine	300	5	60			1020
Erdbeeren	8	1	40			50
Grapefruit (Pampelmuse)	590	1	20	9	2770	3500
Heidelbeeren	10		140			
Himbeeren	11	25	210	11		330
Johannisbeeren, rot	10	3	70	2		100
Johannisbeeren, schwarz	17		180			230
Kirschen, sauer	400	60	50	20		1000
Kirschen, süß	25	6	60	12		330
Kiwi	43		180[a]			
Mandarine	274	12	50	142		
Mango	1230					
Mirabellen	250		200			
Nektarine	370	140	980	80		2400
Oliven, grün	280					
Papaya	380	50	8	9	2070	3440
Pfirsich	90		55	51		770
Pflaume	80		160			430
Satsuma	23		44	41		
Stachelbeeren	70	5	260			400
Wassermelone	230		14[a]			
Weintrauben	4	0,3	10	3		30
Zitrone	3	3	9	1		40
Zwetschgen	105	12	110			480

Carotinoidgehalt einiger Fischarten

Lebensmittel	Asthaxanthin	Canthaxanthin
Forelle, Filet, (roh)	72	7
Lachs, Filet oder Steak, Zuchtlachs, (roh)	438	0
Lachs (Stremel-, Zucht- oder Wildlachs), geräuchert	360	115
Lachsforelle, Filet, (roh)	277	167

– = wurde nicht untersucht   leere Felder = nicht nachgewiesen   * Cryptoxanthin enthalten (12 µg je 100 g)   a = Lutein + Zeaxanthin

Flavonoidgehalt verschiedener Obst- und Gemüsesorten
(in mg je 100 g Frischgewicht bzw. in Fruchtsäften in mg je 100 ml) (Flavonolgehalte)

Lebensmittel	Quercetin	Kämpferol	Myricetin
Obst und Obstprodukte			
Apfel	3,6		
Apfelsaft	0,3		‹0,05
Aprikosen (Marillen)	2,5		
Birne	0,6		
Erdbeeren	0,9	1,2	
Grapefruitsaft	0,5		‹0,05
Johannisbeeren, rot	1,3		
Kirschen, sauer	3,2		
Kirschen, süß	1,5		
Orangensaft	0,3		‹0,05
Pflaume	0,9		
Traubensaft	0,4		0,6
Weintrauben	≤1,5		0,5
Zitronensaft	0,7		‹0,05
Gemüse und Salat			
Bohnen, grün	≤4	1,2	
Brokkoli	≤3	7,2	
Endivie		≤4,6	
Grünkohl	11	21,1	
Knoblauch	0,4 2,8 (weiße Teile)	0,6 (grüne Teile)	
Kopfsalat	1,4		
Porree (Lauch)		≤3,0	
Radieschen		≤0,6	
Rosenkohl		0,7	
Rotkohl	0,5		
Tomate	0,8		
Zwiebel	≤35		

Weitere sekundäre Pflanzenstoffe (mg je 100 g)

Protease-Inhibitoren	
Bohnen , weiß	≤360
Getreidekörner	200–300
Kartoffel (Erdapfel)	100–200
Sojabohnen	≤2000
Phytoöstrogene (Lignane)	
Gemüse	0,14
Leinsamen	≤80
Maismehl	0,04
Roggenmehl	0,6
Sulfide (Alliin)	
Knoblauch	≤400
Phytinsäure	
Amaranth, Quinoa	800–1500**
Vollkorngetreide, Dinkel, Grünkern, Buchweizen, Reis, Graupen	≤200**
Weizenkeimflocken	1500–1800**

Ubichinongehalt ausgewählter Gemüsesorten
(in mg je 100 g Frischgewicht)

Lebensmittel	Coenzym Q_9	Coenzym Q_{10}
Aubergine		0,21
Blumenkohl (Karfiol)		0,14
Brokkoli	0,03	0,86
Chinakohl		0,21
Gurke	0,13	
Kopfsalat	0,14	0,22
Kürbis	0,22	
Möhre (Karotte)		1,02
Paprikaschote	0,02	0,33
Spinat		0,36
Süßkartoffel		0,1
Weißkohl		0,16
Zwiebel		0,1

freie Felder = nicht nachgewiesen ** = in 100 g Trockensubstanz

Nitratgehalt ausgewählter Lebensmittel

(Durchschnittswerte, angegeben in mg Nitrat je 100 g Ware. Die vom Bundesamt für Verbraucherschutz und Lebensmittelsicherheit empfohlenen Richtwerte sollten nicht überschritten werden.)

Lebensmittel	Durchschnittswert	Minimalwert	Maximalwert	Richtwert
Milch und Milchprodukte				
Buttermilch	0,28			
Joghurt, 3,5 % Fett	0,24			
Kuhmilch	0,08			
Sahne, 30 % Fett	0,19			
Sauerrahm, extra	0,17			
Käse				
Camembert, alle Fettstufen	0,20			
Edamer, alle Fettstufen	0,1–3,3			
Gouda, 45 % Fett i. Tr.	0,4–4,0			
Romadur, alle Fettstufen	0,15			
Speisequark, mager	0,14			
Tilsiter, 30 % und 45 % Fett i. Tr.	0,7			
Gemüse und Gemüseprodukte				
Aubergine	20			
Bleichsellerie (Staudensellerie)	223			
Blumenkohl, biolog. Anbau (Feldanbau)	35 (42)	1 (4)	94 (103)	
Bohnen, grün	25			
Brokkoli	71			
Chicorée	15			
Chinakohl, biolog. Anbau (Feldanbau)	76 (112)	18 (20)	218 (261)	
Endivie, biolog. Anbau (Feldanbau)	49 (106)	7 (7)	112 (259)	
Erbsen, Schote und Samen	3			
Feldsalat, biolog. Anbau (Feldanbau)	71 (117)	1 (18)	195 (298)	} 250
aus Glashausanbau	320	225	433	
Fenchel	127			
Gartenkresse, biolog. Anbau (Feldanbau)	70 (155)	39 (63)	100 (243)	
aus Glashausanbau	334	234	463	
Grünkohl, biolog. Anbau (Feldanbau)	96 (106)	1 (1)	174 (364)	
Gurke	19			
Kartoffel (Erdapfel)	13			
Kohlrabi, biolog. Anbau (Feldanbau)	112 (133)	39 (36)	233 (295)	
aus Glashausanbau	250	90	438	
Kopfsalat, biolog. Anbau (Feldanbau)	119 (159)	6 (23)	231 (329)	} *
aus Glashausanbau	368	157	661	
Kürbis	68			
Mangold	487			

Lebensmittel	Durchschnittswert	Minimalwert	Maximalwert	Richtwert
Möhre (Karotte), biolog. Anbau	20	2	52	
aus Feldanbau	50	9	110	
Saft (0,04 mg Nitrit)	23			
Paprikaschote (grün, gelb)	12			
Petersilienblatt, biolog. Anbau	11	6	15	
aus Feldanbau	84	10	260	
aus Glashausanbau	340	217	564	
Petersiliewurzel, biolog. Anbau	40	1	96	
aus Feldanbau	120	1	496	
Porree (Lauch)	51			
Portulak	615			
Radieschen, biolog. Anbau (Feldanbau)	131 (153)	27 (8)	337 (383)	} 300
aus Glashausanbau	286	108	453	
Rettich, biolog. Anbau (Feldanbau)	123 (168)	42 (30)	322 (377)	
aus Glashausanbau	358	292	496	
Rhabarber	215			
Rosenkohl	12			
Rote Bete, biolog. Anbau (Feldanbau)	158 (195)	10 (18)	430 (536)	} 300
Saft (0,64 mg Nitrit)	23			
Rotkohl	28			
Schwarzwurzel	31			
Sellerie, Knolle, biolog. Anbau	36	3	108	
aus Feldanbau	98	7	364	
Spargel	66			
Spinat, biolog. Anbau (Feldanbau)	97 (84)	2 (2)	273 (272)	250
Tomate	5			
Weißkohl, biolog. Anbau (Feldanbau)	74 (107)	11 (1)	211 (323)	
Wirsing	48			
Zwiebel	20			
Obst und Obstprodukte				
Apfel	3,0			

Für Eier, Fette und Öle, Fisch und andere See- und Meerestiere, Fleisch und Geflügel, Getreide und Getreideprodukte, Hülsenfrüchte, Samen, Nüsse, Süßwaren und Getränke liegen keine Daten vor.

Der Nitratgehalt gilt als sehr hoch, wenn er über 250 mg je 100 g liegt; als hoch, wenn er bei 100–250 mg je 100 g liegt; als mittel, wenn er bei 50–100 mg je 100 g liegt; als niedrig, wenn er unter 50 mg je 100 g liegt.

* = Mai–Okt.: 250, Nov.–April: 350

Richtige Ernährung bei Krankheiten und Unverträglichkeiten

Viele Krankheiten und Beschwerden sind ernährungsbedingt, und die Einhaltung einer bestimmten Diät kann ihren Verlauf günstig beeinflussen. Dabei ist es gleichgültig, ob die Krankheit oder Intoleranz durch eine Fehlernährung bedingt oder angeboren ist. Mit speziellen Diäten können Sie Krankheiten besser in den Griff bekommen und Unverträglichkeiten aus dem Weg gehen.

Wenn der Stoffwechsel entgleist

Unsere Nahrung enthält von Natur aus einige Bestandteile, die für den Gesunden kein Problem darstellen, die aber für Menschen mit einer entsprechenden Veranlagung (Disposition) zu einer mehr oder minder massiven Beeinträchtigung des Wohlbefindens oder zu Erkrankungen führen können. Manche Menschen haben eine angeborene Neigung zu bestimmten Stoffwechselerkrankungen wie Herz-Kreislauf-Erkrankungen oder Diabetes. Andere erwerben eine solche »Stoffwechselschwäche« im Laufe des Lebens – zum Beispiel weil bestimmte Drüsen nicht mehr richtig arbeiten oder weil bestimmte Enzyme nicht mehr in ausreichender Menge gebildet werden.
Stoffwechselerkrankungen sind vielgestaltig. Der Begriff umfasst alle Krankheiten, die durch Störungen des Stoffwechselgeschehens gekennzeichnet sind, egal welche Faktoren die Stoffwechselschwäche ausgelöst haben. Zu den klassischen Stoffwechselkrankheiten zählen etwa Diabetes (Störung des Zucker- bzw. Kohlenhydratstoffwechsels), Fettstoffwechselstörungen (Fett- und/oder Cholesterinstoffwechsel), Bluthochdruck, sofern durch die Ernährung mit ausgelöst, oder Gicht.
Im Folgenden werden einige Nahrungsinhaltsstoffe näher beschrieben, die im Zusammenhang mit den häufigsten Stoffwechselerkrankungen eine entscheidende Rolle spielen.

Kohlenhydratzufuhr und Diabetes

Bei Diabetes (wissenschaftlich: Diabetes mellitus) ist die Fähigkeit des Körpers, Kohlenhydrate und insbesondere Zucker zu verstoffwechseln, gestört. Als Folge davon weist das Blut eine erhöhte Blutzuckerkonzentration auf, die zu bestimmten typischen Folgeerkrankungen und -schäden führen kann. Der Diabetiker muss daher die Aufnahme von Kohlenhydraten und vor allem von Zucker (Haushaltszucker = Saccharose; Traubenzucker = Glukose) auf mehrere Mahlzeiten verteilen. Die Zuckeraufnahme ist vor allem deshalb ein Problem für den Diabetiker, weil Saccharose und Glukose besonders schnell ins Blut übergehen und einen starken und raschen Blutzuckeranstieg bewirken. Im Rahmen der Diabetesdiät macht der Arzt genaue Vorgaben für die Kohlenhydrat- und Zuckeraufnahme.

Die Kohlenhydrat-Einheiten (KE)
Für Diabetiker ist es wichtig, die empfohlene Menge an Kohlenhydraten in kleinen Portionen und verteilt auf mindestens sechs Mahlzeiten pro Tag aufzunehmen. Für die Berechnung und gleichmäßige Verteilung der Kohlenhydrate haben sich »Kohlenhydrat-Austauschtabellen« als hilfreich erwiesen. In der Tabelle ab Seite 100 sind ausgewählte kohlenhydrathaltige Lebensmittel zusammengestellt, und deren Kohlenhydratgehalt ist in sogenannten Kohlenhydrateinheiten (KE) angegeben. Dabei entspricht 1 KE 10 g bis 12 g verfügbaren Kohlenhydraten. Die Tabelle ermöglicht eine schnelle Berechnung der KE, die im Rahmen des vom Arzt oder einer autorisierten Ernährungsfachkraft erstellten Diätplans empfohlen werden.

Cholesterinaufnahme und Fettstoffwechselstörungen

Cholesterin ist eine fettähnliche Substanz, die in vielen Lebensmitteln tierischer Herkunft vorkommt. In pflanzlichen Fetten und Ölen sind nur derart geringe Mengen enthalten, dass sie praktisch vernachlässigt werden können.
Cholesterin wird auch im Organismus selbst – im Rahmen des Fettstoffwechsels – gebildet, denn es hat im Körper große Bedeutung als Ausgangssubstanz beispielsweise für Gallensäuren, Vitamin D und für eine Reihe von Hormonen der Keimdrüsen und der Nebennierenrinde, außerdem als Bestandteil der Zellmembranen. Eine unerwünschte Rolle spielt es nur dann, wenn es in Blut und Gefäßwänden in zu hoher Konzentration vorkommt, vor allem bei Menschen mit einer Fettstoffwechselstörung (Hyperlipoproteinämie, Hypercholesterinämie).

Fettzufuhr einschränken

Menschen mit einer Neigung zu Herz- und Gefäßerkrankungen sowie ältere Personen sollten die Aufnahme von cholesterinreichen Lebensmitteln wie Eiern oder Innereien einschränken. Aber auch der Konsum fettreicher Lebensmittel und solcher mit einem hohen Gehalt an gesättigten Fettsäuren ist zu reduzieren, weil diese die körpereigene Cholesterinbildung anregen. Letzteres ist besonders wichtig, denn die körpereigene Cholesterinproduktion kann ein Mehrfaches der Zufuhr durch cholesterinhaltige Nahrung ausmachen.
Um die Cholesterinbildung des Organismus zu bremsen, sollte man die Zufuhr von Fett allgemein und besonders von Fetten mit einem hohen Gehalt an gesättigten Fettsäuren reduzieren sowie die gesamte Energiezufuhr (Kalorienzufuhr) verringern. Für von Herz-Kreislauf-Krankheiten Gefährdete sind die Beschränkung der Energiezufuhr und der Abbau von Übergewicht ebenso wichtig wie der Verzicht auf cholesterinreiche Speisen. Die Zufuhr an essenziellen Nährstoffen, also an ungesättigten Fettsäuren, Vitaminen und Mineralstoffen sowie den essenziellen Aminosäuren, sollte unverändert bleiben.

Purinzufuhr, Harnsäure, Gicht

Die Harnsäure ist kein Inhaltsstoff der Nahrung; für die Ernährung bei Stoffwechselerkrankungen ist sie dennoch von Bedeutung. Die Harnsäure wird erst im Stoffwechsel aus bestimmten Nahrungsbestandteilen, den sogenannten Purinen, gebildet. Sie spielt vor allem in Zusammenhang mit der Gicht eine Rolle, einer Stoffwechselerkrankung, die meist angeboren ist und die sich zum Beispiel in äußerst schmerzhaften Gelenkveränderungen sowie in Nierenschädigungen äußert.
Klassisches Symptom der Gicht ist die sogenannte Hyperurikämie, der zu hohe Harnsäuregehalt des Bluts. Dieser kann auch die Bildung von Harnsäuresteinen zur Folge haben; 20 bis 40 % der Gichtpatienten weisen auch Harnsäuresteine auf. Bei Menschen mit einer Neigung zu Gicht ist der sogenannte Purinstoffwechsel gestört. Sie sollten deshalb Speisen meiden, die zur Harnsäurebildung führen, also purinreiche Lebensmittel.
Purinhaltig sind in erster Linie Innereien wie zum Beispiel Leber, Niere und andere Organe. Eine Übersicht über den Puringehalt ausgewählter Lebensmittel liefert die Tabelle ab Seite 113.
Eine purinarme Ernährung wird auch empfohlen für Menschen mit Nierensteinen, sofern es sich um Harnsäuresteine handelt.

Nierensteine aus Oxalsäure

Andere Arten von Nierensteinen bestehen vorwiegend aus Oxalsäure. Das bedeutet, dass oxalsäurereiche Lebensmittel bei entsprechender Veranlagung die Bildung von Oxalsäuresteinen verursachen können. Eine Folge davon kann eine gestörte Nierenfunktion sein. Die Betroffenen sollten möglichst wenig oxalsäurehaltige Nahrungsmittel wie Spinat oder Rhabarber konsumieren.

Oxalsäuregehalt ausgewählter Lebensmittel
(mg pro 100 g)

Lebensmittel	mg pro 100 g
Teeblätter, schwarz	910
Rhabarber	460
Spinat	442
Kakaopulver	396
Rote Rübe (Rote Bete)	181
Schokolade (Kakaoanteil 40 %)	88
Milchschokolade (Kakaoanteil 30 %)	56
Bohnen, grün	44
Nuss-Nougat-Creme (Kakaoanteil 2,8–5,6 %)	36
Vollkornbrot	21
Stachelbeeren	19
Erdbeeren	16
Himbeeren	16
Brombeeren	12
Pflaumen	12
Aubergine	10
Johannisbeeren, rot	10
Schweineschinken, gekocht	10
Grünkohl	8
Rotkohl	8
Tomate	8
Weintrauben	8
Aprikosen (Marillen)	7
Kirschen, süß	7
Sellerie	7
Apfelsine	6
Birne	6
Blumenkohl (Karfiol)	6
Möhre (Karotte)	6
Rosenkohl	6
Kirschen, sauer	5
Wirsing	5
Kohlrabi	3
Lamm, gebraten	2
Rind, gebraten	2
Rotwein	2
Sardinen, in Dosen	2
Schokolade, weiße	2
Schwein, gebraten	2
Huhn, gebraten	1

Allergische Symptome gegen Nickel und Salicylsäure

Nickel zählt zu den Spurenelementen. Da einige Menschen auf den Kontakt mit Nickel oder nach der Aufnahme löslicher Nickelverbindungen mit der Nahrung allergisch reagieren, informieren wir in der Tabelle auf Seite 96 über den Nickelgehalt ausgewählter Lebensmittel.
Bei bestimmten allergischen Erkrankungen, die sich durch Hautrötungen und andere Hautveränderungen äußern, kann mit der Nahrung zugeführte Salicylsäure das Krankheitsbild verstärken. Besonders reich an Salicylsäure sind manche Heilpflanzen, Gewürze und einige Lebensmittel (Tabelle auf Seite 97).

Nickelgehalt ausgewählter Lebensmittel

(angegeben in µg Nickel pro 100 g Ware)

Getreide und Getreide-produkte		**Gemüse und Hülsenfrüchte**		**Milch, Milchprodukte und Käse**		**Fleisch und Innereien**	
						Brathuhn	4
Buchweizen, Korn	190	Aubergine	11	Butter	10	Hammel, Filet	2
Eierteigwaren (Nudeln)	19	Blumenkohl	15	Chester (Cheddar),		Herz	2
Gerste, Korn[a]	28	Bohnen, grün	10	50 % Fett i. Tr.	1	Leber	26
Hafer, Korn[a]	210	in Dosen	25	Edamer, alle Fettstufen	89	Rind, Leber	≤480
Flocken	172	weiß	183	Emmentaler, 45 % Fett i. Tr.	20	Niere	46
Mais, Korn	47	Brokkoli	18	Gouda, 45 % Fett i. Tr.	89	Schwein, Kotelett	2
Reis, poliert	10	Chicorée	20	Joghurt, 3,5 % Fett	1	Leber	≤27
unpoliert	37	Erbsen, grün, in Dosen	16	Kondensmagermilch	15		
Roggen, Korn	20–270	Samen, getrocknet	93	Kuhmilch, Magermilch	1	**Ei** (bezogen auf 1 Ei)	
Brot	19	Grünkohl	16	Rohmilch	3	Hühnerei	
Weizen, Korn	13	Gurke	4	Trinkmilch, 3,5 % Fett	1	(Gesamtinhalt), ca. 50 g	5
Mehl, Type 405	4	Kartoffel (Erdapfel)	6	Molke, süß	4		
Mehl, Type 1050	9	Knoblauch	10	Molkenpulver	80	**Getränke**	
Mischbrot	9	Kopfsalat	6	Muttermilch	3	Rotwein, leichte Qualität	6
Vollkornbrot	17	Linsen, getrocknet	310	Schafsmilch	6	Rotwein, schwere Qualität	5
		Meerrettich (Kren)	30	Speisequark, 20 % Fett i. Tr.	1	Vollbier, hell	1–200
Obst		Möhre (Karotte)	6	40 % Fett i. Tr.	5–26	Weißwein, mittlere Qualität	6
Ananas	16	Pastinake	20				
Apfel	3	Petersilienblatt	55	**Fisch**		**Verschiedenes**	
Saft	5–55	Porree (Lauch)	10	Aal (Flussaal)	9	Cashewkerne	500
Apfelsine	4	Radieschen; Rettich	8	Austern	8	Erdnuss	200
Saft, frisch gepresst	1	Rhabarber	10	Bückling	170	Haselnusskerne	120
Aprikosen (Marillen)	17	Rosenkohl	16	Flunder	3	Honig	2
Banane	10	Rote Rübe (Rote Bete)	10	Felchen (Renke)	2	Kaffee, geröstet	77
Birne	12	Rotkohl	8	Forelle	2	Extraktpulver	96
Ebereschenfrüchte	10	Sauerkraut, abgetropft	5	Garnele (Speisekrabbe)	23	Kakaopulver, schwach entölt	940
Erdbeeren	6	Sellerie, Knolle	7	Hecht	13	Mandeln, süß	130
Grapefruit (Pampelmuse)	10	Sojabohnen	480	Hering	7	Pekannuss	1500
Hagebutten	40	Sojamehl, vollfett	410	Hummer	66	Pistazienkerne	80
Heidelbeeren	10	Spinat	26	Kabeljau	4	Schokolade, milchfrei	360
Johannisbeeren, rot	5	Tomate	6	Karpfen	24	Milchschokolade	150
schwarz	16	Saft	6	Lachs (Salm)	2	Tee, schwarz	650
Kirschen, süß	5	Weiße Rübe	1	Miesmuschel	30–120	Walnusskerne	130
Mandarine	3	Weißkohl	10	Pilgermuschel	340		
Pfirsich	22	Wirsing	5	Sardine	21		
Pflaumen	13	Zwiebel	7	Schleie	75		
Preiselbeeren	5			Seezunge	3		
Wassermelone	14	**Pilze**		Steckmuschel	60–150		
Weintrauben	5	Champignon	7	Zander	10		
Saft	4	Pfifferling	10				
Zitrone	20	Steinpilz	10				

a = entspelzt

Salicylsäuregehalt ausgewählter Lebensmittel, Gewürze und Gewürzkräuter

(angegeben in mg Salicylsäure pro 100 g Ware; nach Swain; Souci, Fachmann, Kraut)

Lebensmittel	mg
Getreide	
Buchweizen, Gerste, Korn	(0)
Hafer, Mehl	(0)
Hirse, Korn	(0)
Mais, Mehl	0,43
Reis, ungeschält/geschält	(0)
Roggenflocken	(0)
Weizen, Korn	(0)
Obst	
Ananas, roh	2,10
in Dosen	1,36
Saft	0,16
Apfel	
Golden Delicious	0,08
Granny Smith	0,59
Jonathan	0,38
Red Delicious	0,19
Saft	0,19
Apfelsine, roh	2,39
Saft	0,18
Aprikosen (Marillen), roh	2,58
in Dosen	1,42
Nektar	0,14
Avocado, roh	0,60
Banane, roh	(0)
Birne, mit Schale	0,29
Brombeeren, in Dosen	1,86
Datteln, roh	3,73
getrocknet	4,50
Erdbeeren, roh	1,36
Feigen, roh	0,18
getrocknet	0,64
Grapefruit (Pampelmuse), roh	0,68
Saft	0,42
Heidelbeeren, in Dosen	2,76
Himbeeren, roh	5,14
gefroren	3,88
Johannisbeeren, rot, gefroren	5,06
schwarz, tiefgefroren	3,06
Kaki, roh	0,18
Kirschen, süß, roh	0,85
Kiwi, roh	0,32
Mandarine, roh	0,56
Mango, roh	0,11
Maulbeeren, roh	0,76
Nektarine, roh	0,49
Papaya, roh	0,08
Passionsfrucht, roh	0,14
Pfirsich, roh	0,58
in Dosen	0,68
Nektar	0,10
Pflaumen, roh	0,14
Rosinen, i. D.	6,74
Wassermelone, roh	0,48
Weintrauben, roh	1,41
Zitrone, roh	0,18
Gemüse, Pilze und Hülsenfrüchte	
Alfalfa-Luzerne, roh	0,70
Aubergine, roh, mit Haut	0,88
ohne Haut	0,30
Blumenkohl (Karfiol), roh	0,16
Bohnen, grün, roh	0,11
Brokkoli, roh	0,65
Champignons, roh	0,24
Chicorée, roh	1,02
Endivie, roh	1,90
Erbsen, grün, roh	0,04
Grünkohl, roh	(0)
Gurke, roh, geschält	0,78
Salz-Dill-Gurken	6,14
Kartoffel, roh, mit Schale	0,12
ohne Schale	(0)
Kohlrübe, roh	0,16
Kopfsalat, roh	(0)
Kürbis, roh	0,12
Linsen[a]	(0)
Möhre (Karotte), roh	0,23
Paprikaschote, grün, roh	1,20
Porree (Lauch), roh	0,08
Radieschen, roh	1,24
Rhabarber, roh	0,13
Rosenkohl, roh	0,07
Rote Rübe (Rote Bete), roh	0,18
Rotkohl, roh	0,08
Spargel, roh	0,14
Spinat, roh	0,58
Tomaten, roh	0,13
Zucchini, roh	1,04
Zuckermais, roh	0,13
Zwiebel, roh	0,16
Gewürze, Gewürzkräuter[a]	
Anis, gemahlen	22,80
Basilikum, gemahlen	3,40
Cayennepfeffer	17,70
Chili, gemahlen	1,30
Currypulver	218,00
Dill, gemahlen	94,40
frisch	6,90
Fenchel, gemahlen	0,80
Ingwer, frisch	4,50
Knoblauch, frisch	0,10
Kümmel, gemahlen	2,82
Lorbeerblatt	2,52
Minze, frisch	9,40
Muskat, gemahlen	32,20
Nelken, ganz	5,74
Paprikapulver, scharf	203,00
mild	5,70
Petersilienblatt, roh	0,08
Pfeffer, schwarz, gemahlen	6,20
weiß, gemahlen	1,10
Rosmarin, gemahlen	68,00
Salbei	21,70
Schnittlauch	0,03
Thymian	183,00
Zimt, gemahlen	15,20
Milch, Milchprodukte, Eier	
Blauschimmelkäse	0,05
Camembert	0,01
Hühnerei	(0)
Hüttenkäse	(0)
Mozzarella	0,02
Vollmilch, Vollmilchjoghurt	(0)
Fisch	
Lachs in Dosen	(0)
Thunfisch in Dosen	(0)
Fleisch, Geflügel, Innereien	
Hähnchenfleisch	(0)
Lamm-, Rind-, Schweinefleisch	(0)
Leber	0,05
Niere	(0)
Samen und Nüsse	
Cashewkerne	0,07
Erdnuss, ungeschält	1,12
Haselnusskerne	0,14
Kokosnuss[a]	0,26
Mandeln, süß	3,0
Mohnsamen	(0)
Paranüsse	0,46
Pinienkerne	0,51
Pistazienkerne	0,55
Sesamsamen	0,23
Sonnenblumenkerne	0,12
Walnusskerne	0,30
Alkoholfreie Getränke	
Colagetränke	0,25
Früchtetee (Beutel)	0,36
Kaffee[b], Instantpulver	0,38
Kräutertee[c]	
Kamillentee (Beutel)	0,06
Pfefferminztee (Beutel)	1,10
Tee, schwarz[c]	3,68
Alkoholische Getränke	
Apfelwein	0,17
Portwein	≤4,20
Sherry	0,50
Wein, Weißwein (Riesling)	0,81
Rosewein	0,37
Wermut	0,46

a = getrocknet, soweit nicht anders angegeben b = mg Salicylsäure pro 100 ml aus 2 g Pulver pro 100 ml Wasser c = mg Salicylsäure pro 100 ml Auszug mit 4 g getrockneten Blättern

Grundlagen der Diätetik

Dieses Kapitel informiert Sie über die Grundlagen der wichtigsten Ernährungsformen und Diäten, die der Vorbeugung, Besserung oder Heilung ernährungsbedingter Erkrankungen dienen.
Die Empfehlungen wurden auf der Grundlage des »Rationalisierungsschemas für die Ernährung und Diätetik in Klinik und Praxis« der Deutschen Gesellschaft für Ernährungsmedizin (DGEM) und anderer wissenschaftlicher Institutionen ausgearbeitet. Trotzdem sollte jeder Betroffene die Umstellung seiner Ernährung gegebenenfalls mit seinem behandelnden Arzt besprechen.

Die Basis jeder Diätform ist die »Vollwertige Ernährung«, der folgende Definition zu Grunde liegt: Vollwertige Ernährung ist eine Kost, die

- den Bedarf an essenziellen Nährstoffen deckt (siehe Tabelle Seite 77 bis 79),
- den Energiebedarf berücksichtigt,
- Erkenntnisse der Ernährungsmedizin zur Vorbeugung bestimmter Erkrankungen einbezieht,
- in ihrer Zusammensetzung den üblichen Ernährungsgewohnheiten angepasst ist, soweit die ersten drei Punkte nicht berührt werden,
- pro Woche maximal zwei bis drei Fleisch- oder Wurstmahlzeiten und eine bis zwei Seefischmahlzeiten enthält, wobei vegetarische Kost zu bevorzugen ist und fünf Portionen Obst und Gemüse am Tag empfohlen werden (siehe Seite 66 bis 76).

1. Leichte Vollkost

Basisdiät bei Erkrankungen des Verdauungstrakts

Klinische Grundlage
Die leichte Vollkost wird verordnet bei zahlreichen Erkrankungen von Magen, Darm, Leber und Galle sowie auch bei unspezifischen Unverträglichkeiten des Verdauungstrakts.
Diese Ernährungsweise hat keine Wirkung auf den Krankheitsverlauf, beugt aber subjektiven Beschwerden wie Druck, Völlegefühl, Schmerzen, Übelkeit, Blähungen und Neigung zu Durchfall vor.

Prinzip der Ernährung
Die leichte Vollkost stellt eine vollwertige Ernährung dar. Lebensmittel und Speisen, die erfahrungsgemäß Unverträglichkeiten auslösen, werden jedoch gemieden. Die wichtigsten Vertreter dieser Produktgruppe listet die Tabelle unten auf. Darüber hinaus gilt: Jeder muss selbst ausprobieren, was er verträgt!

1. Energiezufuhr
Die Kalorienaufnahme soll dem Bedarf angepasst sein (siehe Tabelle auf Seite 77).

2. Zusammensetzung der Kost
Empfohlen werden folgende **Anteile der Nährstoffarten** an der Gesamtenergiezufuhr:

Eiweiß	10–15 Prozent der Kalorien
Fett	30–35 Prozent der Kalorien
Kohlenhydrate	50–55 Prozent der Kalorien

Beispiele für die wünschenswerte **Nährstoffzufuhr** bei unterschiedlichem Energiegehalt:

Energie	1800 kcal	2000 kcal	2200 kcal
Eiweiß	45–65 g	50–75 g	55–85 g
Gesamtfett	60–70 g	65–75 g	75–85 g
Kohlenhydrate	225–250 g	250–275 g	275–300 g

3. Lebensmittelauswahl

In der leichten Vollkost werden gemieden:
- (sehr) fette Speisen,
- grobe und frische Brotsorten,
- blähende Gemüsearten, scharfe Gewürze,
- stark zucker- und salzhaltige Speisen,
- eisgekühlte Speisen und Getränke,
- kohlensäurehaltige Getränke,
- Alkohol.

Lebensmittel, Speisen und Getränke, die erfahrungsgemäß Unverträglichkeiten auslösen
Angabe in Prozent der von Intoleranzen Betroffenen; zu Frucht- und Milchzucker siehe Seite 118–119

Hülsenfrüchte	30,1	Mayonnaise	11,8
Gurkensalat	28,6	Kartoffelsalat	11,4
frittierte Speisen	22,4	Geräuchertes	10,7
Weißkohl	20,2	Eisbein	9,0
CO_2-haltige Getränke	18,1	zu stark gewürzte Speisen	7,7
Grünkohl	18,1	Süßigkeiten	7,6
fette Speisen	17,2	Süßspeisen, zu heiße und zu kalte	7,6
Paprikagemüse	16,8	Weißwein	7,6
Backwaren, süße und fette	15,8	rohes Stein- und Kernobst	7,3
Rotkohl (Blaukraut)	15,8	Nüsse	7,1
Sauerkraut	15,8	Paniertes, gebraten	6,8
Zwiebel	15,8	Sahne	6,8
Wirsing	15,6	Pilze	6,1
Pommes frites	15,3	Rotwein	6,1
hart gekochte Eier	14,7	Porree (Lauch)	5,9
frisches Brot	13,6	Spirituosen	5,8
Bohnenkaffee	12,5	Birne	5,6
Kohlsalat	12,1	Vollkornbrot	4,8

(Quelle: Studie der Arbeitsgemeinschaft für klinische Diätetik)

4. Zubereitungstechniken
- Bevorzugt werden fettarme Verfahren wie Dünsten, Dämpfen, Grillen, Garen in der Folie oder im Mikrowellengerät.
- Gemüse für Frischkostsalate soll sehr fein gerieben werden.

5. Frequenz der Mahlzeiten
- Häufige kleine Mahlzeiten,
- in Ruhe eingenommen und
- gründlich gekaut,

verbessern die Verträglichkeit der Speisen.

2. Reduktionskost

Klinische Grundlage

Die Reduktionskost wird verordnet bei
- Übergewicht und Adipositas zur Gewichtsreduzierung und zur
- Prävention und Behandlung von Diabetes, Fettstoffwechselstörungen, Bluthochdruck und Gicht.

Das Ziel der Reduktionskost ist immer, das Körpergewicht durch eine unter dem Bedarf liegende Kalorienzufuhr kontinuierlich zu reduzieren.
Anzustreben ist ein halbes bis ganzes Kilo Abnahme pro Woche während der Reduktionsphase. Ist das Wunschgewicht erreicht, muss die Energiezufuhr aber auf Dauer dem Bedarf angepasst werden.
Zu warnen ist vor häufig durchgeführten »Crash-Kuren« ohne Ernährungsumstellung. Sie bringen zwar jeweils eine rasche Gewichtsabnahme, aber keinen Langzeiterfolg. Im Gegenteil: Im Zuge des gefürchteten »Jo-Jo-Effekts« kann sich das Gewicht immer mehr aufschaukeln.

Prinzip der Ernährung

Die optimale Reduktionskost
- ist im Energiegehalt reduziert, relativ reich an komplexen Kohlenhydraten und extrem fettarm,
- ist reich an Vitaminen, Mineralstoffen, Spurenelementen und Ballaststoffen,
- umfasst 2 bis 3 Liter Flüssigkeit täglich,
- sorgt für eine ausreichende Sättigung
- und kann längere Zeit eingehalten werden.

1. Energiezufuhr
Konsumiert werden sollen 500–1000 kcal weniger als der Bedarf, mindestens aber 1000 kcal pro Tag. Empfehlenswert ist es, die Energiezufuhr etwa auf dem Niveau des Grundumsatzes zu halten.

2. Zusammensetzung der Kost
Empfohlen werden folgende **Anteile der Nährstoffarten** an der Gesamtenergiezufuhr:

Eiweiß	20–25 Prozent der Kalorien
Fett	30–35 Prozent der Kalorien
Kohlenhydrate	40–50 Prozent der Kalorien

Beispiele für die wünschenswerte **Nährstoffzufuhr** bei unterschiedlichem Energiegehalt:

Energie	1000 kcal	1200 kcal	1500 kcal
Eiweiß	50–65 g	60–75 g	75–90 g
Gesamtfett	35–40 g	40–45 g	50–60 g
Kohlenhydrate	110–125 g	135–150 g	150–190 g
Ballaststoffe	> 30 g	> 30 g	> 30 g
Cholesterin	< 300 mg	< 300 mg	< 300 mg
Trinkmenge	2–3 l	2–3 l	2–3 l

3. Lebensmittelauswahl
Im Mittelpunkt stehen Lebensmittel mit einer hohen Dichte an Vitaminen, Mineral- und Ballaststoffen und zugleich möglichst geringer Energiedichte. Die Übersicht im Kasten rechts oben hilft bei der Orientierung.

4. Zubereitungstechniken
- Bevorzugt werden fettsparende Verfahren wie Dünsten, Dämpfen, Grillen, Garen in der Folie oder im Mikrowellengerät.
- Bei Gemüse Zubereitung als Frischkost, also roh oder höchstens kurz gedünstet.

5. Steigerung der körperlichen Aktivität
3 bis 5 Stunden zusätzliche Bewegung, auf die Woche verteilt,
- erhöht den Energieverbrauch und
- hilft beim Durchhalten sowie beim
- Stressabbau.

Grundlage der Kost bilden
- Vollkornprodukte und Kartoffeln,
- frisches Gemüse und Obst,
- fettarme Milch und Milchprodukte,
- Wasser, Früchte- und Kräutertee.

Als Ergänzung dürfen in reduzierten Mengen gegessen werden
- fettarme Fleisch- und Fischsorten,
- hochwertige Koch- und Streichfette.

Überflüssig und weitgehend zu streichen sind
- Zucker, Süßigkeiten, zuckerhaltige Speisen und Getränke,
- alkoholische Getränke,
- größere Mengen an Kochsalz und salzhaltige Gerichte.

3. Diät bei Diabetes mellitus

Diabetes mellitus ist eine Störung des Kohlenhydratstoffwechsels, die häufig mit einer Störung des Fettstoffwechsels einhergeht. Bedingt durch fehlende oder verminderte Insulinproduktion der Bauchspeicheldrüse verursacht der Verzehr von Kohlenhydraten eine Überhöhung des Blutzuckerspiegels.

Man unterscheidet Diabetes

Typ 1, charakterisiert durch absoluten Insulinmangel. Der Patient ist von regelmäßigen Insulingaben abhängig. Diät und Insulinbehandlung müssen aufeinander abgestimmt sein.

Typ 2, charakterisiert durch relativen Insulinmangel und in 90 % der Fälle durch langjährige Adipositas. Einhaltung der Diabetesdiät und Reduzierung des Körpergewichts führen meist zur Normalisierung des Blutzuckerwerts.

Prinzip der Ernährung

Die Diabetes-Diät muss individuell vom Arzt verordnet werden. Die folgenden Angaben stellen einen allgemein gültigen Überblick dar.

Da Diabetes mellitus oft mit einer Störung des Fettstoffwechsels verbunden ist, gilt im Wesentlichen das Gleiche wie bei Hyperlipoproteinämie.
Die Diabetes-Diät ist
- reich an komplexen Kohlenhydraten und Ballaststoffen,
- reich an ungesättigten Fettsäuren,
- arm an schnell verfügbaren Kohlenhydraten,
- arm an gesättigten Fettsäuren (siehe Tabelle Seite 106 bis 110).

1. **Energiezufuhr**
   Die Kalorienaufnahme soll bedarfsgerecht sein unter Berücksichtigung von Gewicht und körperlicher Aktivität. Zur Erhaltung des Normalgewichts werden individuell zwischen 1600 und 2500 kcal empfohlen, bei Übergewicht 500 kcal weniger.

2. **Zusammensetzung der Kost**
   Empfohlen werden folgende **Anteile der Nährstoffarten** an der Gesamtenergiezufuhr:

Eiweiß	20–25 Prozent der Kalorien
Fett	30–35 Prozent der Kalorien
Kohlenhydrate	min. 45–55 Prozent der Kalorien

Beispiele für die wünschenswerte **Nährstoffzufuhr** bei unterschiedlichem Energiegehalt:

Energie	1800 kcal	2000 kcal	2200 kcal
Eiweiß	68–90 g	75–100 g	83–110 g
Gesamtfett*	60–70 g	65–80 g	75–85 g
Kohlenhydrate**	202–245 g	225–275 g	245–300 g
Cholesterin	< 300 mg	< 300 mg	< 300 mg
Ballaststoffe	35 g	35 g	35 g

* Für die Fettsäureaufnahme wird empfohlen:
Gesättigte Fettsäuren (GFS) < 10 %
Einfach ungesättigte Fettsäuren (EUFS) 10–20 %
Mehrfach ungesättigte Fettsäuren (MUFS) 7–10 %

** Die Kohlenhydrate werden auch in Kohlenhydrateinheiten (KE) berechnet. KE ist eine Schätzhilfe. In der Tabelle Seite 100 bis 104 entspricht 1 KE 10 bis 12 g verfügbaren Kohlenhydraten. Die Tabelle ist so auch für BE-Berechnungen (1 BE = 12 g Kohlenhydrate) geeignet.

3. **Lebensmittelauswahl**

Zu bevorzugen sind
- ballaststoffreiche Vollkornprodukte,
- frisches Gemüse, Obst und Kartoffeln,
- fettarme Fleisch-, Fisch- und Milchprodukte.

Einzuschränken bzw. zu meiden sind
- fettreiche Fleisch-, Fisch- und Milchprodukte,
- weißmehl- und zuckerhaltige Erzeugnisse,
- alkoholhaltige Getränke.

4. **Zubereitungstechniken**
   Alle Zubereitungsarten sind erlaubt, die fettsparenden Techniken sollten bevorzugt werden.

5. **Frequenz der Mahlzeiten**
   Empfohlen werden häufige kleine Mahlzeiten. Verteilung der Kohlenhydrate auf 5 bis 6 Mahlzeiten ist bei medikamentösen Therapien (Sulfonylharnstoffe, CT) notwendig.

Glykämischer Index (GLYX)

Der Anstieg des Blutzuckerwerts hängt auch von der Verdaulichkeit und Resorptionsgeschwindigkeit der Kohlenhydrate ab. Die blutzuckersteigernde Wirkung kohlenhydrathaltiger Lebensmittel (Konzentrationsverlauf der Blutzuckerkurve nach Aufnahme von 50 g Kohlenhydraten über zwei Stunden) wird als Glykämischer Index bezeichnet. Dieser wird stärker von der Zusammensetzung der Nahrung beeinflusst als von der Art der Kohlenhydrate. Für Glukose ist er am höchsten. Dieser Wert wird daher gleich 100 gesetzt, derjenige aller anderen Lebensmittel wird relativ zu Glukose ermittelt.
Ein hoher Glykämischer Index bedeutet einen schnellen Anstieg des Blutzuckers. Bei einem niedrigen Index gehen die Kohlenhydrate langsamer ins Blut über, was vor allem für Diabetiker Typ 2 hilfreich ist. Auch hält bei Lebensmitteln mit niedrigem Glykämischem Index das Sättigungsgefühl länger an. In der Tabelle auf Seite 104 finden Sie die Lebensmittel innerhalb einer Lebensmittelgruppe nach abnehmendem Glykämischen Index geordnet.

KOHLENHYDRAT-AUSTAUSCHTABELLE

Lebensmittel	Diese Menge entspricht jeweils 1 KE = 10–12 g Kohlenhydrate (Werte gerundet)
Brote, Brötchen	
Baguette	20 g
Knäckebrot	15 g
Laugenbrezel/-brötchen	25 g
Mehrkornbrot	25 g
Pumpernickel	30 g
Roggenbrot	25 g
Roggenmischbrot	25 g
Roggenschrot- und vollkornbrot	25 g
Vollkornbrot mit Sonnenblumenkernen	25 g
Weißbrot/-brötchen	20 g
Weizenmischbrot	20 g
Weizentoastbrot	20 g
Weizenvollkornbrot	25 g
Getreide, Cerealien	
Amaranth	20 g
Buchweizen, Korn, geschält	15 g
Cornflakes	15 g
Früchtemüsli, ohne Zucker	20 g
Gerste, Korn	15 g
Getreidesprossen, frisch, i. D.	80 g
Grünkern (Dinkel), Korn	15 g
Hafer, Flocken	
Instant	20 g
Korn	20 g
Vollkorn	20 g
Hirse, Korn	15 g
Kleieflocken, gezuckert	25 g
Mais, Korn	15 g
Müslimischung	15 g
Quinoa (Reismelde)	20 g
Roggen, Keime, getrocknet	30 g
Flocken	20 g
Korn	20 g
Speisekleie	65 g

KOHLENHYDRAT-AUSTAUSCHTABELLE

Lebensmittel	Diese Menge entspricht jeweils 1 KE = 10–12 g Kohlenhydrate (Werte gerundet)
Schokomüsli	15 g
Weizen, Keime, getrocknet	35 g
Kleie	55 g
Korn	20 g
Kartoffeln, Kartoffelprodukte	
Kartoffel	
gebacken (mit Schale)	60 g
gekocht (mit Schale)	70 g
Kartoffelflocken	
(Püree, trocken)	15 g
Pommes frites, ungesalzen	30 g
roh	70 g
Sonstige Sättigungsbeilagen	
Kastanie (Marone)	25 g
Pastinake, roh	90 g
Süßkartoffel (Batate), roh	45 g
Reis	
Reis, Korn, Naturreis	15 g
poliert, parboiled, roh	15 g
poliert, roh	15 g
Nudeln	
Eierteigwaren (Nudeln), roh	15 g
Nudeln, eifrei, roh	15 g
Vollkornnudeln, roh	15 g
Getreideprodukte, Mehle	
Buchweizengrütze	15 g
Gerste, Vollkornmehl	15 g
Gerstengraupen	15 g
Mais, Grieß	15 g
Popcorn	15 g
Vollmehl	15 g
Roggenmehl, Type 815	15 g
Roggenmehl, Type 997	15 g

Lebensmittel	Diese Menge entspricht jeweils 1 KE = 10–12 g Kohlenhydrate (Werte gerundet)
Roggenmehl, Type 1150	15 g
Roggenvollkornmehl	
Type 1800	20 g
Reismehl	15 g
Weizengrieß	15 g
Weizenmehl, Type 405	15 g
Type 550, Type 1050	15 g
Weizenvollkornmehl Type 1700	20 g
Stärkemehle	
Kartoffelstärke	12 g
Maisstärke	12 g
Reisstärke	12 g
Saucenbinder, hell	12 g
Saucenbinder, dunkel	12 g
Weizenstärke	12 g
Obst, Obstprodukte	
Ananas	85 g
Apfel, ungeschält	90 g
Mus	55 g
Apfelsine (Orange)	130 g
Aprikosen (Marillen)	120 g
Banane	50 g
Birne	85 g
Brombeeren	170 g
Cherimoya (Anone)	80 g
Ebereschenfrüchte	60 g
Erdbeeren	190 g
tiefgefroren	160 g
Feige	80 g
Granatapfel	60 g
Grapefruit (Pampelmuse)	140 g
Guave	170 g
in Dosen, mit Sirup	70 g
Heidelbeeren (Blaubeeren)	170 g
in Dosen, ungesüßt,	
Gesamtinhalt	280 g

Lebensmittel	Diese Menge entspricht jeweils 1 KE = 10–12 g Kohlenhydrate (Werte gerundet)
Kulturheidelbeeren	60 g
tiefgefroren, ungesüßt	60 g
Himbeeren	220 g
in Dosen, ungesüßt	190 g
Holunderbeeren, schwarz	160 g
Honigmelone	85 g
Johannisbeeren, rot	210 g
schwarz	170 g
Kaki	65 g
Kaktusfeige	150 g
Kirschen, sauer	110 g
süß	80 g
Kiwi	110 g
Kumquat	70 g
Litschi	65 g
Loganbeeren, ganze Frucht	70 g
Mandarinen	100 g
Mango	80 g
Maulbeeren, ganze Frucht	130 g
Melone, grün	200 g
Mirabellen	70 g
Mispel	100 g
Moosbeeren	270 g
Nektarine, ohne Stein	85 g
Papaya	420 g
Passionsfrucht, ohne Schale	110 g
Pfirsich	110 g
Pflaumen (Zwetschgen)	100 g
Preiselbeeren	170 g
in Dosen, ungesüßt	160 g
Quitte	140 g
Reineclaude	90 g
Sanddornbeeren	310 g
Stachelbeeren	150 g
Wassermelone	130 g
Weintrauben	70 g
Zitrone, geschält	320 g

KOHLENHYDRAT-AUSTAUSCHTABELLE

Lebensmittel	Diese Menge entspricht jeweils 1 KE = 10–12 g Kohlenhydrate (Werte gerundet)
Obstsäfte	
Acerolasaft	230 g
Ananassaft	90 g
Apfelsaft	90 g
Apfelsine (Orange),	
Saft, frisch gepresst	110 g
ungesüßte Handelsware	120 g
Brombeersaft	130 g
Grapefruit (Pampelmuse),	
Saft	150 g
Himbeersaft, frisch gepresst	190 g
Holunderbeerensaft	150 g
Kirschsaft	100 g
Mandarinensaft	110 g
Sanddornbeerensaft,	
ungesüßt	850 g
Traubensaft	65 g
Zitronensaft	420 g
Trockenfrüchte	
Apfel, getrocknet	
(geschwefelt)	20 g
Aprikosen (Marillen),	
getrocknet	25 g
Banane, getrocknet	15 g
Birne, getrocknet	25 g
Dattel, getrocknet	15 g
Feige, getrocknet	20 g
Korinthen, getrocknet	15 g
Pfirsich, getrocknet	20 g
Pflaumen (Zwetschgen),	
getrocknet	25 g
Rosinen/Sultaninen	15 g
Kohlenhydratreiches Gemüse	
Bohnen (Fisolen), grün	200 g
Erbsen, grün,	
Schote und Samen	100 g

Lebensmittel	Diese Menge entspricht jeweils 1 KE = 10–12 g Kohlenhydrate (Werte gerundet)
Erbsen, grün,	
tiefgefroren, Samen	80 g
Kohlrübe (Steckrübe)	150 g
Kürbis	200 g
Rote Rübe (Rote Bete)	120 g
Saft	130 g
Trüffel, Pilz	140 g
Zuckermais	65 g
in Dosen	50 g
Milch	
Kuhmilch, entrahmt	200 g
fettarm, 1,5 % Fett	200 g
Vollmilch, 3,5 % Fett	200 g
Schafsmilch	220 g
Stutenmilch	160 g
Ziegenmilch	200 g
Sauermilchprodukte	
Buttermilch	250 g
Dickmilch, 3,5 % Fett	250 g
entrahmt	250 g
Joghurt, 1,5 oder 3,5 % Fett	250 g
Kefir 3,5 % Fett	250 g
Molke, süß	220 g
Hülsenfrüchte	
Bohnen, weiß, getrocknet	30 g
Erbsen, getrocknet	25 g
Goabohnen, getrocknet	35 g
Kichererbsen, getrocknet	25 g
Sprossen, frische	40 g
Limabohnen, getrocknet	25 g
Linsen, getrocknet	25 g
Mungbohnen, getrocknet	25 g
Saubohnen, getrocknet	20 g
Sojabohnen, getrocknet	160 g
Sojafleisch	75 g

Lebensmittel	Diese Menge entspricht jeweils 1 KE = 10–12 g Kohlenhydrate (Werte gerundet)
Fein- und Dauerbackwaren	
Butterkeks/-kräcker	15 g
Müslikeks	17 g
Russisch Brot	12 g
Salzstangen, Salzbrezeln	15 g
Vollkornkeks oder -zwieback	20 g
Waffelmischung	15 g
Zwieback, eifrei	15 g
Süße Backwaren	
Amerikaner	30 g
Apfelkuchen, gedeckt	35 g
Berliner Pfannkuchen	25 g
Biskuit (Löffel-)	15 g
Butterkuchen	25 g
Dampfnudeln	20 g
Donut (Schmalzkrapfen)	20 g
Gewürzkuchen	20 g
Käsekuchen, tiefgefroren	35 g
Marmorkuchen,	
Backmischung	20 g
Mohnkuchen, tiefgefroren	25 g
Mutzen	20 g
Nussecke	20 g
Nusskuchen	30 g
Obstkuchen, Hefeteig	35 g
Obsttortenboden	15 g
Sahnetorte	35 g
Sachertorte,	
Backmischung	25 g
Schweinsöhrchen	25 g
Tortenboden	15 g
Waffeln, frische	30 g
Wespennester (Baiser)	20 g
Windbeutel	
mit Schlagsahne	75 g
Zitronenkuchen,	
Backmischung	20 g

KOHLENHYDRAT-AUSTAUSCHTABELLE

Lebensmittel	Diese Menge entspricht jeweils 1 KE = 10–12 g Kohlenhydrate (Werte gerundet)
Herzhafte Backwaren	
Lothringer	
Speckkuchen (Bo)	50 g
Pizza, mit Champignons	50 g
mit Salami	45 g
mit Thunfisch	50 g
Pizzateig, tiefgefroren	25 g
Quiche Lorraine	150 g
Weihnachtsgebäck	
Aachener Printen	20 g
Anisplätzchen	15 g
Dominostein	15 g
Marzipanstollen, Hefeteig	20 g
Mohnstollen, Hefeteig	30 g
Nürnberger Lebkuchen	15 g
Quarkstollen aus Rührteig	25 g
Spekulatius	20 g
Weihnachtsstollen	20 g
Zimtstern	20 g
Süße Brotaufstriche	
Apfelgelee	17 g
Aprikosenkonfitüre	17 g
Bienenhonig, i. D.	12 g
Brombeerkonfitüre	17 g
Erdbeerkonfitüre	17 g
Hagebuttenkonfitüre	17 g
Heidelbeerkonfitüre	17 g
Himbeergelee	17 g
Himbeerkonfitüre	17 g
Johannisbeergelee, rot	17 g
Kirschkonfitüre	17 g
Nuss-Nougat-Creme	17 g
Orangenkonfitüre	17 g
Pflaumenkonfitüre	17 g
Quittenkonfitüre	17 g
Rübenkraut	17 g

Lebensmittel	Diese Menge entspricht jeweils 1 KE = 10–12 g Kohlenhydrate (Werte gerundet)
Zucker	
Fruchtzucker	10 g
Haushaltszucker	10 g
Traubenzucker	10 g
Ursüße	10 g
Süßwaren	
Balisto, 1 Stück	20 g
Banjo	20 g
Bonbons, Hartkaramellen	12 g
Bonbons, Milchkaramellen	12 g
Choco Crossies	20 g
Duplo, 1 Riegel	18 g
Erfrischungsstäbchen	15 g
Fanfare	20 g
Gummibärchen, 10 Stück	16 g
Hanuta, 1 Stück	22,5 g
KitKat, 1 Mini	17 g
Lakritz	15 g
Lion, 1 Mini	15 g
Marzipan	20 g
Milka Nussini	
Nougat-Crisp, 1/2 Riegel	18,5 g
Nappo	15 g
Nougat	15 g
Schokolade, milchfrei	25 g
Vollmilchschokolade	20 g
mit Haselnüssen (20 %)	25 g
Snickers, 1/3 Riegel	20 g
Treets-Kugeln	25 g
Twix, 1/2 Riegel	14,5 g
Speiseeis	
Eiscreme, Bourbon-Vanille	50 g
Fruchteis	50 g
Milchspeiseeis	50 g
Rahm-, Sahneeis	70 g
Softeis	55 g

Lebensmittel	Diese Menge entspricht jeweils 1 KE = 10–12 g Kohlenhydrate (Werte gerundet)
Alkoholfreie Getränke	
Alkoholfreies Schankbier	200 ml
Bitter Lemon	150 ml
Colagetränk	100 ml
Fanta, Orangenlimonade	150 ml
Ginger Ale	125 ml
Malzbier (Malztrunk)	100 ml
Tonic Water	150 ml
Tiefkühlfertiggerichte	
Apfelrotkohl	100 g
Balkangemüse	70 g
Bami Goreng	85 g
Fischstäbchen	60 g
Frühlingsrollen	55 g
Lasagne Bolognese	70 g
Leipziger Allerlei m. Butter	100 g
Nasi Goreng	80 g
Fertigsaucen	
Barbecue-Feinkostsauce	50 g
Curry-Ketchup, scharf	35 g
Schaschlik-Feinkostsauce	50 g
Tomaten-Ketchup	45 g
Fastfood	
Big King (BK)	1/3 Portion
Big Mac (Mc)	1/4 Portion
Cheeseburger(Mc)	1/3 Portion
Chicken McNuggets (Mc)	4 Stück
Fish King (BK)	1/4 Portion
Fishmac (Mc)	1/4 Portion
Hamburger (Mc)	1/3 Portion
McChicken Classic (Mc)	1/4 Portion
Pommes frites, mittel (Mc)	1/4 Portion
Whopper (BK)	1/4 Portion

Herstellerschlüssel: BK = Burger King Bo = Bofrost Mc = McDonald's

KOHLENHYDRAT-AUSTAUSCHTABELLE

Lebensmittel	Diese Menge entspricht jeweils 1 KE = 10–12 g Kohlenhydrate (Werte gerundet)
Biere	
Altbier	333 g
Bier, alkoholarm (1,3 %)	100 g
mit Limonade	200 g
Diätbier	1250 g
Exportbier, hell	333 g
Hefe-Weizenbier	333 g
Kölsch Bier	250 g
Pils, hell	333 g
Pilsener Lagerbier	333 g
Radler	200 g
Starkbier	250 g
Weine	
Apfelwein	400 g
Dessertweine	80 g
Fruchtwein	200 g
Rotwein, mittel	500 g
Rotwein, schwer	400 g
Sekt	200 g
Wein, Qualitätswein, rot	400 g
Wein, Qualitätswein, weiß	400 g
Liköre	
Curaçao	40 g
Eierlikör	40 g
Kräuterlikör	120 g
Liköre	40 g

GLYKÄMISCHER INDEX AUSGEWÄHLTER LEBENSMITTEL

Durchschnittliche blutzuckersteigernde Wirkung im Vergleich zu Glukose (Traubenzucker); Wirkung einer Lebensmittelportion, die 50 g Kohlenhydrate enthält, im Verhältnis zur Wirkung von 50 g Glukose

Lebensmittel	Glykämischer Index, ermittelt relativ zu Glukose (= 100 %)
Getreide, Brot	
Gerste	25
Maismehl	68
Mehrkornbrot	45
Reis, poliert	56
natur	55
Roggen	34
Spaghetti, weiß	41
Vollkorn	37
Weißbrot	70
Weizenvollkornbrot	69
Frühstückscerealien	
Cornflakes	84
Hafermehl	61
Müsli	52
Reiscrispies	82
Weizenschrot	69
Obst	
Ananas	66
Apfel	36
Apfelsine (Orange)	43
Banane	53
Birne	36
Rosinen	64
Wassermelone	72
Weintrauben	52
Gemüse, Hülsenfrüchte	
Erbsen, grün	48
Bohnen, grün, gekocht	48
Bohnen, weiß	31
Kartoffelbrei	73
Kartoffeln, gebacken, geröstet	83
Kichererbsen	33
Kidneybohnen	27
Linsen	29
Möhre (Karotte)	71
Süßkartoffel (Batate)	54
Milchprodukte	
Joghurt, fettarm, gezuckert	33
Magermilch	32
Milch, vollfett	27
Milchreis	61
Snacks	
Erdnüsse	14
Kartoffel-Chips	54
Mais-Chips	73
Popcorn	55
Schokolade	49
Weizen-Cracker	67
Zucker, Honig	
Fruktose	23
Glukose	100
Honig	73
Laktose	46
Saccharose	65
Getränke	
Apfelsaft	41
Erfrischungsgetränke, alkoholfrei	68
Orangensaft	57
Sportgetränke	95

4. Diät bei Hyperlipoproteinämie

Klinische Grundlage
Diät bei Hyperlipoproteinämie, so der medizinische Fachbegriff für erhöhte Blutfettwerte, wird bei Störungen des Fettstoffwechsels, erhöhten Lipid-, Triglycerid- und Cholesterinwerten sowie nach Herzinfarkten verordnet.
Hyperlipoproteinämie stellt einen wesentlichen Risikofaktor für die Entstehung von Arteriosklerose und koronaren Herzkrankheiten dar. Die Konzentration der Lipide und Lipoproteine im Blutserum ist in hohem Maße von der Ernährung und vom Ausmaß des Übergewichts abhängig.

Ein gesunder Lebensstil ohne Nikotin, mit wenig Alkohol und regelmäßiger körperlicher Bewegung ist die Grundlage der Behandlung.
Zur weiteren Minimierung des individuellen Risikos sind neben einer guten Blutdruckeinstellung folgende Ziele anzustreben:
- niedriger Triglyceridwert (unter 150 mg/dl),
- hoher HDL-Wert (über 40 mg/dl) und
- niedriger LDL-Wert;
  Zielwerte abhängig vom Risikoprofil:
  - unter 160 mg/dl bei 0 bis 1 Risikofaktor,
  - unter 130 mg/dl ab 2 Risikofaktoren,
  - unter 100 mg/dl bei schon bestehenden Herz-Kreislauf-Erkrankungen oder Diabetes mellitus.

Risikofaktoren für die Entstehung von Herz-Kreislauf-Erkrankungen
- Lebensalter (Männer über 45 Jahre, Frauen über 55 Jahre oder mit vorzeitiger Menopause)
- Bluthochdruck oder -hochdruckbehandlung
- Übergewicht, besonders Stammfettsucht mit erhöhtem Bauch- bzw. Taillenumfang
  - bei Frauen mehr als 88 cm
  - bei Männern mehr als 102 cm
- körperliche Inaktivität
- Rauchen
- Diabetes mellitus Typ 2
- Gesamtcholesterin über 240 mg/dl
- HDL-Cholesterin unter 40 mg/dl

Prinzip der Diät
Für die Diät zur Senkung der Lipid- und Lipoproteinkonzentration gelten folgende Grundsätze:
- Gewichtsnormalisierung bei Übergewicht,
- ausreichende Zufuhr:
  - der lebenswichtigen Fettsäuren Linolsäure (Omega-6) und Alpha-Linolensäure (Omega-3), möglichst im Verhältnis 5 : 1,
  - einfach ungesättigter Fettsäuren (Ölsäure),
  - der Vitamine A, C und E,
- reichliche Zufuhr von:
  - sekundären Pflanzenstoffen,
  - komplexen Kohlenhydraten,
  - Ballaststoffen,
- eingeschränkte Zufuhr von:
  - gesättigten Fettsäuren und Trans-Fettsäuren,
  - Cholesterin aus Lebensmitteln,
  - schnell verfügbaren Kohlenhydraten,
- weitgehender Verzicht auf:
  - Alkohol und
  - Nikotin,
- Steigerung der körperlichen Aktivität.

1. Energiezufuhr
Zur Erhaltung des Normalgewichts werden täglich individuell zwischen 1600 und 2500 kcal empfohlen, bei Übergewicht 500 kcal weniger.

2. Zusammensetzung der Kost
Empfohlen werden folgende **Anteile der Nährstoffarten** an der Gesamtenergiezufuhr:

Eiweiß	15–20 Prozent der Kalorien
Fett	25–30 Prozent der Kalorien
Kohlenhydrate	50–60 Prozent der Kalorien

Beispiele für die wünschenswerte **Nährstoffzufuhr** bei unterschiedlichem Energiegehalt:

Energie	1800 kcal	2000 kcal	2200 kcal
Eiweiß *	68–90 g	75–100 g	83–110 g
Gesamtfett **	50–60 g	55–65 g	60–75 g
Kohlenhydrate	225–270 g	250–300 g	275–330 g
Cholesterin	< 300 mg	< 300 mg	< 300 mg
Ballaststoffe	35 g	35 g	35 g

* 50 % der Eiweißzufuhr pflanzlicher Herkunft
** Für die Fettsäureaufnahme wird empfohlen:

Gesättigte Fettsäuren (GSF)	< 10 %
Einfach ungesättigte Fettsäuren (EUFS)	10–20 %
Mehrfach ungesättigte Fettsäuren (MUFS)	7–10 %

3. Lebensmittelauswahl
Die Prinzipien der Diät lassen sich in der Ernährung wie folgt verwirklichen:

Zu bevorzugen sind
- frisches Gemüse,
- Kartoffeln, möglichst wenig verarbeitet,
- Vollkornprodukte,
- fettarme Milchprodukte,
- magere Geflügel- und Fleischsorten,
- fettreicher Seefisch wie Makrele, Lachs und Hering,
- Öle und pflanzliche Fettquellen, die reich sind an ungesättigten Fettsäuren, wie Olivenöl, Sojaöl, Rapsöl, Pflanzenmargarine, Nüsse und Ölsamen.

Einzuschränken bzw. zu meiden sind
- größere Mengen Obst (mehr als 2 Stück pro Tag),
- fettreiche Back- und Süßwaren,
- Weißmehlerzeugnisse,
- zuckerhaltige Erzeugnisse,
- fettreiche Fleischprodukte,
- fettreiche Milchprodukte,
- Fette von Landtieren,
- Lebensmittel mit gehärteten Fetten wie Chips, Fastfood, einige Margarinesorten, Fertiggerichte (in der Zutatenliste deklariert),
- alkoholische Getränke.

4. Zubereitungstechniken
Alle Zubereitungsarten sind erlaubt, doch sollten fettsparende Techniken bevorzugt werden. Zu empfehlen ist zum Beispiel die Verwendung beschichteter Pfannen, das Dünsten in wenig Wasser und Öl oder das Garen im Römertopf bzw. im Bratschlauch.

GEHALT AN FETTSÄUREN

Gehalt ausgewählter Lebensmittel an gesättigten (GFS) sowie einfach (EUFS) und mehrfach ungesättigten (MUFS) Fettsäuren
(angegeben in g je 100 g verzehrbarer Anteil)

Ausgewählte Lebensmittel	GFS	EUFS	MUFS Ω-6	MUFS Ω-3
GETREIDE UND GETREIDEPRODUKTE				
Getreide, Mehle, Mahlprodukte				
Amaranth	2,14	2,14	4,03	0,08
Buchweizen, geschält	0,35	0,58	0,53	0,08
Eierteigwaren (Nudeln), roh	*	*	0,83	0,08
Gerste	0,53	0,25	1,15	0,11
Grahambrot	0,23	0,17	0,60	0,04
Grünkernmehl, Dinkelmehl	0,22	0,43	1,09	0,09
Hafer	1,43	2,51	2,74	0,12
Flocken (Vollkorn)	1,30	2,70	2,55	0,09
Grütze	1,18	2,07	2,33	0,08
Hirse	0,99	0,93	1,77	0,13
Mais	0,63	1,14	1,63	0,04
Vollmehl	0,36	0,88	1,41	0,03
Quinoa (Reismelde)	0,50	1,31	2,43	0,20
Reis, Naturreis	0,61	0,55	0,78	0,03
poliert	0,13	0,23	0,22	0,01
Roggen	0,31	0,47	0,75	0,07
Sorghum (Rote Hirse)	0,58	1,02	1,01	0,07
Weizen	0,31	0,19	0,76	0,05
Keime	1,26	1,16	3,67	0,34
Kleie	0,75	0,83	2,20	0,05
OBST				
Ananas	0,02	0,03	0,05	0,03
Apfel, ungeschält	0,21	0,02	0,20	0,04
Apfelsine	0,03	0,06	0,05	0,03
Aprikosen (Marillen)	0,01	0,06	0,03	*
Avocado	1,85	15,46	1,65	0,17
Banane	0,06	0,02	0,03	0,02
Birne	0,04	0,07	0,11	0,02
Erdbeeren	0,03	0,06	0,13	0,11
Feige	0,09	0,10	0,21	*
Grapefruit (Pampelmuse)	0,03	0,03	0,04	0,01
Guave	0,14	0,05	0,15	0,06
Himbeeren	0,01	0,03	0,13	0,07
Honigmelone	0,03	0,01	0,01	*

GEHALT AN FETTSÄUREN

Gehalt ausgewählter Lebensmittel an gesättigten (GFS) sowie einfach (EUFS) und mehrfach ungesättigten (MUFS) Fettsäuren
(angegeben in g je 100 g verzehrbarer Anteil)

Ausgewählte Lebensmittel	GFS	EUFS	MUFS Ω-6	MUFS Ω-3
Johannisbeeren, rot	0,04	0,03	0,04	0,03
schwarz	0,03	0,02	0,07	0,04
Kaki	0,05	0,09	0,06	*
Kirschen, sauer	*	0,14	0,08	0,07
süß	0,07	0,08	0,05	0,05
Mango	0,10	0,18	0,01	0,07
Olive, grün, mariniert	1,83	10,21	1,12	0,13
Papaya	0,03	0,03	*	0,02
Pfirsich	0,01	0,03	*	*
Pflaumen	0,02	0,05	0,05	0,03
Quitte	0,04	0,15	0,20	*
Stachelbeeren	0,01	0,02	0,06	0,02
Wassermelone	0,05	0,03	0,03	0,04
Weintrauben	0,07	0,01	0,11	0,04
Zitrone	0,13	0,04	0,22	0,09
GEMÜSE UND PILZE				
Austernpilz	0,03	0,02	0,10	*
Bambussprossen	0,06	0,01	0,12	0,05
Blumenkohl (Karfiol)	0,04	0,01	0,03	0,11
Bohnen, grün	0,07	0,01	0,05	0,06
Champignon (Zuchtchampignon)	0,04	*	0,15	*
Chicorée	0,03	*	0,07	0,03
Erbsen, grün, Schote und Samen	0,10	0,04	0,25	0,05
Gartenkresse	0,09	0,01	0,10	0,29
Grünkohl (Braunkohl)	0,11	0,02	0,13	0,35
Gurke	0,07	0,01	0,05	0,04
Kartoffel (Erdapfel)	0,03	*	0,03	0,02
Knoblauch	0,02	*	0,06	0,01
Knollensellerie	0,07	0,01	0,16	0,02
Kohlrabi	0,03	0,01	0,02	0,05
Kohlrübe (Steckrübe)	0,02	*	0,03	0,07
Kopfsalat	0,04	0,01	0,05	0,07
Kürbis	0,03	*	0,02	0,04
Löwenzahnblätter	0,08	0,01	0,10	0,28
Meerrettich (Kren)	0,05	0,03	0,05	0,12
Möhre (Karotte)	0,04	*	0,10	0,01

GEHALT AN FETTSÄUREN

Gehalt ausgewählter Lebensmittel an gesättigten (GFS) sowie einfach (EUFS) und mehrfach ungesättigten (MUFS) Fettsäuren
(angegeben in g je 100 g verzehrbarer Anteil)

Ausgewählte Lebensmittel	GFS	EUFS	MUFS Ω-6	MUFS Ω-3
Paprikaschote	0,05	0,01	0,09	0,05
Pastinake	0,06	0,02	0,23	0,02
Petersilienblatt	0,04	0,01	0,07	0,12
Petersilienwurzel	0,08	0,03	0,22	0,03
Porree (Lauch)	0,08	0,01	0,14	0,04
Radieschen	0,03	0,02	0,01	0,05
Rettich	0,03	0,02	0,02	0,06
Rhabarber	0,03	0,01	0,05	0,02
Rosenkohl	0,05	0,01	0,04	0,16
Rote Rübe (Rote Bete)	0,02	0,01	0,04	0,01
Rotkohl	0,03	0,01	0,05	0,04
Schnittlauch	0,09	0,02	0,13	0,29
Spargel	0,03	*	0,07	0,01
Spinat	0,03	0,02	0,03	0,13
Tomate	0,04	0,03	0,09	0,01
Topinambur	0,10	0,01	0,17	0,04
Weißkohl	0,03	*	0,03	0,09
Yamsknolle	0,05	0,06	*	*
Zwiebel	0,09	*	0,09	0,01
HÜLSENFRÜCHTE				
Augenbohnen (Kuhbohnen)	0,54	0,11	0,44	0,26
Erbsen	0,26	0,11	0,63	0,16
Goabohnen	5,86	5,82	3,51	0,24
Limabohnen	0,42	0,13	0,56	0,25
Mungbohnen, Urdbohnen	0,27	0,20	0,14	0,57
Sojabohnen	2,64	4,09	9,80	0,93
Sojamehl, vollfett	2,93	3,44	10,70	1,40
MILCH, MILCHPRODUKTE				
Milch				
Büffelmilch	4,99	2,02	0,08	0,09
Kuhmilch, entrahmt	0,04	0,02	0,00	0,00
fettarm, 1,5 % Fett	0,91	0,41	0,03	0,01
3,5 % Fett	1,99	0,94	0,06	0,03
Rohmilch	2,43	0,89	0,06	0,03
Muttermilch	1,21	1,44	0,42	0,02

GEHALT AN FETTSÄUREN

Gehalt ausgewählter Lebensmittel an gesättigten (GFS) sowie einfach (EUFS) und mehrfach ungesättigten (MUFS) Fettsäuren
(angegeben in g je 100 g verzehrbarer Anteil)

Ausgewählte Lebensmittel	GFS	EUFS	MUFS Ω-6	MUFS Ω-3
Schafsmilch	3,97	1,37	0,19	0,06
Ziegenmilch	2,57	0,84	0,11	0,03
Sauermilchprodukte				
Buttermilch	+	+	*	*
Joghurt, Magermilchjoghurt	0,06	0,03	*	*
fettarm, 1,5 % Fett	0,92	0,38	0,04	0,01
3,5 % Fett	2,17	1,04	0,09	0,06
Molke, süß	+	+	*	*
Sonstige Milchprodukte				
Kondensmilch, 7,5 % Fett	4,23	2,00	0,16	0,05
Kondensmilch, 10 % Fett	4,80	2,31	0,20	0,06
Sahne, 10 % Fett (Kaffeerahm)	6,42	2,88	0,20	0,12
Sahne, 30 % Fett (Schlagsahne)	17,72	8,57	0,65	0,21
Saure Sahne (Rahm), extra	10,59	4,74	0,35	0,19
Trockenmilchpulver aus Vollmilch	15,78	8,38	0,55	0,17
KÄSE				
Frischkäse, Speisequark				
Feta, 45 % Fett i. Tr.	11,35	3,76	0,44	0,22
Frischkäse, Rahmfrischkäse, 50 % Fett i. Tr.	14,14	6,31	0,60	0,15
Doppelrahmfrischkäse	18,92	8,43	0,80	0,20
Hüttenkäse	2,21	1,16	0,10	0,04
Mozzarella	9,97	4,51	0,35	0,14
Ricotta	9,07	3,93	0,32	0,13
Speisequark, 20 % Fett i. Tr.	2,76	1,31	0,11	0,03
40 % Fett i. Tr.	6,56	2,92	0,23	0,07
Hartkäse, Schnittkäse, Weichkäse, Schmelzkäse				
Bel Paese	18,85	8,56	0,26	0,00
Brie, 50 % Fett i. Tr.	12,87	6,96	0,42	0,19
Butterkäse, 50 % Fett i. Tr.	14,78	6,32	0,46	0,19
Camembert, 30 % Fett i. Tr.	7,44	3,52	0,24	0,10
40 % Fett i. Tr.	11,28	5,35	0,35	0,15
45 % Fett i. Tr.	12,81	5,82	0,36	0,17

GEHALT AN FETTSÄUREN

Gehalt ausgewählter Lebensmittel an gesättigten (GFS) sowie einfach (EUFS) und mehrfach ungesättigten (MUFS) Fettsäuren
(angegeben in g je 100 g verzehrbarer Anteil)

Ausgewählte Lebensmittel	GFS	EUFS	MUFS Ω-6	MUFS Ω-3
Camembert, 50 % Fett i. Tr.	15,02	7,14	0,42	0,20
60 % Fett i. Tr.	18,73	8,87	0,61	0,25
Chester (Cheddar), 50 % Fett i. Tr.	19,35	7,44	0,49	0,25
Edamer, 30 % Fett i. Tr.	10,11	3,81	0,21	0,11
40 % Fett i. Tr.	14,63	6,10	0,31	0,16
45 % Fett i. Tr.	17,38	6,67	0,37	0,20
Edelpilzkäse, 50 % Fett i. Tr.	16,54	6,78	0,54	0,22
Emmentaler, 45 % Fett i. Tr.	18,37	6,26	0,54	0,31
Gorgonzola	15,21	7,78	0,77	0,12
Gouda, 45 % Fett i. Tr.	19,37	6,33	0,33	0,27
Gruyère (Greyerzer), 45 % Fett i. Tr.	17,12	9,30	1,30	0,43
Limburger, 20 % Fett i. Tr.	5,31	2,21	0,12	0,41
40 % Fett i. Tr.	12,22	5,08	0,28	0,10
Münsterkäse, 45 % Fett i. Tr.	13,95	5,45	0,28	0,13
50 % Fett i. Tr.	16,23	6,34	0,32	0,15
Parmesan, 37 % Fett i. Tr.	16,01	6,28	0,37	0,19
Provolone	17,72	7,72	0,57	0,30
Roquefortkäse	19,49	6,52	0,64	0,52
Schmelzkäse, 45 % Fett i. Tr.	12,24	4,59	0,29	0,11
60 % Fett i. Tr.	15,78	5,92	0,37	0,14
Tilsiter, 30 % Fett i. Tr.	10,61	4,03	0,31	0,13
45 % Fett i. Tr.	17,10	6,50	0,52	0,21
EIER				
Eidotter, mittelgroß, 19 g	1,79	2,45	0,94	0,09
Eiklar, mittelgroß, 33 g	+	+	+	*
Hühnerei, 48 g (Gew. Kl. S)	1,44	2,03	0,74	0,04
58 g (Gew. Kl. M)	1,74	2,46	0,90	0,05
FISCHE UND MEERESTIERE				
Seefische				
Dornhai (Dornfisch, Seeaal)	4,69	5,21	0,23	3,11
Flunder	0,17	0,30	0,02	0,14
Heilbutt, Schwarzer (Grönlandheilbutt)	1,50	6,67	0,12	0,81
Heilbutt, Weißer	0,29	0,37	0,06	0,61
Hering (Atlantikhering)	3,25	8,84	0,19	4,03
Kabeljau (Dorsch)	0,13	0,10	0,03	0,28

GEHALT AN FETTSÄUREN

Gehalt ausgewählter Lebensmittel an gesättigten (GFS) sowie einfach (EUFS) und mehrfach ungesättigten (MUFS) Fettsäuren
(angegeben in g je 100 g verzehrbarer Anteil)

Ausgewählte Lebensmittel	GFS	EUFS	MUFS Ω-6	MUFS Ω-3
Katfisch (Steinbeißer)	0,35	0,82	0,08	0,50
Limande	0,19	0,24	0,04	0,25
Makrele	3,31	4,70	0,34	2,32
Meeräsche	1,49	1,45	0,27	0,58
Ostseehering	2,47	2,34	0,46	2,15
Rotbarsch (Goldbarsch)	0,68	1,84	0,34	0,55
Rotzunge	0,23	0,35	0,05	0,39
Sardelle (Anchovis)	0,65	0,49	0,06	0,58
Sardine	1,16	1,10	0,10	1,52
Schellfisch	0,12	0,09	0,03	0,24
Scholle	0,44	0,40	0,10	0,56
Schwertfisch	0,00	1,93	0,13	1,02
Seehecht	0,59	0,64	0,09	0,82
Seelachs (Köhler)	0,18	0,20	0,02	0,48
Seeteufel (Anglerfisch)	0,17	0,14	0,03	0,27
Seezunge	0,39	0,44	0,07	0,28
Sprotte	4,00	6,47	0,31	3,89
Stöcker (Schildmakrele)	0,79	1,68	0,00	0,46
Thunfisch	4,15	4,19	0,48	4,21
Sonstige Krusten- und Meerestiere				
Austern	0,42	0,16	0,03	0,24
Garnele (Nordseegarnele)	0,32	0,18	0,13	0,39
Hummer	0,24	0,45	0,06	0,61
Krebs (Flusskrebs)	0,07	0,08	0,04	0,08
Languste	0,13	0,13	0,22	0,33
Miesmuschel (Blau- oder Pfahlmuschel)	0,59	0,48	0,13	0,40
Süßwasserfische				
Aal (Flussaal)	5,72	11,37	1,35	1,81
Barsch (Flussbarsch)	0,14	0,11	0,05	0,19
Brasse	1,59	1,21	0,08	1,47
Felchen (Renke)	0,69	1,45	0,25	0,74
Forelle (Bachforelle)	0,57	0,79	0,26	0,77
Hecht	0,08	0,17	0,08	0,31
Karpfen	1,04	2,28	0,54	0,58
Lachs (Salm)	2,87	6,10	0,62	3,57

GEHALT AN FETTSÄUREN

Gehalt ausgewählter Lebensmittel an gesättigten (GFS) sowie einfach (EUFS) und mehrfach ungesättigten (MUFS) Fettsäuren
(angegeben in g je 100 g verzehrbarer Anteil)

Ausgewählte Lebensmittel	GFS	EUFS	MUFS Ω-6	MUFS Ω-3
Wels (Waller)	3,23	2,75	1,32	0,85
Zander	0,14	0,17	0,04	0,22
Fischdauerwaren				
Aal, geräuchert	6,60	13,45	1,58	2,17
Bückling	2,81	7,58	0,27	2,63
Flunder, geräuchert	0,46	0,83	0,05	0,37
Heilbutt, geräuchert (Schwarzer Heilbutt)	2,61	11,72	0,22	1,41
Hering, mariniert (Bismarckhering)	2,92	7,95	0,17	3,63
Katfisch (Steinbeißer), geräuchert	0,64	1,51	0,14	0,92
Makrele, geräuchert	2,98	6,72	0,34	4,06
Ölsardinen in Dosen	2,22	5,80	0,39	2,82
Rotbarsch, Goldbarsch, geräuchert	1,03	2,81	0,52	0,84
Salzhering	3,68	7,65	0,16	3,49
Schellfisch, geräuchert	0,09	0,07	0,02	0,19
Schillerlocken	5,37	10,05	1,14	5,71
Seelachs, geräuchert	0,16	0,18	0,02	0,44
Sprotte, geräuchert	4,44	7,23	0,33	4,20
FLEISCH UND GEFLÜGEL				
Geflügel				
Brathähnchen	2,61	3,46	2,25	0,24
Ente	5,71	8,17	2,05	0,17
Gans	8,72	16,34	3,07	0,19
Hähnchenbrust, mit Haut	1,91	1,96	1,25	0,26
Hähnchenkeule (Schlegel), mit Haut	3,67	3,22	2,37	0,24
Hühnerherz	1,44	1,52	1,19	0,04
Hühnerleber	1,58	1,16	0,64	0,11
Pute, Jungtier (Babyputer)	1,74	2,40	1,59	0,13
Brust, ohne Haut	0,36	0,22	0,23	0,00
Keule, ohne Haut	1,39	0,85	0,97	0,00
Puter (Truthahn), ausgewachsenes Tier	2,17	3,01	2,27	0,17
Suppenhuhn	6,50	6,56	4,92	0,64
Hammel, Lamm				
Brust	16,87	14,53	0,86	0,46
Bug (Schulter)	11,40	9,83	0,58	0,31

GEHALT AN FETTSÄUREN

Gehalt ausgewählter Lebensmittel an gesättigten (GFS) sowie einfach (EUFS) und mehrfach ungesättigten (MUFS) Fettsäuren
(angegeben in g je 100 g verzehrbarer Anteil)

Ausgewählte Lebensmittel	GFS	EUFS	MUFS Ω-6	MUFS Ω-3
Filet	1,56	2,20	0,07	0,03
Herz	*	4,20	0,35	0,06
Keule (Schlegel)	8,21	7,08	0,42	0,22
Kotelett	14,59	12,59	0,74	0,40
Lende	6,02	5,19	0,31	0,16
Kalbfleisch				
Brust	2,63	2,36	0,35	0,06
Bug (Schulter)	1,41	0,99	0,15	0,02
Filet	0,55	0,57	0,11	0,10
Herz	*	0,00	0,33	0,00
Leber	*	*	0,35	*
Muskelfleisch (ohne Fett)	0,30	0,19	0,25	0,01
Niere	2,92	3,02	0,06	0,06
Rindfleisch				
Brust (Brustkern)	6,48	6,60	0,30	0,19
Bug (Schulter)	2,33	2,39	0,22	0,06
Corned Beef (deutsch)	2,46	2,71	0,23	0,05
Filet	1,80	1,74	0,15	0,04
Herz	*	0,00	0,15	0,06
Hochrippe (dicke Rippe, Rostbraten)	3,62	3,68	0,17	0,10
Hüfte (Schwanzstück)	1,03	1,06	0,10	0,03
Kamm (Hals)	3,62	3,68	0,17	0,10
Leber	*	*	0,21	*
Lende (Roastbeef)	1,94	2,00	0,18	0,05
Muskelfleisch (ohne Fett)	0,80	0,84	0,08	0,03
Niere	2,42	1,50	0,10	0,06
Schweinefleisch				
Bauch	9,12	9,78	0,95	0,07
Eisbein (Hinterhaxe)	5,09	5,63	0,68	0,21
Filet	0,79	0,93	0,10	0,02
Herz	0,65	0,39	0,85	0,18
Kamm	5,75	6,37	0,77	0,24
Kasseler	3,12	3,47	0,42	0,13
Leber	1,68	0,59	0,95	0,44

GEHALT AN FETTSÄUREN

Gehalt ausgewählter Lebensmittel an gesättigten (GFS) sowie einfach (EUFS) und mehrfach ungesättigten (MUFS) Fettsäuren
(angegeben in g je 100 g verzehrbarer Anteil)

Ausgewählte Lebensmittel	GFS	EUFS	MUFS Ω-6	MUFS Ω-3
Mett	9,68	10,16	1,01	0,08
Muskelfleisch (ohne Fett)	0,65	0,80	0,20	0,06
Niere	1,16	0,57	0,81	0,26
Schnitzel (Oberschale)	0,72	0,92	0,11	0,03
Wild, sonstige Fleischarten				
Pferd	0,96	1,11	0,30	0,27
Wildschwein	3,25	4,52	0,72	0,00
Fleischwaren, Wurstwaren				
Bierschinken	4,17	5,09	1,03	0,11
Bockwurst	9,14	10,93	2,39	0,34
Cervelatwurst	14,58	14,93	2,43	0,23
Fleischkäse (Leberkäse)	8,99	11,96	3,55	0,42
Jagdwurst	5,70	7,15	1,86	0,33
Leberwurst, grob	11,38	14,57	1,39	0,46
Mortadella	11,25	15,22	3,29	0,63
Rotwurst (Blutwurst)	10,45	12,27	3,27	0,28
Schinken, gesalzen und gekocht	1,33	1,70	0,30	0,04
Schweinebauch, geräuchert	12,48	15,20	2,96	0,51
Speck, durchwachsen	27,91	29,34	3,17	0,22
FETTE, ÖLE, NÜSSE, SAMEN				
Pflanzliche und tierische Fette und Öle				
Baumwollsamenöl	27,68	18,14	49,70	0,74
Butter	53,31	21,45	1,32	0,46
Milchhalbfett aus Markenbutter	25,50	10,29	0,64	0,23
Butterschmalz	62,67	25,29	1,76	0,49
Erdnussmus, Erdnusspaste	9,48	26,37	10,30	0,00
Erdnussöl	19,83	56,40	21,60	0,65
Gänseschmalz	47,54	38,94	2,76	0,44
Olivenöl	13,92	72,53	8,82	0,71
Rapsöl (Rüböl)	7,15	60,44	28,71	8,94
Safloröl (Distelöl)	9,18	10,87	75,10	0,47
Schweineschmalz	39,29	43,67	11,05	1,01
Sesamöl, raffiniert	12,90	40,30	42,70	0,95
Sojaöl, raffiniert	14,75	19,10	52,90	7,70

GEHALT AN FETTSÄUREN

Gehalt ausgewählter Lebensmittel an gesättigten (GFS) sowie einfach (EUFS) und mehrfach ungesättigten (MUFS) Fettsäuren
(angegeben in g je 100 g verzehrbarer Anteil)

Ausgewählte Lebensmittel	GFS	EUFS	MUFS Ω-6	MUFS Ω-3
Sonnenblumenöl, raffiniert	10,94	20,40	63,10	0,50
Traubenkernöl	8,90	16,78	65,90	0,48
Walnussöl	9,84	18,40	52,40	12,20
Weizenkeimöl	17,40	14,88	55,70	7,80
Nüsse und Samen				
Cashewkerne	9,10	24,77	7,38	0,15
Erdnusskerne	6,96	22,10	13,90	0,53
geröstet	7,16	22,70	14,30	0,54
Haselnusskerne	3,94	46,02	8,50	0,11
Kokosnuss	31,84	2,23	0,68	0,00
Kürbiskerne	*	0,00	*	*
Leinsamen	2,95	5,62	4,20	16,70
Macadamianüsse	10,29	57,10	1,74	0,00
Mandeln, süß	4,13	32,80	12,80	0,26
Maronen (Kastanien)	0,29	1,01	0,45	0,05
Mohnsamen	4,85	4,47	30,70	0,42
Paranüsse	14,64	18,73	29,80	0,00
Pekannüsse	5,58	46,39	15,20	0,76
Pistazienkerne	6,14	34,51	7,41	0,20
Sesamsamen	7,55	19,90	18,70	0,67
Sonnenblumenkerne, geschält	5,40	13,49	27,90	0,09
Walnusskerne	6,84	11,54	34,30	7,83

5. Diät bei Bluthochdruck (Hypertonie)

Klinische Grundlage

Eine Bluthochdruckdiät wird verordnet bei primärer Hypertonie ohne erkennbare organische Ursache. Tritt zugleich eine Stoffwechselerkrankung auf, ist zusätzlich die entsprechende Diät einzuhalten.
Das Ausmaß der Blutdruckerhöhung ist bedingt von Veranlagung und Alter sowie Ernährungsfaktoren – vor allem Übergewicht und hohe Natrium- bzw. Kochsalzzufuhr. Epidemiologischen Studien zufolge haben etwa 70 % der Adipösen eine Hypertonie.
Bei Bluthochdruck können die Nieren nicht genügend Natrium ausscheiden. Der Wasserhaushalt ist gestört, und Natrium und Wasser sammeln sich im Körpergewebe an. Nicht allen Betroffenen hilft eine natriumarme Diät. Eine Blutdrucksenkung durch Kalium wird deshalb zusätzlich diskutiert.

Prinzip der Diät

Die Diät bei Bluthochdruck verfolgt diese Ziele:
- bei Übergewicht Gewichtsreduktion,
- Verringerung der Natrium- bzw. Kochsalzzufuhr,
- Erhöhung der Kaliumzufuhr sowie
- Steigerung der körperlichen Aktivität.

1. Energiezufuhr

Zur Erhaltung des Normalgewichts werden täglich 1600 bis 2500 kcal empfohlen, bei Übergewicht 500 kcal weniger.

2. Zusammensetzung der Kost

Empfohlen werden folgende **Anteile der Nährstoffarten** an der Gesamtenergiezufuhr:

Eiweiß	15 Prozent der Kalorien
Gesamtfett (modifiziert)*	30 Prozent der Kalorien
Kohlenhydrate	55 Prozent der Kalorien

* Für die Fettsäureaufnahme wird empfohlen:

Gesättigte Fettsäuren (GSF)	< 10 %
Einfach ungesättigte Fettsäuren (EUFS)	10–20 %
Mehrfach ungesättigte Fettsäuren (MUFS)	7–10 %

Beispiele für die wünschenswerte **Nährstoffzufuhr** bei unterschiedlichem Energiegehalt:

Energie	1800 kcal	2000 kcal	2200 kcal
Eiweiß	70 g	75 g	80 g
Gesamtfett	60 g	65 g	70 g
Kohlenhydrate	250 g	275 g	305 g

Die **Natriumaufnahme** wird verringert, die **Kaliumzufuhr** gesteigert.

Natriumzufuhr, nach Verordnung des Arztes
»streng natriumarm«
400 mg Natrium = 1 g Kochsalz täglich
»natriumarm«
1200 mg Natrium = 3 g Kochsalz täglich
»erweitert natriumarm«
2400 mg Natrium = 6 g Kochsalz täglich

Kaliumzufuhr, nach Verordnung des Arztes
»kaliumreich« = mehr als 2000 mg Kalium

3. Lebensmittelauswahl

Ein optimales Natrium-Kalium-Verhältnis ist anzustreben. Dafür sollten die folgenden Grundsätze beachtet werden.

Zu bevorzugen sind unverarbeitete Grundnahrungsmittel wie
- frisches Gemüse, Obst und Kartoffeln,
- Vollkorngetreide,
- magere Milchprodukte,
- Tee, Mineral- und Heilwässer (siehe Tabelle Seite 64 und 65),
- frische Kräuter und Gewürze.

Einzuschränken bzw. zu meiden sind
- Käse, Wurst-, Räucher- und Pökelwaren,
- Fischkonserven,
- Fertiggerichte aus der Dose und tiefgefroren,
- Fertigsoßen, -suppen und -salate,
- Alkohol.

Der Natrium- und Kaliumgehalt der Lebensmittel ist in der Haupttabelle Seite 6 bis 57 angegeben.

4. Zubereitungstechniken
- Alle Zubereitungsarten sind erlaubt.
- Braten, Backen, Dünsten, Grillen, Rösten und Garen in der Folie oder im Römertopf steigern den Geschmack und helfen beim Salzsparen.
- Gewürzt wird vorzugsweise mit frischen und getrockneten Kräutern und Gewürzen.
- Fleisch und Fisch sollten mit Kräutern und Gewürzen, Zwiebeln und Knoblauch, Essig und Öl, Rot- oder Weißwein mariniert werden, um den Geschmack salzarm zu verbessern.

Lebensmittel mit niedrigem Gehalt an Natrium und Kochsalz [a]

Lebensmittel 100 g verzehrbarer Anteil	Natrium mg	Kochsalz g
Brathuhn	83	0,2
Hackfleisch, halb und halb	70	0,2
Kalbfleisch	105	0,3
Rindfleisch	65	0,2
Schweinefleisch	74	0,2
Wild	60	0,1
Fische, Salzwasser	115	0,3
Fische, Süßwasser	42	0,1
Hühnerei, 1 Stück, 58 g	85	0,2
Joghurt	48	0,1
Quark, mager	40	0,1
Trinkmilch	48	0,1
Eierteigwaren	17	+
Grieß, Mehl, Reis	13	+
Grünkern	3	+
Haferflocken	5	+
Roggenkorn	4	+
Weizenkorn	8	+
Frischobst	3	+
Gemüse	10	+
Kartoffeln	3	+
Nüsse, i. D.	10	+

a = 1 g Kochsalz (NaCl) enthält 0,4 g Natrium (Na)

Lebensmittel mit hohem Gehalt an Natrium und Kochsalz [a]

Lebensmittel 100 g verzehrbarer Anteil	Natrium mg	Kochsalz g
Cervelatwurst, Salami	1260	3,2
Dosenwürstchen	711	1,8
Schinken, gekocht	965	2,4
Schinken, roh	2580	6,5
Streichwurst, i. D.	950	2,4
Dosenfisch, i. D.	800	2,0
Matjeshering	2500	6,4
Räucherfisch, i. D.	822	2,1
Hartkäse, 45 % Fett i. Tr.	550	1,4
Schmelzkäse, 45 % Fett i. Tr.	1260	3,2
Schnittkäse, 45 % Fett i. Tr.	716	1,8
Weichkäse, 45 % Fett i. Tr.	700	1,8
Brötchen	553	1,4
Mischbrot	553	1,4
Nüsse, gesalzen	1130	2,9
Salzgebäck	1790	4,7
Vollkornbrot	440	1,1
Salz-Dill-Gurken	960	2,5
Gemüsekonserven, Dose	290	0,7
Mixed Pickles	940	2,4
Sauerkraut	495	1,3

a = 1 g Kochsalz (NaCl) enthält 0,4 g Natrium (Na)

6. Diät bei Gicht und Hyperurikämie

Klinische Grundlage

Diese Diät wird verordnet bei primärer (angeborener) und sekundärer (erworbener) Hyperurikämie sowie bei akuter und chronischer Gicht.

Hyperurikämie liegt vor, wenn der Harnsäurewert den durchschnittlichen Referenzwert überschreitet. Referenzwerte für Harnsäure im Blutserum sind

- für Frauen: 2,5–5,7 mg pro 100 ml oder 149–339 μmol/l,
- für Männer: 3,5–7,0 mg pro 100 ml oder 208–419 μmol/l.

Die Harnsäure, das Endprodukt des Purinstoffwechsels, wird durch die Nieren mit dem Urin ausgeschieden. Die Purine sind Bestandteile der DNS (Nukleinsäuren; Speicher der Erbinformation) und werden sowohl im Körper aufgebaut als auch mit der Nahrung zugeführt.

Die häufigste Ursache der Hyperurikämie ist eine zu geringe Ausscheidung; eine erhöhte Bildung von Harnsäure ist sehr selten. Beide Ursachen können angeboren oder Folge anderer Erkrankungen sein. Auch die Einnahme mancher Medikamente kann den Harnsäurewert erhöhen. Zudem begünstigen Übergewicht und Alkohol die Hyperurikämie.

Gicht entsteht, wenn die Menge der Harnsäure so weit steigt, dass sie nicht mehr löslich ist und auskristallisiert. Die nadelförmigen Kristalle lagern sich bevorzugt in Gelenken und Extremitäten ab. In der Folge werden Milchsäure, freie Radikale und entzündungsauslösende Substanzen gebildet.

Manche Betroffene erleiden akute Gichtanfälle – bevorzugt im Großzehen-Grundgelenk. Der Anfall zeigt sich in Form von Rötung, Schwellung, Überhitzung und hochgradigem Berührungs- und Bewegungsschmerz des Gelenks. Die Behandlung mit entzündungshemmenden Medikamenten und kühlenden Umschlägen sowie Bewegungsruhe lassen die Beschwerden relativ schnell abklingen.

Bei Hyperurikämie und Gicht liegt häufig gleichzeitig Diabetes mellitus oder eine Hyperlipoproteinämie vor. In diesem Fall sollen zugleich auch die dafür geltenden Diätregeln beachtet werden (ab Seite 99 und Seite 105).

Prinzip der Diät

Die Diät bei Hyperurikämie und Gicht ist

- bei Übergewicht leicht energiereduziert; Fastenkuren und Low-Carb- oder Null-Diäten sollen vermieden werden, weil sie die Bildung von Ketonkörpern anregen, welche die Harnsäureausscheidung hemmen!
- arm an harnsäurebildenden Purinen,
- maßvoll in der Eiweißzufuhr, um den pH-Wert von Blut und Urin nicht sinken zu lassen,
- arm an Alkohol, maximal 1 Glas pro Tag (wegen des hohen Puringehalts möglichst kein Bier),
- reich an kalorienfreier Flüssigkeit (etwa 2 Liter am Tag).

1. Energiezufuhr

Zur Erhaltung des Normalgewichts werden täglich 1600 bis 2500 kcal empfohlen, bei Übergewicht 500 kcal weniger.

2. Zusammensetzung der Kost

Purinzufuhr (gemessen an der Harnsäurebildung)

- »purinarm«: maximal 500 mg Harnsäure/Tag oder 3000 mg Harnsäure/Woche
- »streng purinarm«: 120 bis maximal 300 mg Harnsäure/Tag oder 2000 mg Harnsäure/Woche.

In den Nährwerttabellen ist der Puringehalt in mg Harnsäure-Äquivalent angegeben. Dies ist die Harnsäuremenge, die im Körper aus der aufgenommenen Purinmenge gebildet wird.

Empfohlen werden folgende **Anteile der Nährstoffarten** an der Gesamtenergiezufuhr:

Eiweiß	15 Prozent der Kalorien
Fett	25–30 Prozent der Kalorien
Kohlenhydrate	55–60 Prozent der Kalorien

Beispiele für die wünschenswerte **Nährstoffzufuhr** bei unterschiedlichem Energiegehalt:

Energie	1800 kcal	2000 kcal	2200 kcal
Eiweiß*	70 g	75 g	85 g
Gesamtfett**	50–60 g	55–65 g	60–75 g
Kohlenhydrate	225–270 g	250–300 g	275–330 g

* Milchprodukte und pflanzliche Eiweißquellen sind zu bevorzugen.

** Pflanzliche Öle bevorzugen, Omega-3-Fettsäuren mildern möglicherweise die entzündlichen Prozesse (siehe Seite 106).

3. Lebensmittelauswahl

Zu bevorzugen sind
- Gemüse und Salate mit einem Harnsäuregehalt bis 50 mg pro 100 g Lebensmittel,
- Obst (bis zu 2 Portionen/Tag),
- Milch, Milchprodukte und Eier,
- Getreideprodukte, Backwaren und Wurstwaren mit einem Harnsäuregehalt bis 100 mg pro 100 g Lebensmittel.

Einzuschränken bzw. nur bei einer Mahlzeit täglich zu konsumieren sind
- Fleisch, Wurstwaren, Fisch und Fischkonserven mit einem Harnsäuregehalt bis zu 150 mg pro 100 g Lebensmittel,
- Hülsenfrüchte mit einem Harnsäuregehalt bis zu 200 mg pro 100 g (Bohnen, Linsen). Zudem sollten nicht mehrere harnsäurereiche Lebensmittel in derselben Mahlzeit kombiniert werden. Genießen Sie anstelle von »Linseneintopf mit Würstchen« besser »Linseneintopf mit roter Paprika«.

Zu meiden sind
- alle Lebensmittel mit einem Harnsäuregehalt über 250 mg pro 100 g:
  - Hülsenfrüchte (Erbsen, Kichererbsen, Soja),
  - Innereien, Fleischextrakt,
  - Anchovis, Hering, Makrele, Ölsardinen, Sprotten,
- Bier, vor allem Weizenbier, und Spirituosen,
- fettreiche Lebensmittel,
- Lebensmittel mit hohem Anteil schnell resorbierbarer Kohlenhydrate wie Saccharose (Haushaltszucker).

4. Zubereitungstechniken
- Alle Zubereitungsarten sind erlaubt.
- Die Haut sowohl von Geflügel als auch von Fisch soll entfernt werden.
- Bei »streng purinarmer Diät« das Fleisch kochen und die Fleischbrühe nicht verwenden.

PURINGEHALT VON LEBENSMITTELN

Lebensmittel, verzehrbarer Anteil in 100 g	gebildete Harnsäure in mg
Getreide, Getreideprodukte	
Buchweizen, Korn, geschält	156
Grieß/Grütze	125
Vollmehl	180
Bulgur	69
Gerste, Korn	108
Flocken	82
Graupen	100
Grieß, Vollkorn	82
Mehl	102
Getreidesprossen, i. D.	15
Grünkern, Grütze	155
Hafer, Korn	102
Grieß/Grütze	139
Mehl	149
Vollkornflocken	100
Hirse, geschält	117
Flocken	85
Mais	60
Grieß	29
Reis, geschält	87
Naturreis	134
Roggen, Korn/Flocken	70
Keime/Keimflocken	1230
Mehl Type 815	51
Type 997	54
Type 1150	66
Type 1800, Backschrot	80
Vollkornmehl	70
Weizen, Korn/Flocken	90
Grieß	80
Keime/Keimflocken	843
Kleie	142
Mehl Type 405	40
Type 630	43
Type 1050	46
Vollkornmehl	82

Lebensmittel, verzehrbarer Anteil in 100 g	gebildete Harnsäure in mg
Frühstückscerealien	
Cornflakes	83
Früchtemüsli	95
Müslimischung	105
Nestlé Cini Minis/Trio	80
Schokomüsli	86
Brot, Backwaren	
Baguette	44
Brötchen (Semmel)	74
Croissant (Hefeblätterteig)	42
Hafervollkornbrot	62
Leicht & Cross Knäckebrot	77
Leinsamenbrot (Weizenbrot)	45
Mehrkornbrot (Mischbrot)	46
Vollkornbrot	63
Pumpernickel	57
Roggenknäckebrot mit Ballaststoffen	97
mit Weizenkeimen	149
Roggenmischbrot mit Weizenkeimen	85
Roggenvollkornbrot	77
Rosinenbrötchen (Hefeteig)	49
Schlüterbrot	57
Simonsbrot	57
Steinmetzbrot	44
Toastbrot	104
Vollkornbrot mit Leinsamen	59
mit Sonnenblumenkernen	61
Weißbrot	73
Weizenmischbrot	49
mit Weizenkeimen	93
Weizenvollkornbrot	83
mit Weizenkeimen	97

PURINGEHALT VON LEBENSMITTELN

Lebensmittel, verzehrbarer Anteil in 100 g	gebildete Harnsäure in mg
Glutenfreie Brote	
Hirsebrot	40
Körnerbrot	18
Maiswaffelbrot	14
Weißbrot	8
Teigwaren (Nudeln)	
Eierteigwaren, roh	60
mit Spinat, roh	89
Hartweizengrießnudeln, roh	60
Spätzle (hoher Eianteil), roh	76
Vollkornweizennudeln, roh	80
Kartoffeln	
Kartoffel (Erdapfel)	20
Kartoffelknödel, halb & halb	18
Pulver, halb & halb	87
Kartoffelkroketten	16
Kartoffelpüree	
frisch mit Milch & Butter	11
aus Pulver mit Vollmilch	17
Kartoffelpüree (Flocken, trocken)	94
Pommes frites	18
Süßkartoffel (Batate)	14
Obst	
Ananas	19
Apfel	19
Apfelsine (Orange)	19
Aprikosen (Marillen)	20
Avocado	31
Banane	25
Birne	17
Brombeeren	15
Erdbeeren	26
Feige	15
Grapefruit (Pampelmuse)	15
Heidelbeeren aus Kultur, tiefgekühlt	22

Lebensmittel, verzehrbarer Anteil in 100 g	gebildete Harnsäure in mg
Himbeeren	18
Holunderbeeren	33
Honigmelone	25
Johannisbeeren, rot	17
Kirschen, Süßkirschen	17
Kiwi	19
Kochbanane	27
Olive, grün	27
schwarz	31
Pfirsich	21
Pflaumen	20
Preiselbeeren	13
Quitte	30
Stachelbeeren, tiefgefroren	16
Wassermelone	20
Weintrauben, blau	25
weiß	30
Zitrone	20
Zwetschgen	24
Trockenfrüchte	
Aprikosen (Marillen), getrocknet	73
Dattel, getrocknet	54
Feige, getrocknet	64
Pflaumen, getrocknet	64
Rosinen, getrocknet	107
Obstsäfte	
Apfelsaft	16
Grapefruitsaft	15
Mangosaft	16
Maracujasaft	16
Orangensaft	21
Traubensaft	21
Gemüse, Salat, Kräuter	
Alfalfa-Luzerne, Sprossen	15
Artischockenböden, in Dosen	42

Lebensmittel, verzehrbarer Anteil in 100 g	gebildete Harnsäure in mg
Aubergine	22
Bambussprossen	29
Blumenkohl (Karfiol)	45
Bohnen, grün	43
tiefgekühlt	32
Brennnessel	60
Chicorée	15
Chinakohl	26
Eisbergsalat	11
Endivie	11
Feldsalat	24
Fenchelknolle	16
Gartenkresse	30
Gurke, Gewürzgurke	8
Knoblauch	15
Kohlrabi	30
Kohlrübe (Steckrübe)	20
Kopfsalat	10
Kürbis	7
Linsenkeime	12
Mangold	57
Möhre (Karotte)	15
Mungbohnensprossen	76
Okra	9
Pak Choi	25
Paprikaschote, gelb/grün	10
Paprikaschote, rot	15
Petersilienblatt	40
Petersilenwurzel	32
Porree (Lauch)	40
Radicchio	10
Radieschen, Rettich	10
Rhabarber, gegart	13
Römersalat	10
Rosenkohl	56
Rote Rübe (Rote Bete)	21
Sauerkraut	20
Schnittlauch	30

PURINGEHALT VON LEBENSMITTELN

Lebensmittel, verzehrbarer Anteil in 100 g	gebildete Harnsäure in mg
Sellerie, Knollensellerie	30
Bleichsellerie (Staudensellerie)	70
Spargel, gegart	28
Spinat, Blattspinat	57
Tomate	10
Tomatenmark	120
Weinblätter, Konserve	37
Weißkohl	20
Wirsing	40
Zucchini	24
Zwiebel	25
Gemüsesäfte	
Möhrensaft	5
Tomatensaft	5
Pilze	
Austernpilz	50
Champignon	92
Morchel (Speise-)	30
Pfifferling	17
Steinpilz	92
Steinpilz, getrocknet	488
Hülsenfrüchte	
Bohnen, dick, getrocknet	167
weiß, Dose	45
weiß, getrocknet	180
Erbsen, grün, getrocknet	544
Kichererbsen, getrocknet	356
Linsen, getrocknet	198
Sojabohnen, getrocknet	356
Sojafleisch, getrocknet	355
Sojakäse (Tofu)	68
Sojamehl, vollfett	380
Tempeh	110

Lebensmittel, verzehrbarer Anteil in 100 g	gebildete Harnsäure in mg
Milch, Sauermilchprodukte	
Buttermilch	0
Crème fraîche, 40 % Fett	0
Dickmilch, alle Fettstufen	0
Joghurt, Naturjoghurt, 0,1 % Fett	<10
Naturjoghurt, 1,5 % Fett	<10
Naturjoghurt, 3,5 % Fett	8
Joghurt mit Früchten, alle Fettstufen	<10
Kefir, 3,5 % Fett	<10
Kondensmilch, alle Fettstufen	0
Kuhmilch, alle Fettstufen	0
Milchmixgetränk mit Kakao	3
Molke, süß	0
Saure Sahne, Sauerrahm	0
Schafsmilch	0
Süße Sahne, Rahm	0
Ziegenmilch	16
Käse, Frischkäse	
Appenzeller, 50 % Fett i. Tr.	10
Bel Paese, 50 % Fett i. Tr.	19
Blauschimmelkäse, 50 % Fett i. Tr.	10
Brie, 50 % Fett i. Tr.	7
Camembert, 45 % Fett i. Tr.	30
Chester (Cheddar), 50 % Fett i. Tr.	7
Doppelrahmfrischkäse	0
Edamer, 40 % Fett i. Tr.	7
Emmentaler, 45 % Fett i. Tr.	8
Feta, 45 % Fett i. Tr.	30
Gouda, Alter Gouda, 45 % Fett i. Tr.	16
Harzer Käse, 10 % Fett i. Tr.	20
Limburger, 20 % Fett i. Tr.	24
45 % Fett i. Tr.	18
Mozzarella	10
Parmesan, 37 % Fett i. Tr.	10
Quark, alle Fettstufen	0
Ricotta, 45 % Fett i. Tr.	5

Lebensmittel, verzehrbarer Anteil in 100 g	gebildete Harnsäure in mg
Schmelzkäse, 20 % Fett i. Tr.	29
30 % Fett i. Tr.	24
60 % Fett i. Tr.	13
Tilsiter, 30 % und 45 % Fett i. Tr.	10
Fisch – Süßwasserfische	
Aal (Flussaal)	65
Barsch, Flussbarsch	130
Felchen (Renke)/Bachsaibling	270
Forelle, mit Haut	311
Hecht	140
Karpfen	160
Lachs (Salm)	170
Schleie	80
Wels (Waller)	110
Zander	110
Fisch – Seefische	
Flunder	120
Heilbutt, Schwarzer (Grönlandheilbutt)	100
Heilbutt, Weißer	178
Hering, Atlantikhering, mit Haut	317
ohne Haut	178
Kabeljau (Dorsch)	109
Lachsforelle, Meerforelle	300
Lengfisch	130
Lumb, Bromse	170
Makrele, mit Haut	186
Matjeshering, mit Haut	317
ohne Haut	219
Meeräsche	140
Pferdemakrele, Stöcker	170
Pollack	140
Rotbarsch (Goldbarsch)	241
Rotzunge, Limande	120
Sardelle	239
Sardine	345

PURINGEHALT VON LEBENSMITTELN

Lebensmittel, verzehrbarer Anteil in 100 g	gebildete Harnsäure in mg
Schellfisch, mit Haut	184
Scholle, mit Haut	174
ohne Haut	140
Schwertfisch	140
Seehecht	120
Seelachs (Köhler, Steinköhler)	163
Seeteufel	130
Seewolf, Steinbeißer	110
Seezunge	131
Sprotte	440
Steinbutt	120
Thunfisch	257
Sonstige Meerestiere, Algen	
Austern	90
Flusskrebs	60
Garnele (Speisekrabbe)	147
Hummer (Flusskrebs), gegart	120
Jakobsmuschel	330
Krabben, Shrimps	147
Languste	60
Miesmuschel (Blau-/Pfahlmuschel)	112
Pilgermuschel	136
Rotalge, getrocknet	351
Spirulina, getrocknet	506
Steckmuschel (Klaffmuschel), gegart	300
Tintenfisch (Sepia)	110
Venusmuschel	330
Fischdauerwaren	
Aal, geräuchert	78
Brathering	300
Bückling, ohne Haut	146
Hering, mariniert (Bismarckhering)	180
Kaviar, echter (russischer)	144
Kaviarersatz (deutscher Kaviar)	18
Makrele, geräuchert	153
Matjeshering	210

Lebensmittel, verzehrbarer Anteil in 100 g	gebildete Harnsäure in mg
Ölsardinen mit Haut	350
Schillerlocken	65
Sprotte, geräuchert	804
Stockfisch (getrockneter Kabeljau)	478
Thunfisch in Öl (ganzer Doseninhalt)	290
Geflügel	
Brathähnchen, i. D.	115
Entenfleisch, i. D.	138
Gänsefleisch, mit Haut	170
ohne Haut	120
Hähnchenbrust, mit Haut	175
ohne Haut	120
Hähnchenflügel	160
Hähnchenkeule, mit Haut	162
Putenbrust, ohne Haut	120
Putenkeule, ohne Haut	120
Suppenhuhn, i. D.	159
Kalbfleisch	
Bug (Schulter)	140
Filet	164
Hackfleisch	142
Haxe	150
Keule (Schlegel)	150
Rindfleisch	
Brust	90
Bug (Schulter)	110
Filet	154
Gulasch	105
Hackfleisch	108
Hochrippe (Rostbraten)	120
Hüfte	120
Kamm (Hals)	120
Keule (Schlegel)	150
Lende (Roastbeef)	110

Lebensmittel, verzehrbarer Anteil in 100 g	gebildete Harnsäure in mg
Roulade, mager	120
Tatar	130
Schweinefleisch	
Bauch	100
Braten, mager	182
Bug (Schulter)	167
Eisbein (Hinterhaxe)	120
Filet	152
Hackfleisch	129
Kamm (Hals)	140
Kotelett	145
Sonstige Fleischsorten, Wild	
Hase, i. D.	105
Kaninchen, i. D.	132
Lamm, Filet	150
Lamm, Kotelett	179
Pferd, i. D.	200
Reh, Keule	138
Reh, Rücken	105
Ziege, i. D.	130
Innereien	
Entenleber	250
Hähnchen, Herz	135
Leber	243
Kalb, Bries	918
Herz	180
Hirn	92
Leber	460
Lunge	147
Milz	343
Niere	218
Rind, Herz	256
Hirn	75
Leber	554
Lunge	399

PURINGEHALT VON LEBENSMITTELN

Lebensmittel, verzehrbarer Anteil in 100 g	gebildete Harnsäure in mg
Niere	269
Zunge	160
Schwein, Herz	530
Hirn	83
Leber	515
Lunge	434
Milz	516
Niere	253
Zunge	136
Fleischwaren, Wurstwaren	
Bierschinken	85
Bockwurst	110
Bratwurst, Kalb	91
Schwein	101
Cervelatwurst	133
Corned Beef	57
Fleischwurst	78
Frankfurter Würstchen	89
Hackfleisch, halb Rind, halb Schwein	116
Jagdwurst	112
fettreduziert	121
Kalbsleberwurst, fein	155
Kasseler Rippenspeer, roh, geräuchert	119
Lachsschinken	184
Leberkäse	73
Leberwurst, grob	165
Luncheonmeat (Frühstücksfleisch)	70
Mettwurst (Braunschweiger)	74
Mortadella	96
fettreduziert	136
Rotwurst (Blutwurst)	55
Salami, deutsche	104
Schinken, gekocht, mager	131
roh, mager	168
Schinkenspeck, roh, durchwachsen	127
Schweinebauch, geräuchert	127
Sülzwurst	158
Teewurst, Rügenwälder	122
Weißwurst	73
Wiener Würstchen	78
Würstchen, fettreduziert	105
Eier	
Hühnerei, 1 Stück	9
Hühnereidotter, 1 Stück	9
Hühnereiklar, 1 Stück	0
Speisefette, Öle	
Butter	0
Margarine (Pflanzenmargarine)	0
Öle, alle Sorten	0
Schmalz	0
Nüsse, Ölsaaten	
Erdnusskerne	70
Erdnussmus	70
Haselnusskerne	42
Leinsamen	105
Mandeln, süß	41
Mohnsamen	170
Paranüsse	23
Sesamsamen	88
Sonnenblumenkerne	157
Walnusskerne	26
Kuchen, Torten, Kekse	
Apfelkuchen, gedeckt, aus Mürbeteig	19
Berliner Pfannkuchen	28
Butterhefekuchen, Zuckerkuchen	24
Butterkeks	26
Dresdner Stollen	54
Hefezopf	37
Löffelbiskuit	15
Marmorkuchen	13
Streuselkuchen aus Hefeteig	25
Vollkornkeks, Vollkornmüslikeks	55
Zwieback, mit Ei	67
ohne Ei	60
Sonstige Extras	
Lakritze	20
Marzipan	54
Müsliriegel	95
Nougat, Rohmasse	27
Schaumzucker	0
Vollmilchschokolade	60

7. Unverträglichkeit gegen Fruchtzucker oder Milchzucker

Eine Intoleranz gegen Fruktose oder Laktose ist entweder erworben oder durch andere Unverträglichkeiten, Darmentzündungen oder Mangelernährung bedingt. In diesem Fall beseitigt die Heilung der Grunderkrankung die Beschwerden.
Für die Dauerernährung der Betroffenen gelten die allgemeinen Empfehlungen ab Seite 66.

Diagnose per Atemtest

Zur Diagnose dient ein Wasserstoff-Atemtest: Zunächst misst man die Wasserstoffkonzentration in der Ausatemluft im nüchternen Zustand. Dann trinkt der Patient eine Lösung mit Fruktose bzw. Laktose. Anschließend misst man den Wasserstoffgehalt des Atems 2–3 Stunden lang alle 20–30 Minuten. Übersteigt er den Ausgangswert um 20 mg pro Liter, gilt die Diagnose als gesichert.

Fruktoseunverträglichkeit

Die Intoleranz beruht auf einer *Malabsorption:* Der Dünndarm nimmt zu wenig Fruchtzucker auf (unter 25 g/Stunde). Den Rest bauen Bakterien im Dickdarm zu Gasen (Kohlenstoffdioxid, Wasserstoff, Methan) und Fettsäuren ab, vor allem zu Buttersäure.

Behandlung

Dauerhaft auf Fruchtzucker zu verzichten ist weder nötig noch ratsam. Nur zu Beginn der Behandlung wird die Zufuhr für zwei Wochen eingeschränkt. Anschließend steigert man sie langsam bis zur individuellen Verträglichkeitsgrenze. Während der Behandlung soll auf Produkte mit den Süßungsmitteln Sorbit/E420, Mannit/E421, Isomalt/E953, Maltit/E965, Lactit/E966 und Xylit/E967 verzichtet werden.

Fruchtzuckerverträglichkeit optimieren

Fruktose wird besser aufgenommen, wenn zugleich Traubenzucker zur Verfügung steht – etwa aus dem Abbau von Getreide- oder Kartoffelstärke. Obst ist verträglicher, wenn es weniger Frucht- als Traubenzucker enthält. Zudem helfen Eiweiß und Fett: Genießen Sie Obst z. B. im Getreidemüsli mit Milch.

FRUKTOSE- UND GLUKOSEGEHALT AUSGEWÄHLTER OBSTSORTEN UND OBSTPRODUKTE

Ein Lebensmittel ist umso verträglicher, je weniger Fruktose und je mehr Glukose es enthält.

Lebensmittel verzehrbarer Anteil	Fruktose in g	Glukose in g	Verhältnis Fruktose zu Glukose
Frisches Obst, je 100 g			
Ananas	2,44	2,13	1:0,87
Apfel	5,74	2,03	1:0,35
Apfelsine (Orange)	2,58	2,29	1:0,89
Aprikosen (Marillen)	0,87	1,73	1:1,99
Banane	3,40	3,55	1:1,04
Birne	6,73	1,67	1:0,25
Brombeeren	3,11	2,96	1:0,95
Clementine	1,69	1,53	1:0,90
Erdbeeren	2,24	2,17	1:0,97
Feige	5,51	6,99	1:1,27
Granatapfel	7,90	7,20	1:0,91
Grapefruit (Pampelmuse)	2,10	2,38	1:1,14
Guave	3,43	2,08	1:0,61
Heidelbeeren	3,34	2,47	1:0,74
Himbeeren	2,05	1,79	1:0,87
Holunderbeeren	3,12	3,16	1:1,01
Honig-/Zuckermelone	1,30	1,60	1:1,23
Johannisbeeren i. D.	2,89	2,50	1:0,86
Kaki	8,00	7,00	1:0,88
Kaktusbirne/-feige	0,60	6,50	1:10,9
Kapstachelbeeren (Physalis)	4,66	4,66	1:1,00
Kirschen, sauer	4,28	5,18	1:1,21
Kirschen, süß	6,32	7,13	1:1,13
Kiwi	4,60	4,32	1:0,94
Limette	0,80	0,80	1:1,00
Litschi	3,20	5,00	1:1,56
Mandarine	1,30	1,70	1:1,31
Mango	2,60	0,85	1:0,33
Mirabellen	4,30	5,10	1:1,19
Nektarine	1,79	1,79	1:1,00
Papaya	3,50	3,60	1:1,03
Passionsfrucht	2,81	3,64	1:1,30
Pfirsich	1,23	1,04	1:0,84
Pflaumen	2,01	3,36	1:1,67
Quitte	4,29	2,67	1:0,62
Wassermelone	3,92	2,02	1:0,52
Weintrauben	7,34	7,36	1:1,00
Zitrone	1,35	1,40	1:1,04
Zwetschgen	2,00	4,30	1:2,15
Fruchtsäfte, je 100 ml			
Ananassaft	2,59	2,60	1:1,00
Apfelsaft	6,40	2,40	1:0,38
Grapefruitsaft	4,20	4,30	1:1,02
Orangensaft	2,47	2,61	1:1,06
Traubensaft	6,73	6,75	1:1,00
Zitronensaft	0,62	0,59	1:0,95
Trockenfrüchte, je 25 g			
Apfel, geschält	8,21	2,23	1:0,27
Aprikosen (Marillen)	1,22	2,42	1:1,99
Banane	2,74	2,86	1:1,04
Dattel	6,23	6,26	1:1,00
Feige	5,88	6,43	1:1,09
Pflaumen	2,34	3,92	1:1,67
Rosinen	8,30	8,00	1:0,96
Konfitüre/Marmelade (50 % Fruchtanteil), je 20 g			
Ananas	0,24	0,21	1:0,87
Aprikose	0,10	0,20	1:1,99
Brombeere	0,31	0,30	1:0,95
Erdbeere	0,21	0,20	1:0,97
Heidelbeere	0,33	0,25	1:0,74
Himbeere	0,19	0,16	1:0,87
Mirabelle	0,43	0,51	1:1,19
Orange (45 % Frucht)	0,23	0,21	1:0,89
Passionsfrucht	0,28	0,36	1:1,30
Pfirsich	0,12	0,10	1:0,84
Pflaume	0,20	0,34	1:1,67
Preiselbeere	0,29	0,30	1:1,03
Sauerkirsche	0,43	0,52	1:1,21
Gelee, je 20 g			
Apfel	0,58	0,21	1:0,35
Holunderbeere	0,26	0,27	1:1,01
Johannisbeeren i. D.	0,23	0,18	1:0,78
Quitte	0,34	0,21	1:0,62

Laktoseintoleranz
Um Laktose zu verdauen, also den in Milch und Milchprodukten enthaltenen Zucker, benötigt der Dünndarm das laktosespaltende Enzym Laktase. Bildet er zu wenig oder nicht ausreichend aktive Laktase, leidet man an einer Unverträglichkeit gegenüber Milchzucker.
Der Dünndarm baut die Laktose dann nicht oder nur ungenügend ab. Der unverarbeitete Rest gelangt in den Dickdarm und wird von den dortigen Darmbakterien verarbeitet. Dabei entstehen die Gase Wasserstoff, Kohlenstoffdioxid und Methan sowie organische Säuren, die Blähungen und Schmerzen verursachen.
Für die Diagnose misst man nach Laktosebelastung die Wasserstoffkonzentration in der Ausatemluft (siehe auch Seite 118).

Behandlung
Die Behandlung der Laktoseintoleranz startet mit einer Karenzphase, in der Betroffene auf laktosehaltige Milch und entsprechende Milchprodukte verzichten. Annähernd laktosefreie Alternativprodukte mit einem Restgehalt von weniger als 0,1 g Laktose pro 100 g sind aber während der Karenzphase erlaubt. Das gilt auch für Milchprodukte, die von Natur aus nur Spuren von Laktose enthalten. Zu diesen zählen Hart- und Schnittkäse sowie Weiß- und Blauschimmelkäse.
An die Karenzzeit schließt sich eine Testphase an. Nun werden milchzuckerhaltige Lebensmittel schrittweise in die tägliche Kost eingebaut und die Laktosemenge bis zur persönlichen Verträglichkeitsgrenze gesteigert.
Für die Behandlung der Laktoseintoleranz stehen zudem Laktase-Enzympräparate zum Einnehmen in unterschiedlichen Dosierungen zur Verfügung. Die erforderliche Dosis hängt von der persönlichen Laktoseempfindlichkeit ab und muss individuell ausgetestet werden.

Wichtig: Laktasepräparate müssen Sie immer direkt vor dem Genuss laktosehaltiger Speisen einnehmen. Und sie sind hitzeempfindlich. Mischen Sie sie also nicht etwa in heiße Speisen oder Getränke.

LAKTOSEGEHALT AUSGEWÄHLTER LEBENSMITTEL
* »laktosefrei« mit einem Restlaktosegehalt von weniger als (<) 0,1 g je 100 g Lebensmittel

Lebensmittel verzehrbarer Anteil	Portion in g	Laktose in g je Portion
Milch		
Büffelmilch	200	9,80
Eselmilch	200	12,20
Kamelmilch	200	9,60
Kuhmilch, 1,5–3,5 % Fett	200	≤9,70
Kuhmilch, 1,5/3,5 % Fett, laktfr.*	200	<0,20
Schafsmilch	200	9,10
Stutenmilch	200	12,40
Ziegenmilch	200	8,40
Milchprodukte		
Butter	20	0,14
Buttermilch	200	8,02
Kakaogetränk	200	9,20
Milchmixgetränke	200	≤13,80
Milchmixgetränke, laktosefrei*	200	<0,20
Molke, süß	200	9,40
Molkemixgetränke	200	≤10,40
Schokomilch, 1,5 % Fett, laktfr.*	200	<0,20
Sahne		
Crème double/Crème fraîche	20	≤0,90
Kaffeesahne, laktosefrei*	20	<0,02
Kondensmilch, 10 % Fett	20	2,51
Kondensmilch, 7,5 % Fett	20	1,84
Sahne, 10/30 % Fett, i. D.	20	0,73
Sahne, 30 % Fett, laktosefrei*	20	<0,02
Saure Sahne, Sauerrahm	20	0,69
Schmand, laktosefrei*	20	<0,02
Sauermilchprodukte		
Ayran (55 % Joghurt)	150	2,63
Dickmilch, 1,5–3,5 % Fett, i. D.	150	6,15
Fruchtjoghurt, alle Fettstufen, i. D.	150	4,59
Fruchtjoghurt, 3,8 % Fett, laktfr.*	150	<0,150
Joghurt, 0,1 % Fett	150	5,46
Joghurt, 3,5 % Fett	150	4,79
Joghurt, 3,5 % Fett, laktosefrei*	150	<0,15
Joghurt, fettarm 1,5–1,8 % Fett	150	4,92
Kefir, 3,5 % Fett	150	5,40
Käse, Frischkäse, Quark		
Doppelrahmfrischkäse, 60–85 % Fett i.Tr.	30	0,77
Doppelrahmfrischkäse, laktfr.*	30	<0,03
Feta, 45 % Fett i.Tr.	30	0,16
Frischkäse, 50 % Fett i.Tr.	30	1,02
Halloumi (Grillkäse), 43 % Fett i.Tr.	30	0,24
Hartkäse, alle Fettstufen	30	+
Harzer Roller, 1 % Fett i.Tr.	30	+
Hüttenkäse, 20–40 % Fett i.Tr.	30	0,99
Käsefondue (Fertigprodukt)	30	0,54
Kochkäse, 10/40 % Fett i.Tr., i. D.	30	1,08
Mascarpone, 80 % Fett i.Tr.	30	1,08
Mondseer, 45 % Fett i.Tr.	30	+
Morbier, 45 % Fett i.Tr.	30	+
Mozzarella, 45 % Fett i.Tr.	30	0,50
Mozzarella, 45 % Fett i.Tr., laktfr.*	30	<0,03
Mozzarella di Bufala Campana, 50 % Fett i.Tr.	30	≤0,90
Ricotta aus Kuhmilch	30	1,08
Schichtkäse, 10/50 % Fett i.Tr., i. D.	30	1,00
Schmelzkäse, min. 50 % Fett i.Tr.	30	2,03
Scheiben, 45 % Fett i.Tr.	30	1,89
Scheiben, 45 % Fett i.Tr., laktfr.*	30	<0,03
Scheiben, fettred., 20 % Fett i.Tr.	30	≤2,10
Schnittkäse, alle Fettstufen	30	+
Speisequark, alle Fettstufen, i. D.	30	0,85
Speisequark, Magerstufe, laktfr.*	30	<0,03
Weichkäse, alle Fettstufen	30	+
Süßes		
Grießbrei	150	6,30
Grießpudding	150	3,50
Milchreis	150	5,60
Milchschokolade, 1 Riegel	20	1,90
Milchspeiseeis, 1 Kugel	50	1,60
Nougat	20	5,00
Nuss-Nougat-Creme, 1 Esslöffel	10	≤0,20

Literatur

Barros, L.; Dueñas, M.; Dias, M. I.; Sousa, M. J.; Santos-Buelga, C., Ferreira, I. C.: Phenolic profiles of cultivated, in vitro cultured and commercial samples of Melissa officinalis L. infusions. Food Chem. 136(1): 1–8 (2013)

Biesalski, H. K.; Fürst, P.; Kasper, H.; Kluthe, R. u. a.: Ernährungsmedizin. Thieme, Stuttgart (2010)

Bognár, A.: Nährstoffverluste bei der haushaltsmäßigen Zubereitung von Lebensmitteln. AID-Verbraucherdienst, Sonderdruck (1984)

Bundesforschungsanstalt für Ernährung und Lebensmittel (BfEL): Bundeslebensmittelschlüssel, BLS Version II.3 (II.3.1). Karlsruhe (2008)

Deutsche Gesellschaft für Ernährungsmedizin: Rationalisierungsschema 2004. Aktuelle Ernährungsmedizin 29, 245–253 (2004)

Deutsche Gesellschaft für Ernährung (DGE), Österreichische Gesellschaft für Ernährung (ÖGE), Schweizerische Gesellschaft für Ernährung (SGE), Schweizerische Vereinigung für Ernährung (Hrsg.: Referenzwerte für die Nährstoffzufuhr. Neuer Umschau Buchverlag, Neustadt a. d. Weinstraße, 2. Auflage, 1. Ausgabe 2015

Ebermann, R.; Elmadfa, I.: Lehrbuch der Lebensmittelchemie und Ernährung, Springer, Wien und New York (2011)

Elmadfa, I.; Freisling, H.; Novak, V.; Hofstädter, D. u. a.: Österreichischer Ernährungsbericht 2008. 1. Auflage, Robidruck, Wien (2009)

Elmadfa, I.; Bosse, W.: Vitamin E. Wissenschaftliche Verlagsges. mbH, Stuttgart (1985)

Elmadfa, I.; Leitzmann, C.: Ernährung des Menschen. Ulmer Verlag, Stuttgart (2004)

Ernährungsbericht 2008, Hrsg.: Deutsche Gesellschaft für Ernährung (DGE) e. V., Frankfurt/Main

Food Standards Australia New Zealand: Australian Food, Supplement & Nutrient Database 2007 for estimation of population nutrient intakes.

Fritzsche, D.: Fruktose-Unverträglichkeit. GRÄFE UND UNZER VERLAG, München (2011)

Fritzsche, D.: Großer GU Kompass Diabetes. GRÄFE UND UNZER VERLAG, München (2012)

Gröbner, W.: Ernährungstherapie der Hyperurikämie. Ern. Umsch. 32, 391–393 (1985)

Herrmann, K.: Exotische Lebensmittel. Springer, Berlin – Heidelberg – New York (1987)

Heseker, B. u. H.: Die Nährwerttabelle. Neuer Umschau Buchverlag, Neustadt a. d. Weinstraße, 3. Auflage (2014)

Jakob, E.; Elmadfa, I.: Application of a simplified HPLC assay for the determination of phylloquinone (Vitamin K_1) in animal and plant food items. Food chemistry 56, 87–91 (1996)

Kaspar, H.: Ernährungsmedizin und Diätetik. Urban & Fischer, München (2009)

Kluthe, R.: Ernährungsmedizin in der Praxis. Spitta und Demeter, Balingen (2000)

Kölling, I.; Montag, A.: Puringehalte in Bieren. Aktuelle Ernährungsmedizin 16, 14–17 (1991)

Kornsteiner, M.; Wagner K. H.; Elmadfa, I.: Food Chemistry, 98 (2): 381 (2006)

Lister, C. E.; Morrison, S. C.; Kerkhofs, N. S.; Wright, K. M.: The nutritional composition and health benefits of New Zealand tamarillos. Crop & Food Research Confidential Report No. 1281 (2005)

Majchrzak, D.; Elmadfa, I.: Carotinoide und Vitamin-A-Aktivität in Hühnereiern. Fett/Lipid 99 (1997)

Montag, A.: Zur Kenntnis des Purinbasengehaltes in Lebensmitteln. Aktuelle Ernährungsmedizin 14, 243–247 (1989)

Müller, H.: Neubestimmung und Bewertung der Folsäuregehalte von ausgewählten Lebensmitteln pflanzlicher und tierischer Herkunft, Ernährungs-Umschau 42, Heft 5 (1995)

Özcan, M.: Mineral contents of some plants used as condiments in Turkey. Food Chemistry 84: 437–440 (2004)

Renner, E.; Renz-Schauen, A.; Drathen, M.: Nährwerttabellen für Milch und Milchprodukte. Verlag M. Drathen, Gießen (1996)

Schumacher, W.; Toeller, M.: KH-Tabelle für Diabetiker. 8. Aufl., Kirchheim-Verlag, Mainz (2006)

Souci, S. W.; Fachmann, W.; Kraut, H.: Die Zusammensetzung der Lebensmittel. Nährwert-Tabellen, 7. Auflage, medpharm, Stuttgart (2008)

Tabkhia, M. M.: Total and free Oxalates Calcium, Magnesium and Iron contents of some fresh vegetables. Deutsche Lebensmittel-Rundschau 76, 280–282 (1980)

U. S. Department of Agriculture, Agricultural Research Service. USDA National Nutrient Database for Standard Reference, Release 23 (2010). Nutrient Data Laboratory Home Page, http://www.ars.usda.gov/ba/bhnrc/ndl

Vojir, F.; Petuely, F.: Lebensmittelchemie und Gerichtliche Chemie 36, 73–79 (1982)

Wolfram, G.: Aktuelle Ernährungsmedizin 1, 11–19 (1978) und 17, 24–32 (1992)

Wolfram, G.: Differenzierte Angaben zum Puringehalt in Lebensmitteln. Henning Berlin (1996)

www.das-ist-drin.de (Nährwertangaben der Fertigprodukte)

Zacharias, R.; Dürr, R.: Lebensmittelverarbeitung im Haushalt. Stuttgart (1992)

Zimmermann, S.; Elmadfa, I.: Bestimmung des unverwertbaren Anteils in ausgewählten Speiseölen und Phytosterin-Untersuchung mittels HPLC- und UV-Detektoren. Ernährung/Nutrition 21, 205–207 (1997)

Lebensmittelregister

Fett gesetzte Seitenzahlen verweisen auf die Haupttabelle Seite 6 bis 57.
Der **Stern** (*) kennzeichnet die energiereduzierten Produkte von Seite 62 bis 63.

Impressum

Überarbeitete und erweiterte Neuausgabe der GROSSEN GU NÄHRWERT-KALORIEN-TABELLE

GRÄFE UND UNZER VERLAG GmbH 1991, ISBN 3-7742-1355-0

Projektleitung: Corinna Nikolaus

Lektorat: Alexandra Endres

Lektorat und Satz der Neuausgabe: Knipping Werbung GmbH, Berg bei Starnberg

Herstellung: Martina Koralewska

Einbandgestaltung: independent Medien-Design Horst Moser, München

Bildnachweis: Cover links, Mitte rechts, Cover rechts: stock-photo iStockphoto; Cover Mitte links: Fotolia; Innentitel: Stock Food

Illustration S. 71: Detlef Seidensticker

Druck und Bindung: Dimograf

Gedruckt auf Condat matt Périgord, exklusiv bei der Papier Union.

ISBN 978-3-8338-4797-4
1. Auflage 2015

GRÄFE UND UNZER

Ein Unternehmen der
GANSKE VERLAGSGRUPPE